名老中医方药心得丛书

郁仁存常用抗肿瘤药对

主　编　张　青　富　琦

主　审　郁仁存

编　委　（按姓氏笔画排序）

王圆圆　李辰慧　李　娜

宋金岭　张　玉　陈柯羽

梁姗姗

U0230625

科学出版社

北京

内 容 简 介

郁仁存教授，首都国医名师，著名中西医结合肿瘤专家，从事临床工作 60 余年，特别在癌症治疗方面，总结出一套较为完整的中西医结合治疗癌症的学术思想和临床用药经验。本书以郁老"内虚学说"为依据，"虚、痰、瘀、毒"学术思想为基准，将其临床中常用有效的中药药对进行总结，主要从补益类、理气类、化痰散结类、活血类、抗癌解毒类、其他类，共 6 个方面介绍，其中每一药对均包括药对来源、单药功用、对药释义、主治、西医药理、郁老点评等内容。本书列举药对较多，基本可涵盖郁老从医中的常用药物，反映其治疗肿瘤的学术思想，且本书郁老亲自对各药对进行点评，具有较强的实用性。

本书可供中医院校师生、临床工作人员以及肿瘤专业医生阅读参考。

图书在版编目（CIP）数据

郁仁存常用抗肿瘤药对 / 张青，富琦主编. —北京：科学出版社，2017.3
（名老中医方药心得丛书）
ISBN 978-7-03-052369-3

Ⅰ. 郁… Ⅱ. ①张… ②富… Ⅲ. 抗癌药（中药）–中药配伍 Ⅳ. R286

中国版本图书馆CIP数据核字（2017）第054098号

责任编辑：鲍　燕 / 责任校对：张小霞
责任印制：吴兆东 / 封面设计：陈　敬

科 学 出 版 社 出版
北京东黄城根北街 16 号
邮政编码：100717
http://www.sciencep.com
北京盛通数码印刷有限公司印刷
科学出版社发行　各地新华书店经销
*
2017 年 3 月第 一 版　　开本：787×1092 1/16
2024 年 2 月第九次印刷　　印张：11 3/4
字数：285 000
定价：68.00 元
（如有印装质量问题，我社负责调换）

序 一

中医药学是一个伟大的宝库。几千年来我国人民在与疾病作斗争的辉煌历史中，创立了中国传统的医药学，其是中华民族文化中的瑰宝，必须传承和发扬。

在中医临证中，辨证施治，理、法、方、药是中医药学的基础和精髓，历代医家在临证实践中，积累了丰富的经验，特别在理法的指导下，遣方用药上均有独到的体会和见解。药对是医家在用药上配伍结合的经验总结，是中医临床医家处方用药的重要经验体会。用之适当，效果明显。

张青教授和富琦教授是我的爱徒，从事中医临床多年，又继承老师的学术思想和临床经验，勤奋进取，善于分析、归纳和创新，出师后仍继续钻研，青出于蓝。他们将我临床中常用的药对汇集成册，并予以新的内容，除药对的来源、性味、功用主治外，还结合现代药理研究阐明功效，特别是着重用于中医肿瘤临床治疗，更有现实的应用价值。由于近年来，中药的抗肿瘤药理研究的发展，许多中药均被证实具有直接或间接的抗肿瘤作用，其抑瘤机制也是多方面的。所以在处方中，一些药对按其功能主治调节患病机体，这些药有不同程度的抑瘤作用，意在"寓攻于补"、"寓清于调"，药对辨证施用，结合辨病，效果就会更好。不能看到某些药对的药物有抗肿瘤作用，就把它作为抗肿瘤祛邪的主药应用，一定要按其性味归经、功能主治，辨证施治与辨病治疗相结合，扶正与祛邪相结合来运用。

2016 年 12 月 8 日

序　二

肿瘤科张青教授一日拿出《郁仁存常用抗肿瘤药对》书稿让我写序，粗略翻阅后，感觉内容新颖。对其中几个篇章仔细阅读，读后对郁仁存教授治疗肿瘤的经验及思路有了更加深入的认识，同时也为郁老的两位高徒——张青主任及富琦主任感到高兴，传承名老中医经验迫在眉睫，十分重要！

这本书反映了郁老以对药为其临床治疗肿瘤病的学术特点。药物从单一到复合，从复合而成为方剂，这是一个发展过程。对药是方剂的重要组成部分，郁老的对药表面上看是一对对药物，实际上是许多名方和名家的精华，比如健脾类对药中的黄芪、升麻、柴胡、党参等乃东垣补中益气之精华，补肾类对药中的附子、干姜乃是仲景四逆汤之精华，龟板胶、鹿角胶乃龟鹿二仙胶之精华等。同时，郁老强调，中药的抗肿瘤治疗不仅局限于一些以毒攻毒、清热解毒、化痰散结药物，通过大量临床观察及基础实验研究显示，一些补益药物及其有效成分也有较好的抗肿瘤作用，故临床用药更重要的是辨证论治与辨病施治相结合。

名老中医学术经验的传承是中医人的热门话题。名师可贵，高徒亦难寻，如何将名师们的学术思想与临床经验更好地继承，服务于临床，造福于患者，依靠高徒们的归纳总结，使中医同道正确理解名师们的经验本质与内涵。不仅止于做一名中医，更要为成为"明医"而努力。

北京中医医院

2017 年 2 月 28 日

前　言

郁仁存教授，首都国医名师，著名中西医结合肿瘤专家，从事临床工作 50 余年，特别在癌症治疗方面，总结出一套较为完整的中西医结合治疗癌症的学术思想和临床用药经验。郁老用药，常用辨证论治与辨病施治相结合的方法治疗肿瘤，从而有效提高患者生活质量，延长生存时间。

本人多年侍诊郁老，以郁老"内虚学说"为依据，"虚、痰、瘀、毒"学术思想为基准，对郁老临床用药有了一些思考和体会。辨证论治，具体表现在理、法、方、药的一致性，既要辨证精确，立法准确，又要用药妥当，方可收到预期疗效；辨病论治，即指针对不同部位、不同时期、不同病理类型肿瘤，应用有针对性的抗肿瘤药物治疗。那么，中药的抗肿瘤治疗是否仅局限于一些以毒攻毒、清热解毒、化痰散结等药物？是否其他药物也有类似的作用，如补气药、补肾药？通过临床观察及基础实验研究，发现一些补益药物所含有的有效成分，如黄芪多糖、猪苓多糖、鸡血藤黄酮类等均具有一定的抗肿瘤作用。面对此类困惑，郁老强调，临床用药更重要的是辨证论治与辨病施治相结合。谨遵郁老抗肿瘤的临床经验，并结合自己的心得体会整理成册。

本书整编药对 119 对，按照药物的功能、主治分为补益类、理气类、化痰散结类、活血类、抗癌解毒类、其他类，共 6 类。全书药对的编排顺序如下：

（1）药对及来源：本书所载之对药，若为前贤之用者，均注明出文及方剂；若郁老独创者，多为临床经验所得。

（2）单药功用：从药物的来源，性味，归经，功能，主治及古代先贤论述等方面描述，若有重复者从略。

（3）对药释义：着重论述药对的配伍意义，其作用可能是协同作用，也可能是制约作用，有毒副作用者，详细描述毒副作用的表现，如何解毒等。同时，该部分也讲解了郁老在肿瘤治疗中应用该药对的经验。

（4）主治：药对的主治病证。描述该药对有哪种功效，何时何地运用。

（5）西医药理：通过文献检索，总结药对的现代药理作用，重点描述药对的抗肿瘤作用，对于抗肿瘤作用不明显的药物，描述其他临床用药依据（如抗炎、抗过敏、调节免疫等），或者与同类药物的区别等。

（6）郁老点评：郁老亲自对"药对"进行点评，阐述药对的应用思路、使用范围、注意事项等，乃本书点睛之笔。

限于编者的水平，本书还不能全面反映郁仁存教授的学术思想和临床用药经验，也难免有不足之处，恳请中西医同道批评指正。

编　者

2016 年 12 月 1 日

目　录

第一章 补益类

生黄芪 党参

对药来源 《内外伤辨惑论》之补中益气汤；《寿世保元》之加减益气汤等。

单药功用

生黄芪为豆科植物蒙古黄芪或膜荚黄芪的根，黄芪性甘，微温，归脾、肺经，具有益卫固表、补气升阳、托毒生肌、利水消肿之用。最早记载始见于汉墓马王堆出土的帛书"五十二病方"，《神农本草经》列为上品。明《本草纲目》载"耆长也，黄芪色黄，为补者之长故名……"。《本草汇言》载"黄芪，补肺健脾，卫实敛汗，驱风运毒之药也……"。《本草逢原》载"黄芪能补五脏诸虚，治脉弦自汗，泻阴火，去肺热，无汗则发，有汗则止"。

郁老点评

黄芪类总述：

黄芪是我临床最常用中药之一，约占我处方95%的方中均应用，且一般剂量是30g，而且始终应用生黄芪，炙黄芪有时碍中，生用性味功用均佳。

我从事中医临床研究早在六十年代初治疗肾病时，就因肾炎及肾病患者气虚水肿等应用黄芪补气利水消肿，同时还观察到它的消减尿蛋白的作用，同时我查古代文献曾看到在《重楼医案》一书中有一病例，重度浮肿行将入柩之时，医者用一味黄芪大量频服而复生消肿，我推测可能为肾病，故我用之于急性肾小球肾炎之风水，慢性肾病及肾病综合征之重度浮肿及蛋白尿，均见效果，所以我充分体会到黄芪是一味好药，补气之功最优。表虚风水自汗者与白术、防风同用为玉屏风散方，表虚自汗或手术后动则汗出时与浮小麦，煅龙牡等同用，均立竿见影。

在肿瘤临床中，从"内虚"观点出发，气虚血亏、脾肾不足是肿瘤患者治疗时及病程中常见症候，在扶正祛邪的总原则下，扶正补气健脾中首推黄芪，黄芪与茯苓同用可益气健脾利水。临床中，与生黄芪配伍的药极多，除上述小结各项有代表性的配伍外黄芪可与其他补气药、理气药、理血药、活血化瘀药以及五脏六腑调理用药配伍，我仅在患者有高热毒炽时少用或不用，在防治外感及预防流感等疾病中亦有应用，坚持服用黄芪者不易感冒，我在我的保健药方"明乐胶囊"中君药就是黄芪。

对于有的医生用黄芪量100~120g，我想并无药理根据，因水煎剂的溶解度亦非无限定，我常用量为30~40g。

除黄芪单味药的药理作用外，也希望研究黄芪与一些主要配伍"药对"的药理药效研究以丰富现代医学及药学。我在临床上与生黄芪伍用的常用药还有黄芪与女贞子（一温一凉，一阳一阴，一脾一肾），黄芪与山萸肉，黄芪与枸杞子，黄芪与生地黄等，也可加以阐述。

党参为桔梗科多年生草本植物党参或川党参的干燥根，性甘，平，归脾、肺经，具有补中益气、健脾益肺、补血、生津之用。该品用于脾肺虚弱，气短心悸，食少便溏，虚喘咳嗽，内热消渴。《本草从新》曰："补中益气，和脾胃除烦渴。"《本草纲目拾遗》曰："治肺虚，益肺气。"《本经逢原》曰："上党人参，虽无甘温峻补之功，却有甘平清肺之力，亦不似沙参之性寒专泄肺气也。"

对药释义

生黄芪、党参两药均性甘，归脾、肺经。生黄芪益气固表，补气升阳；党参补中益气；两者合用具有较好的补气扶正作用。同时，党参健脾益气，以资生化之源，黄芪补气全面，既能补腑脏之气，也能固表脱毒，两者合用具有较好的扶正抗邪作用。正如《本草汇言》曰："补肺健脾，实卫敛汗，祛风运毒之药也"；《本草从新》曰："补中益气，和脾胃，除烦渴。中气虚微，用以调补，甚为平安"。根据肿瘤"内虚学说"，肿瘤患者均有气虚，故郁老一直主张用生黄芪走而不守，补而不滞，党参守而不走，两者配伍具有一走一守，阴阳兼顾的特点，广泛应用于各种肿瘤。肿瘤患者中脾胃气虚者，用之鼓舞中气，肺虚卫弱者用之补气固卫，心虚气怯者用之补心助脉，常用生黄芪30g，党参10～15g治疗，屡收佳效。

主治

（1）肺癌、胃癌等各种肿瘤。

（2）恶性肿瘤患者放化疗伴肺脾两虚、气血亏虚。

西医药理

1. 黄芪的抗肿瘤作用

黄芪化学成分复杂，目前研究已经证实主要含有多糖、黄酮皂苷及氨基酸等活性物质[1]。刘莎等[2]研究发现，黄芪的水煎剂能提高小鼠自然杀伤细胞（NK）的杀伤活性，使低剂量 IL-2 诱导的淋巴因子激活的杀伤细胞的细胞毒活性增强，从而达到间接杀伤肿瘤细胞的目的。张秋菊等[3]认为黄芪基于细胞凋亡抗肿瘤的机制，干扰肿瘤细胞的生长、代谢、增殖等过程，达到诱导触发肿瘤细胞分化，使之最终发生凋亡的目的。张冬青等[4]进一步研究发现，黄芪的主要成分之一的黄芪总黄酮（TFA）具有较强的清除自由基的作用。自由基常能引起致癌物质在人体内的扩展和连锁反应，损伤 DNA 从而诱发肿瘤形成。谷俊朝等[5]在复制津白二号小鼠乳腺癌模型的基础上，应用黄芪多糖进行干预，发现用黄芪后鼠淋巴细胞的活性较前显著增加，肿瘤组织 HSP70、VEGF 和 Bcl-2 的表达均得到了显著的下降，从而表明黄芪多糖能够抑制肿瘤血管的生成和细胞凋亡相关因子的表达。

2. 党参的抗肿瘤作用

李瑞燕[6]等研究发现党参多糖具有一定的抗肿瘤作用，对腹腔荷 S_{180} 腹水瘤细胞小鼠灌胃 1g/（kg·d）党参多糖，其生命延长率为 34.29%。有学者分离党参总多糖（CPS）并研究各分离组分的结构及体外抗肿瘤活性成分，最终得出结论 CPS 中的组分 CPS-3 和 CPS4 分别是对 BGC-823 人胃腺癌细胞、Bel-7402 人肝癌细胞起抑制作用的关键活性组分[7]。人肿瘤坏死因子相关凋亡诱导配体 TRAIL 能特异性杀死肿瘤细胞，对正常细胞鲜有作用，是临床抗肿瘤的希望药物，研究表明党参总多糖 CPP 单独作用时能显著抑制人结肠癌细胞 HCT116 的增殖，与 TRAIL 共同处理时具有显著的协同抑制 HCT116 细胞增殖的作用。而其他分离得到的党参多糖组分单独作用或与 TRAIL 共同作用时对 HCT116 细胞增殖的抑制作用不显著，说明在党参多糖各组分间可能存在协同作用[8]。

郁 老 点 评

　　黄芪、党参均为扶正培本之要药。黄芪甘温纯阳，补诸虚不足，益元气，壮脾胃，去肌热，补气之功最优。党参，性甘，平，归脾、肺经，具有补中益气，健脾益肺，补血，生津之用。党参善补五脏之气，补气而兼能养阴，守而不走；黄芪善走肌表，补气兼能扶阳，走而不过，二药相须甘温除大热，泻阴火，补元气，且二者一走一守，阴阳兼顾，补而无泻。我常用该药对治疗肿瘤患者中脾胃气弱者。

参 考 文 献

[1] 陈漩，东方. 黄芪抗肿瘤机制研究进展及临床应用[J]. 黑龙江医药，2014，27（1）：96.

[2] 刘莎，符州. 黄芪的免疫调节作用及其临床应用[J]. 国际中医中药杂志，2006，28（4）：203-206.

[3] 张秋菊，刘斌.基于细胞凋亡机制的黄芪抗肿瘤作用研究进展 [J]. 中国老年学杂志，2013，33（11）：2729-2731.

[4] 张冬青，汪德清. 黄芪总黄酮生物学活性作用研究进展[J]. 中国中药杂志，2010，35（2）：253-256.

[5] 谷俊朝，余微波，王宇，等. 黄芪多糖对 TA2 小鼠乳腺癌 MA-891 移植瘤生长及 HSP70 表达的影响 [J].中华肿瘤防治杂志，2006，13（20）：1534-1537.

[6] 李瑞燕，高建平. 党参粗多糖抗 S180 腹水瘤小鼠肿瘤的初步研究[J]，长治医学院学报，2011，25（2）：94-96.

[7] 杨丰榕，李卓敏，高建平.党参多糖分离鉴定及体外抗肿瘤活性的研究[J]，时珍国医国药，2011，22（12）：2876.

[8] 朱瑞. 党参多糖的分析及抗肿瘤活性研究[D]，长春：东北师范大学，2013：35.

生 黄 芪　升 麻　柴 胡

对药来源　《脾胃论》之补中益气汤。

单药功用

黄芪，同前。

升麻为毛茛科植物，又称苦菜，苦里牙。升麻为毛茛科植物大三叶升麻、兴安升麻或升麻的干燥根茎。其辛、甘，微寒，归肺、脾、大肠、胃经，具有发表透疹、清热解毒、升阳举陷的功用。该品可治疗时气疫疠，头痛寒热，喉痛，口疮，斑疹不透；中气下陷，久泻久痢，脱肛，妇女崩、带、子宫下坠；痈肿疮毒。《药性论》曰："治小儿风，惊痫，时气热疾。能治口齿风肿疼，牙根浮烂恶臭，热毒脓血。除心肺风毒热壅闭不通，口疮，烦闷。疗痈肿，豌豆疮；水煎绵沾拭疮上。"

柴胡，首载于《神农本草经》，列为上品，为伞形科多年草本植物柴胡或狭叶柴胡的干燥根。其味苦、辛，性微寒，归肝、胆经，具有透表泄热、疏肝解郁、升举阳气的作用。该品主治感冒发热、寒热往来、疟疾、肝郁气滞、胸胁胀痛、脱肛、子宫脱落、月经不调等。《神农本草经》注："主心腹肠胃中结气，饮食积聚，寒热邪气，推陈致新。久服轻身、明目、益精"。

对药释义

黄芪归脾、肺经，能补五脏诸虚，善补一身之气，多用于素体亏虚患者，同时具有升举清阳的作用，升麻升阳举陷作用较强，与黄芪相辅相成，柴胡归肝、胆经，升举脾胃清阳之气，辛性苦泄，善条达肝气，三者配伍，补气，且气机通畅不郁滞，癌症患者多因正气亏虚、邪毒炽盛发病，所以黄芪、柴胡、升麻配伍具有补气升阳之功，尤善用于恶性肿瘤患者气虚下陷证。同时，黄芪性微温，柴胡性微寒，透表泄热，升麻微寒，具有清热解毒之用，三者相配伍可平补正气，清解癌毒。郁老临证常用生黄芪剂量为 15～30g、柴胡 5～10g，升麻 6～15g，三者配伍，屡收佳效。

主治

（1）恶性肿瘤患者伴气虚下陷证。
（2）恶性肿瘤伴气虚发热者。
（3）化疗后血小板低下者。

西医药理

1. 黄芪的抗肿瘤作用

同前。

2. 升麻的抗肿瘤作用

20 世纪 90 年代以后，学者们对升麻进行了大量体外活性筛选研究，结果表明升麻提取物对人肝癌细胞（HepG2）、人乳腺癌细胞（MCF-7、MDA-M231）、人神经胶质瘤细胞（SF-268）、血液瘤人白血病细胞（HL-60）及耐药肿瘤人肝癌细胞耐药株（R-HepG2）、口腔癌等均有良好的抑制作用[1]。郑永仁研究发现升麻总苷提取物 TGC 可明显抑制人肝癌 HepG2 细胞的增殖，其 IC_{50} 值为（76.16±2.94）mg/L；TGC 0.8 g/kg 剂量可明显抑制小鼠肝癌 H22 和人肝癌 Bel-7402 裸小鼠移植瘤的生长；TGC 50 mg/L 可明显诱导人肝癌 HepG2 细胞阻滞于 G_2/M 期，呈现出一定的时-效关系。提示 TGC 具有明显的体内、外抗肿瘤作用，其活性可能与阻滞肿瘤细胞周期有关[2]。升麻中富含多种活性成分，具有抑制核苷运转、抗病毒、抗肿瘤、调节神经内分泌功能、抗骨质疏松、消炎等多种生理活性[3]。产于欧洲的总状升麻根茎的提取物制剂在德国已应用于临床治疗女性雌激素失调引起的疾病，如更年期综合征、因手术切除卵巢或子宫而导致的雌激素紊乱等[4]。

3. 柴胡的抗肿瘤作用

柴胡皂苷（SS）是从柴胡中提取到的一种化学物质，是柴胡主要的化学物质和有效成分，SS 大部分是从柴胡根分离得到，具有抗实体肿瘤分子黏附，干扰肿瘤细胞 S 期 DNA 合成及蛋白质代谢，抑制细胞增殖，诱导细胞凋亡等抗肿瘤作用[5]。侯和磊等发现转录因子 STAT3 的活化参与了缺氧条件下人肝癌细胞 HIF-1α 表达的调节，柴胡皂苷 d 可以抑制缺氧条件下肝癌细胞 HIF-1α 的表达，部分机制是通过影响 STAT3 的活化来实现的，柴胡皂苷 d 可以通过抑制 STAT3 的表达发挥其抗肿瘤作用[6]。黄种新采用 MTT 法测定人食管癌细胞组 Eca-109 经不同浓度中药柴胡溶液（0.5mg/ml、1.0 mg/ml、1.5mg/ml、2.0mg/ml）处理 24h 后的细胞增殖存活率。最后统计得出，人食管癌细胞组 Eca-109 在 0.5mg/ml、1.0mg/ml、1.5mg/ml、2.0mg/ml 的柴胡溶液作用 24h 后其细胞存活率呈明显的递减趋势；柴胡溶液在体外对 Eca-109 具有明显的存活抑制作用，它们的存活率与柴胡溶液呈明显的剂量依赖关系[7]。刘殿菊研究柴胡含药血清对体外培养的对人肝癌细胞 SMMC-7721 和 MCF-7 生长的影响，得出结果：柴胡含药血清对上述两种细胞具有明显的抑制作用，这种抑制作用随着血清浓度的增加而显著增强，表现出明确的浓度依赖性。结论：柴胡含药血清体外显示了一定的细胞毒活性[8]。

参 考 文 献

[1] 刘蓓蓓,陈胜璜,陈四保,等. 升麻化学成分及抗肿瘤活性研究进展[J]. 中南药学,2012,10(1):53-54.
[2] 郑永仁,吴德松,王礴,等. 升麻总苷抗肿瘤活性及其对肿瘤细胞周期的影响[J]. 云南中医学院学报,2013,36(4):17-20.
[3] 刘勇,陈迪华,陈雪松. 升麻属植物的化学、药理与临床研究[J]. 国外医药植物药分册,2001,16(2):55.
[4] 周亮,杨峻山. 升麻族植物中的三萜皂苷及其药理作用[J]. 国外医药植物药分册,2005,20(4):149-156.
[5] 步世忠,许金康,孙继虎,等. 柴胡皂苷 d 上调人急性早幼粒白血病细胞糖皮质激素受体 mRNA 对细胞生长的影响[J]. 中国中西医结合杂志,2008,20(5):350-352.
[6] 侯和磊,卢新兰,和水祥,等. 柴胡皂甙 d 抑制人肝癌细胞低氧诱导因子 HIF-1α 的表达及相关机制研究[J]. 中国现代医学杂志,2011,21(18):2100.
[7] 黄种新,杜好信,姚成才,等. 柴胡对人食管癌细胞株 Eca-109 的抑制作用[J]. 实用中西医结合临床,2013,13(4):82-83.
[8] 刘殿菊,关霞. 柴胡含药血清的体外抗肿瘤作用的实验研究[J]. 内蒙古中医药,2011,58(12):76-77.

生黄芪 桂枝

对药来源 《金匮要略》之黄芪桂枝五物汤。

单药功用

黄芪，同前。

桂枝，始载于《神农本草经》，别名柳桂，为樟科植物肉桂的干燥嫩枝。其辛、甘、温，归心、肺、膀胱经，具有发汗解肌、温经通脉、助阳化气的作用。该品常用于治疗风寒感冒、寒凝血滞诸痛证、痰饮、蓄水证、心悸等。如《本草经疏》言其"实表驱邪。主利肝肺气，风痹骨节疼痛"。

对药释义

黄芪甘温益气，实卫固表，乃补药之长；桂枝辛散温通，透达营卫，温通经脉，助阳化气，外可行于肌表以发散风寒，内可走于四肢以温经脉。两者相伍，黄芪补气，鼓舞卫气以畅血行，桂枝辛温通阳，相辅相成，寓通于补，益气固表，疏通经脉，标本兼顾，祛邪而不伤正。郁老临证将两者配伍多用于治疗正虚不足、感受外邪所致气血营卫不足、肌肉痹痛、肩臂麻木等。黄芪桂枝五物汤中即有两者的配伍，起到益气温经、和血通痹之用，主治血痹之肌肤麻木不仁；因此，郁老应用该方主要治疗化疗所致的神经毒性，可明显改善患者手足麻木、肢冷、疼痛等症状；一般用量黄芪为 15～30g，桂枝 10g。另外，对改善术后伤口部位疼痛及麻木也有很好疗效。

主治

（1）治疗肿瘤患者正虚不足、感受外邪所致气血营卫不足、肌肉痹痛、肩臂麻木。

（2）肿瘤患者化疗所致的神经毒性。

（3）肿瘤患者术后伤口部位疼痛及麻木。

西医药理

1. 黄芪的抗肿瘤作用

同前。

2. 桂枝的抗肿瘤作用

研究表明桂枝中含有以桂皮醛为主的挥发性成分，尚含有有机酸类、鞣质类、糖类、甾体类、香豆素类等成分。目前国内外对桂枝的化学成分研究主要集中于挥发油类和有机酸类[1]。桂枝中桂皮醛具有良好的体内体外抗肿瘤效果，其机制主要涉及对肿瘤细胞的细胞毒作用和诱导肿瘤细胞产生凋亡。对体外培养的人皮肤黑色素瘤、乳腺癌、食管癌、宫颈癌、肾癌、肝细胞瘤细胞的增殖具有良好的抑制作用，在适当剂量范围内可以保护和恢复荷瘤小鼠的免疫功能；桂皮醛能有效对抗小鼠 S180 实体瘤，对人肿瘤细胞发挥细胞毒作用的同时，也能诱导其发生细胞凋亡，且在一定剂量范围内具有保护和恢复机体免疫功能的作用[2]。桂皮醛对胃癌裸鼠移植瘤模型，以不同浓度腹腔注射并与卡铂治疗比较，结果显示桂皮醛体内抗肿瘤作用明显，其机制与抑制肿瘤细胞增殖、诱导细胞凋亡有关[3]。

郁 老 点 评

黄芪配桂枝，益气通阳行痹。黄芪甘温益气，实卫固表，乃补药之长，桂枝辛散温通透达营卫，温通经脉，助阳化气，二者相伍标本兼顾，祛邪而不伤正。临床上二者配伍多用于治疗正虚不足，感受外邪所致的气血营卫不足，肌肉痹痛，肩臂麻木，方如《金匮要略》之黄芪桂枝五物汤。

参 考 文 献

[1] 聂奇森.桂枝抗过敏活性成分的研究[D]. 南宁：广西大学，2008.

[2] 黄敬群，罗晓星，王四旺，等. 桂皮醛抗肿瘤活性及对 S180 荷瘤小鼠免疫功能的影响[J].中国临床康复，2006，10（11）：107-110.

[3] 黄敬群，王四旺，罗晓星，等. 桂皮醛对裸鼠人胃癌细胞移植瘤生长及凋亡的影响[J]. 解放军药学学报，2006，22（5）：343-346.

生黄芪 当归

对药来源 《内外伤辨惑论》之当归补血汤。

单药功用

黄芪，同前。

当归为伞形科多年生草本植物当归的根，原名干归，也称马尾当归、秦归等，首载于《神农本草经》，谓其"主咳逆上气，温虐寒热……妇人漏下绝子，诸恶疮疡，金疮"。该品性甘、辛，温，归肝、心、脾经，具有补血活血、调经止痛、润肠通便的作用。《本草纲目》载其"治头痛，心腹诸痛，润肠胃、筋骨、皮肤，治痈疽，排脓止痛，和血补血"。

对药释义

黄芪味甘，善补肺脾之气，以资气血化生之源，益气固表；当归味厚，养血和营，活血通经，两者配伍共奏补气生血之用。当归补血汤是一首金元时代李东垣所创造的益气补血方剂，由黄芪和当归两味药以 5：1 比例组成的，具有益气生血功效，多用于治劳倦内伤，气血虚，阳浮于外之虚热证。郁老在临床中常以两药配伍，常用剂量生黄芪 20～30g、当归 10～12g，用于治疗肿瘤患者属气血双虚体弱或瘀血积聚证候者，放化疗后产生的骨髓抑制或潮热盗汗等症状，并常配伍温阳药，如补骨脂、菟丝子等，旨在温阳以助气血的运行。

主治

（1）恶性肿瘤患者属血虚体弱或瘀血积聚证候者。

（2）放化疗后产生的骨髓抑制、潮热盗汗、放射性肺炎等不良反应。

（3）治疗癌性疼痛。

（4）治疗白血病。

西医药理

1. 黄芪的抗肿瘤作用

同前。

2. 当归的抗肿瘤作用

目前从植物当归中分离得到的化学成分主要涉及：多糖类、苯酞类化合物、黄酮类、香豆素类及有机酸类，同时富含多种氨基酸等，其中当归多糖因具有补血、调节免疫和物质代谢等功能，在研究领域越来越受到重视[1]。当归多糖作为诱导细胞凋亡和分化的天然诱导剂，可抑制小鼠白血病 L1210 细胞和艾氏腹水癌（EAC）等肿瘤的增殖，通过抑制腹水的产生，延长荷瘤小鼠的生存时间[2]。低分子量的当归多糖组分对于 S_{180} 实体瘤的抑瘤率却可达 36%，当归多糖的抗肿瘤作用与其结构密切相关[3]。研究表明，当归挥发油对子宫收缩功能的影响，依剂量呈现小剂量兴奋、大剂量抑制的双向性特征[4]，据此，在临床上用于乳腺癌月经不调，少腹疼痛等症。刘凯等研究发现当归补血汤超滤物具有延缓大鼠心脏衰老的作用，其通过减少心肌组织中 mt DNA 缺失，维持细胞内线粒体正常功能发挥抗衰老作用[5]，临床可用于妇科肿瘤、乳腺癌等化疗后的心脏毒性的治疗。还有研究表明，该药对具有调节免疫系统、促进造血等药理作用。临床上常用于治疗肿瘤患者因放化疗引起的免疫力低下或白细胞减少症，以及因雌激素水平波动而引起的更年期综合证[6]。

郁老点评

　　黄芪、当归是古今临床常用的气血双补药对。以两药组方即"当归补血汤"。黄芪配当归，补气生血，托疮生肌。因"有形之血不能自生，生于无形之气故也"，故"血脱者益其气"，气足则血生。两者相伍实为治气血亏虚诸证的常用药物，在肿瘤患者化疗期间多有应用。肿瘤患者接受化疗时，常见化疗不良反应，中医辨证多以气血双亏，脾肾不足为主，故我在早期研究中医药配合化疗时所用的"升血汤"方中，首药就是黄芪，用量也较大（一般30g），有减轻化疗毒副反应，增强患者免疫功能等效果。在经方中早有"黄芪建中汤"，"黄芪五物汤""当归补血汤"等迄今仍在临床上应用，如有见证，在肿瘤临床亦可应用是方，化疗伤气伤血，损伤脏腑功能，故常用黄芪之益气健脾以扶正，增强化疗之祛邪效果。

参 考 文 献

[1] 陈慧珍.当归的研究进展[J].海峡药学，2008，20（8）：83-85.

[2] 马秀梓，孙润广，李佳媚，等.3 种中药多糖抗肿瘤作用的研究[J]，陕西师范大学学报：自然版，2012，40（6）：77-80.

[3] 曹蔚，梅其炳.当归多糖的结构与抗肿瘤作用及其机制研究[D]. 西安：第四军医大学，2006： 3-5.

[4] 肖军花，周健，丁丽丽.当归挥发油对子宫的双向作用及其活性部位筛选[J]. 华中科技大学学报医学版，2003，32（6）：589-596.

[5] 刘凯，王博文，周倩倩.当归补血汤超滤物延缓大鼠心脏衰老作用及机理研究[J].时珍国医国药，2015，26（4）：833-835.

[6] 胡杨洋，陈锐娥，王胜鹏，等.中药药对的系统研究——黄芪当归药对研究[J].2012，14（2）：1349-356.

黄 芪　防 风

对药来源　《丹溪心法》之玉屏风散。

单药功用

黄芪，同前。

防风首载于《神农本草经》，为伞形科多年生草本植物防风的干燥根。该品气微香，味微苦甘，性微温，归膀胱、肝、脾经，具有祛风解表、胜湿止痛、止痉的作用。该品常用于治疗外感表证，风疹瘙痒，风湿痹痛及破伤风证。《本草纲目》谓其"能泻邪火，益元气，实皮毛"。

对药释义

黄芪有益气固表止汗之功；防风味辛，祛风解表，遍行周身，祛风于肌腠之间，性微温不燥，为风药中之润剂；浮小麦甘凉益气，清热除烦，养心退热，止汗；三药合用，益气固表、祛邪清热、固表实腠理而止汗，标本兼顾。黄芪得防风之疏散而不固邪，防风得黄芪之固表而不散泄，散中寓补，补中兼疏。黄芪、防风益卫固表用于治疗表虚自汗、反复感冒等，且多配伍白术，即玉屏风散，以加强健脾除湿之力，另与浮小麦、麻黄根、龙骨、牡蛎等固涩敛汗药相配，加强固表作用。郁老临床常用生黄芪、防风、浮小麦三者配伍，治疗四肢酸痛、表虚自汗且兼有烦热的患者，尤善用于乳腺癌类更年期心烦、体虚自汗的症状，多取得良效，临证黄芪剂量为 10～30g、防风 6～9g、浮小麦 10g～30g。

主治

（1）肿瘤患者表虚自汗、四肢酸痛、反复感冒或兼有内热等症。
（2）乳腺癌术后内分泌治疗时的多汗而烦。

西医药理

1. 黄芪的抗肿瘤作用

同前。

2. 防风的抗肿瘤作用

多项研究证明，防风中所含的防风多糖对提高 S180 瘤细胞免疫小鼠腹腔巨噬细胞的吞噬活性有良好作用[1]，防风多糖体内应用能明显抑制 S180 实体瘤的生长（抑瘤率为 52.92%），提高 S180 瘤免疫小鼠腹腔巨噬细胞的吞噬活性（$P<0.01$），并能提高 S180 瘤免疫小鼠腹腔巨噬细胞与 S180 瘤细胞混合接种时的抗肿瘤活性（$P<0.01$）；但是，用硅胶阻断巨噬细胞功能后，防风多糖的抗肿瘤作用大大下降，抑瘤率由 52.92%降到 11.82%，表明防风多糖的抗肿瘤作用与巨噬细胞密切相关[2]。还有研究表明：在十多种中药多糖中筛选出防风多糖有效部位为 JBO-6。防风多糖可激活特异性抗肿瘤免疫或克服肿瘤对机体免疫功能的抑制作用，使免疫系统处于排除肿瘤所需状态[3]。

郁 老 点 评

《医方发挥》则谓："防风配黄芪，一散表，一固表，两药合用，黄芪得防风则固表而不留邪，防风得黄芪则祛邪而不伤正"。后世也多以黄芪、防风益卫固表之功，治疗表虚自汗、反复感冒等。在临床中多用于肿瘤患者四肢酸痛，表虚自汗等，多取得良效。

参 考 文 献

[1] 黎建斌, 刘丽萍, 丘振文.生防风挥发油抗炎止血作用的药理研究[J].新中药, 2007, 39 (8): 216-218.

[2] 李莉, 周勇, 张丽, 等.防风多糖增强巨噬细胞抗肿瘤作用的实验研究[J].北京中医药大学学报, 1999, 22 (3): 38-40.

[3] 周勇, 李莉, 陆蕴如, 等.防风多糖抗肿瘤免疫促进作用的实验研究[J], 中国肿瘤生物治疗杂志, 1997, 4 (3): 234.

薏苡仁　白扁豆

对药来源　《太平惠民和剂局方》之参苓白术散。

单药功用

薏苡仁: 禾本科植物薏苡的成熟干燥种仁。该品性凉, 味甘淡, 归脾、胃、肺经, 具有健脾渗湿、清热排脓、除痹、利水的功能。《神农本草经》曰: "主筋急拘挛, 不可屈伸, 风湿痹, 下气。"《本草纲目》曰: "薏苡仁, 阳明药也, 能健脾益胃。虚则补其母, 故肺痿、肺痈用之。筋骨之病, 以治阳明为本, 故拘挛筋急、风痹者用之。土能胜水除湿, 故泄泻、水肿用之。"该品常用于治疗水肿、小便不利, 脾虚泄泻, 湿痹拘挛, 肺痈、肠痈等。临床中常用炒薏米和生薏米, 炒薏米性偏平和, 长于健脾止泻, 生薏米性偏寒凉, 长于利水渗湿。

白扁豆: 又名扁豆, 沿篱豆, 蛾眉豆, 系豆科植物扁豆 *Dolichos lablab* L.的干燥成熟种子。其味甘, 性微温, 归脾、胃经, 功效补脾和胃, 化湿。《本草纲目》中指出扁豆调肝和胃, 清暑祛湿, 止泄泻。《名医别录》记载扁豆 "和中下气", 可升清降浊, 因而有调肝和胃的功效, 主治脾虚呕逆, 食少久泄, 赤白带下, 酒醉呕吐等病症。

对药释义

薏苡仁健脾渗湿; 白扁豆补脾化湿; 二药均入脾胃, 相须为用, 可以增强健脾、清暑、化湿之功, 治疗脾虚泄泻效果佳。对于湿盛甚者, 常用生薏米, 而泄泻明显者, 常用炒薏米。《本草述》言: "薏苡仁, 然其味淡, 其力缓, 如不合群以济, 厚集以投, 冀其奏的然之效也能乎哉?"所以薏苡仁同白扁豆相配伍, 才能使其健脾祛湿之效显著。

主治

(1) 肺癌、消化道肿瘤属脾虚湿盛证者。

(2) 肿瘤患者伴有脾虚者, 如泄泻, 纳呆食少, 呕逆等。

(3) 肿瘤患者伴有癌性腹水, 小便不利, 水肿者。

西医药理

1. 薏苡仁的抗肿瘤作用

现代研究显示, 薏苡仁抗肿瘤的活性成分主要是甘油三酯类成分。薏苡仁含有多种人体必需的氨基酸，如赖氨酸、亮氨酸、精氨酸、缬氨酸等。赖氨酸被称为第一氨基酸，是人体新陈代谢的重要物质。其可防治贫血，控制肿瘤细胞的增生，抑制和减轻抗癌药物的不良反应[1]。薏苡仁中提取出的薏苡仁酯、薏苡仁油等具有抑制肝癌细胞增殖作用，被证实为有效抗癌活性物质。有文献报道薏苡仁注射液与超液化碘油有协同治疗改善原发性肝癌患者临床症状的作用[2]。其抗肿瘤机制为抑制肿瘤细胞周期，抑制癌细胞分裂与增殖[3]，抑制肿瘤细胞的血管形成，提高机体免疫功能。曹国春[4]等发现薏苡仁油能抑制人乳腺癌细胞增殖，诱导其凋亡，提示了该药在乳腺癌的临床应用前景。

2. 白扁豆的抗肿瘤作用

在白扁豆中可分出 2 种不同的植物凝集素。凝集素甲不溶于水，有抗胰蛋白酶活性，可抑制实验动物生长，属于有毒成分；凝集素乙可溶于水，有非竞争性抑制胰蛋白酶活性，加热可降低其活性。白扁豆所含的植物血细胞凝集素通过体外试验证明，具有使恶性肿瘤细胞发生凝集，肿瘤细胞表面结构发生变化的作用。文洽先[5]等用肠癌方（炙黄芪、炒白术、白扁豆等）治疗晚期大肠癌，结果发现肠癌方较单纯化疗毒副反应轻微，且具有改善临床症状、提高生活质量、减轻化疗毒副反应等临床作用和意义，值得临床推广。薛兴存[6]等用健脾益气化瘀方（白扁豆、茯苓等），配合西医治疗，结果发现可明显提高胃癌患者术后存活率。

参 考 文 献

[1] 王灵芝,张小华,乔延江,等. 薏苡仁蛋白质组分研究[J]. 现代生物医学进展,2012,12(23):4416-4418.
[2] 杜琴,胡兵,沈克平. 补益中药抗肝癌作用研究概况[J]. 中药材,2010,33（9）:1512-1515.
[3] 张明发,沈雅琴. 薏苡仁油抗头颈部癌的药理作用和临床应用研究进展[J]. 现代药物与临床,2012,27（2）:171-175.
[4] 曹国春,梁军,侯亚义. 薏苡仁油诱导乳腺癌细胞系 MCF-7 细胞的凋亡及机理研究[J].实用临床医药杂志,2007,11（2）:1.
[5] 文洽先,吕国强,张振勇,等. 肠癌方联合化疗治疗晚期大肠癌的临床观察[J]. 实用医院临床杂志,2011,8（6）:149-151.
[6] 薛兴存,郭锐. 健脾益气化瘀方配合西药治疗早期胃癌术后疗效观察[J]. 陕西中医,2012,33（7）:843-844.

薏苡仁 山药

对药来源 《太平惠民和剂局方》之参苓白术散。

单药功用

薏苡仁，同前。

山药：薯蓣科植物薯蓣的干燥根茎，味甘，性平，归脾、肺、肾经，功效益气养阴、补脾肺肾、固精止带。始载于《神农本草经》，名薯蓣，将其列为上品，称薯蓣"主伤中，补虚羸，除寒热邪气，补中益气力，长肌肉"。《本草纲目》曰："益肾气，健脾胃。"山药之性，能滋阴又能利湿，能滑润又能收涩，是以能补肺、补肾兼补脾胃。因此可治疗脾虚证、肺虚证、肾虚证等。

对药释义

薏苡仁能健脾渗湿，山药亦能健脾利湿，且山药还有收涩之力，两者配伍，加强健脾利湿之功，郁老常用于治疗脾虚湿盛导致的脘腹痞满、食少纳呆、腹痛、久泄等，泄泻及便溏患者用炒薏苡仁，利湿常用生薏苡仁。生薏苡仁亦常用于萎缩性胃炎、肠息肉等癌前病变，作防癌变之用；薏苡仁能降气平喘，山药功善补肺肾之气，合用可治疗肺气虚导致的胸闷气喘；薏苡仁还具有清热的作用，山药能益气养阴，且现代药理证明两药降血糖作用，相须为用，治疗阴虚内热之消渴证。

主治

（1）肿瘤患者伴有脾虚湿盛之腹痛泄泻、脘腹痞满、食少消瘦者。
（2）肿瘤患者伴有肺虚喘咳者。
（3）肿瘤患者伴糖尿病属阴虚内热证者。

西医药理

1. 薏苡仁的抗肿瘤作用

同前。

2. 山药的抗肿瘤作用

山药多糖为山药的主要活性成分。赵国华[1]等用小鼠移植性实体瘤研究了山药多糖RDPS-I的体内抗肿瘤作用，结果表明，50mg/kg RDPS-I对Lewis肺癌有显著地抑制作用，而对B16有明显作用，等于或高于150 mg/kg RDPS-I对B16黑色素瘤和Lewis肺癌都有显著的抑制效果。他们进一步利用多糖化学改性方法和动物移植性实体瘤实验发现，低度羧甲基化、低度甲基化和中度乙酰化均能显著地提高多糖的抗肿瘤活性，而部分降解和硫酸酯化会使多糖的抗肿瘤活性显著降低。

参 考 文 献

[1] 赵国华，李志孝，陈宗道. 化学改性对山药多糖抗肿瘤活性的影响[J]. 中国食品学报，2004，4（1）：
    39-42.

白术　茯苓

对药来源 《太平惠民和剂局方》之四君子汤。

单药功用

白术为菊科植物白术的根茎，以浙江栽培数量最大。其性味苦、甘，温，入脾、胃经，具有补脾、益胃、燥湿、和中之效。该品用于治脾胃气弱，不思饮食，黄疸，湿痹。炒白术：先将麸皮撒于热锅内，等候烟冒出时，将白术片倒入锅内炒至淡黄色，取出筛去麸皮后放凉。与白术相比偏于燥湿，健脾益气之力增强。《本草通玄》曰："白术，补脾之药，更无出其右者。土旺则能健运，故不能食者，食停滞者，有痞积者，皆用之也。土旺则能胜湿，故患痰饮者，胀满者，湿痹者，皆赖之也。土旺则清气善升，而精微上奉，浊气善降，而糟粕下输，故吐泻者，不可阙也。"《医学衷中参西录》曰："白术，性温而不燥，气不香窜，味苦微甘，善健脾胃，消痰水，止泄泻，治脾虚作胀，脾湿作渴，脾弱四肢运动无力，甚或作疼。与凉药同用，又善补肺，与升散药同用，又善调肝，与镇安药同用，又善养心，与滋阴药同用，又善补肾。"

茯苓为多孔菌科植物茯苓的干燥菌核。其性味甘淡、平，入心、脾、肺经，具有渗湿利水、益脾和胃、宁心安神的功效。《药品化义》曰："白茯苓，味独甘淡，甘则能补，淡则能渗，甘淡属土，用补脾阴，土旺生金，兼益肺气。主治脾胃不和，泄泻腹胀，胸胁逆气，有死犯满，胎气少安，魂魄惊跳，膈间痰气。"《本经疏证》云："夫气以润而行，水以气而运，水停即气阻，气阻则水淤。茯苓者，纯以气为用，故其治咸以水为事。"《用药心法》载："茯苓，淡能利窍，甘以助阳，除湿之圣药也。味甘平补阳，益脾逐水，生津导气。"

对药释义

白术味苦甘性温，茯苓甘淡性平，二药均入脾胃经，具有健脾益气、运化脾湿之功。二药性味平和，健脾祛湿，但不耗伤胃阴，治疗各种疾病引起的消化不良、食欲减退、脘腹胀满、腹泻均有良好的效果。补气名方四君子汤即以白术茯苓为主药组成。腹泻为主则用炒白术或焦白术，伴有便秘者则用生白术。脾阳不足则与附子同用，湿浊明显则与薏苡仁为伍。郁老常用二药于各种类型肿瘤患者，尤其是对于正气亏虚患者更为适宜，其中白术常用剂量10g，茯苓常用剂量10～15g。

主治

（1）消化道肿瘤引起的各种脾胃虚弱、水肿。

（2）各类肿瘤引起的消化不良、食欲减退、泄泻。

（3）放化疗后引起的虚弱、贫血等。

西医药理

1. 白术的抗肿瘤作用

彭滕[1]等通过研究发现白术中主要成分为白术内酯，白术内酯对胃肠运动有抑制作用，并能抑制子宫平滑肌收缩，其中白术内酯Ⅰ、白术内酯Ⅲ是白术的主要活性成分，这是白术抗炎、抗癌的有效成分。周小丽[2]通过实验研究证实，白术对H22肝癌小鼠模型有明显的抑制肿瘤生成及转移作用。周剑[3]等通过实验研究发现，白术多糖对H22肝癌小鼠有明显的抗肿瘤作用。能够减少血清中VEGF含量，增加IL含量，同时下调Bcl-2表达，上调P21基因表达。

2. 茯苓抗肿瘤作用

王颜佳[4]在文献中指出茯苓的主要成分有茯苓多糖、茯苓三萜茯苓素等。现代药理研究发现茯苓有利尿、调节免疫、保肝、抗肿瘤、抗氧化等作用。其中茯苓多糖和茯苓三萜为抗肿瘤的主要成分，其通过增强机体免疫、活化巨噬细胞、NK 细胞和 T 淋巴细胞、B 淋巴细胞，调节细胞因子分泌来发挥抗肿瘤作用。多种茯苓复方研究证实能抑制突变型 P53 表达。许浩等[5]通过整理相关文献发现，茯苓多糖是传统中药茯苓中提取的一种活性成分，其具有抗氧化、延缓衰老、抗肿瘤的增加免疫力作用。其抗癌作用明显，广泛用于多种癌症的治疗，能提高疗效，减少化疗药物的不良反应。有明显的抗病毒、抗炎、保肝作用，并能稳定、降低血糖。

郁 老 点 评

白术、茯苓为健脾利湿主药，为四君子汤中二位君子。肿瘤患者因久病及医疗干预治疗常见气血亏虚，脾失健运，故我们常作为补益"后天之本"的治剂应用四君子汤或六君子汤。白术、茯苓是最常用的两味，常与黄芪、党参相伍，遇有大便溏稀者更必用之，遇便秘者则少用。据现代研究，白术和茯苓多糖均有抗肿瘤作用，白术之挥发油亦有抑瘤作用。均寓攻于补，相得益彰。

参 考 文 献

[1] 彭滕，李鸿翔，邓赟，等.白术内酯类成分及其药理作用研究进展[J].中国药房，2012，23（39）：3732-3733.
[2] 周小丽. 白术抑瘤及抗肿瘤转移的实验研究[J]. 中医临床研究，2015，7（15）：92-93.
[3] 周剑，苏德春，宋国权. 白术多糖对 H22 肝癌小鼠抗肿瘤作用实验研究[J]. 亚太传统医药，2015，11（17）：9-10.
[4] 王颜佳. 茯苓抗肿瘤免疫调节药理作用研究及应用[J]. 海峡医学，2014，26（5）：16-17.
[5] 许浩，茯苓多糖的药理作用研究概况[J]. 临床合理用药，2015，8（6A）：175-176..

炒白术　防风

对药来源　《医方类聚》之玉屏风散。

单药功用

白术，同前。

防风为伞形科多年生草本防风的干燥根。其性味辛、甘，温，归膀胱、肺、脾经，有祛风解表、胜湿止痛、止痉的功效。《本草汇言》载："防风，散风寒湿痹之药也。故主诸风周身不遂，关节酸痛，四肢挛急，痿痹痫痓等。……故与芎、芷上行，治头目之风；与羌独下行，治腰膝之风；与当归治血风；与白术治脾风；与苏麻治寒风；与芩、连治热风"。李杲有云："防风，治一身尽痛，随所引而至，乃风药中润剂也，若补脾胃，非此引用不能行。"

对药释义

炒白术甘、苦，性温，具有健脾燥湿益气之功，既能燥湿健脾治疗脾胃虚弱引起的脘腹胀满、大便溏泄，又能治疗因为脾虚导致的纳差，消化不良，故其有补气健脾之用，所以能治疗脾虚气弱导致的自汗证。防风味辛性温，有祛风解表之力，因"风能胜湿"，所以防风又能治疗因湿重引起的泄泻。故二药合用能起到健脾祛湿止泻的作用。此外，止汗名方玉屏风散中含有白术、防风二药，与黄芪配伍达到益气健脾固表止汗之功。

主治

（1）恶性肿瘤因脾虚湿重引起的大便溏泄。

（2）脾虚气弱引起的自汗症。

西医药理

1. 炒白术药理

同前。

2. 防风的现代药理研究

陈桂玉等[1]通过研究指出，防风色原酮及防风多糖是防风的主要活性成分，具有抗氧化活性，能够清除氧自由基，抑制脂质过氧化能力。发现防风 CO_2 超临界萃取物有抗炎、解热、镇痛作用，防风多糖对 K562 细胞的增殖有抑制作用，并能够调节免疫。杨淳[2]指出防风是最常见的免疫调节效应中药，其中防风多糖为主要成分，防风多糖能够与巨噬细胞表面甘露糖受体结合，这可能是防风多糖活化巨噬细胞的主要途径之一。

> **郁老点评**
>
> 白术、防风共用能健脾燥湿，防风不但能祛风胜湿，与白术相合治脾风，并加强白术补脾胃作用，防风还能祛风止痛，肿瘤患者有脾虚湿盛、自汗、泄泻者可用，加生黄芪则益气固表、祛风止汗，即玉屏风散。

参 考 文 献

[1] 陈桂玉，项东宇. 防风有效成分及药理学研究进展[J]. 黑龙江医药，2011，4（24）：600-601.

[2] 杨淳，田胜毅. 防风多糖对巨噬细胞分泌细胞因子的影响[J]. 贵阳中医学院学报，2011，37（2）：31-33.

炒白术　陈皮

对药来源　《圣济总录》之茯苓饮。

单药功用

白术，同前。

陈皮，同陈皮、半夏条。

对药释义

炒白术性温而略燥，专主健脾益气，补脾之力强；陈皮温而性燥，专主理气燥湿化痰。二药为伍，一静一动，一补一泻，共奏健脾理气之功。二药属性温燥，虽燥而不烈，但对于素体阴液不足者，不能久用。《外台秘要》中外台茯苓饮即二药共用，与党参、茯苓、生姜共用，专消痰饮宿食积滞。补不留邪，理气而不伤正，肿瘤临证时郁老常用于预防化疗所致的消化道反应（呕吐、恶心和腹泻）有效，减轻化疗的不良反应。白术常用剂量10～15g，陈皮常用剂量10～15g。

主治

该药对主要治疗各类肿瘤引起的胃肠积滞、胀满不舒、呕恶、嗳气、纳差等。

西医药理

1. 炒白术的现代药理
同前。

2. 陈皮的现代药理
同陈皮、半夏条。

郁老点评
白术能健脾补气、益胃燥湿，有止泻利水之功，陈皮具有理气和胃、燥湿化痰作用，两者相须，增强效力，使白术补而不滞，陈皮尚有理上中二焦之气、止咳、止呕的作用。肿瘤临证时常用于预防化疗所致的消化道反应（呕吐、恶心和腹泻），减轻化疗的不良反应。

炒白术　枳实

对药来源　《金匮要略》之枳术丸。

单药功用

白术，同前。
枳实，同枳壳、厚朴条。

对药释义

枳实辛散温通，破气消积，泻痰导滞，消痞止痛，以泻为主；白术甘温补中，补脾燥湿，益气生血，和中消滞，固表止汗，以补为要。二药参合一消一补，一急一缓，相互制约，相互为用，助其升清降浊之枢机，以达补而不滞、消不伤正，健脾强胃、消食化积、消痞除满之功。枳实、白术并用出自《金匮要略》枳实白术汤方，原方主治"心下坚，大如盘，边如旋盘，水饮所作"。后张元素仿此制枳术丸。郁老在临床中，特别是肿瘤引起的脘腹痞满、食滞、便秘者常用，其中白术、枳实常用剂量均为10g。

主治

消化系统肿瘤及其他肿瘤引起的脘腹痞胀、纳差、饮食停滞、大便不爽等。

西药药理

1. 炒白术现代药理

同前。

2. 枳实的抗肿瘤作用

同枳壳、厚朴条。

郁 老 点 评

枳实、白术合用，古已有之，一补一泻，升清降浊，补而不滞，消不伤正，健脾和胃，化积消食。枳实是用破气消积、化痰散痞之功，消胸腹胀满，作用峻烈快速，非正盛邪实、气滞瘀结之重症不可轻用，炒枳实解去其寒，缓其烈性，应用较广。这一药对在肿瘤患者中也常用到，特别是肿瘤引起的脘腹痞满、食滞、便秘者常用，如气虚者则与补气药伍用。

甘草 大枣

对药来源 《伤寒论》之小柴胡汤。

单药功用

甘草为一种常用的补益中药。其味甘，性平，归十二经。《名医别录》曰："温中下气，烦满短气，伤脏咳嗽，止渴，通经脉，利血气，解百药毒。"故有"药中之国老"的美称。甘草应用极其广泛，和中缓急，润肺，解毒，调和诸药；炙用，治脾胃虚弱，食少，腹痛便溏，劳倦发热，肺痿咳嗽，心悸，惊痫；生用，治咽喉肿痛，消化性溃疡，痈疽疮疡，解药毒及食物中毒。

大枣味甘，性温，归脾、胃经。《神农本草经》曰："主心腹邪气，安中养脾，助十二经。平胃气，通九窍，补少气、少津液，身中不足，大惊，四肢重，和百药。"大枣作为一种药食同源的中药，具有补中益气、养血安神的功效。该品用于脾虚食少，乏力便溏，妇人脏躁；又有缓和药性的作用，与峻烈药同用，可使药力缓和，且不伤脾胃。

对药释义

大枣具有补中益气、养血安神、调和脾胃之效，长于治疗脾胃虚弱、气血亏虚之证；甘草补中益气，泻火解毒，润肺祛痰，缓急止痛，缓和药性。二药均有补脾益气、缓和药性之功，大枣善于养血，甘草长于补气。二药合用，一血一气，一阴一阳，具有补脾胃、益气血、和营卫、调阴阳之功。其补益之力虽不及参芪，但无恋邪之弊，而有缓和调补之功；两者亦能缓和峻猛药效，更能解药之毒性。

主治

肿瘤患者伴脾胃虚弱、气血亏虚证者。

西医药理

1. 甘草的抗肿瘤作用

王忱等[1]探讨了甘草多糖对 S180 荷瘤小鼠体内肿瘤的抑制作用及其机制，结果表明，甘草多糖对小鼠 S180 肿瘤具有抑制作用，并使小鼠肿瘤中 Bcl-2 和突变型 P53 蛋白的表达降低，起到下调癌基因表达的作用，从而使肿瘤缩小，提示这有可能是甘草多糖抑瘤作用的一个重要机制。王岳五等[2]的试验也表明，甘草多糖具有一定的抗肿瘤活性，可以延长腹水瘤小鼠的生存期，抑制实体瘤的生长；而且甘草多糖对于小鼠 S180 肿瘤的抑制作用，可能是通过影响 Bcl-2，P53 及 bax 基因蛋白的表达发挥作用。Xiao 等[3]研究发现，甘草多糖能够下调 Treg 细胞和 Foxp3 的比例，降低 Treg 细胞的表达以及上调 Th1/Th2 细胞因子在荷瘤小鼠血清细胞中的比例，在一定程度上抑制肿瘤的生长。聂小华等[4]实验表明甘草多糖对 ConA 诱导的淋巴细胞增殖有较好的促进作用，其作为生物多糖，主要是通过调节免疫、抑制变态反应起到抗肿瘤的效果。

2. 大枣的抗肿瘤作用

多项研究报道，大枣中多糖有免疫活性和抗肿瘤活性[5, 6]。张仙土等[7]报道了大枣多糖浓度越高抑瘤率越高，肿瘤细胞生长周期时间越短，裸鼠生存时间越长。DDT、氯氰菊酯、联苯菊酯是促肺癌剂，其致癌机制是抑制 GJIC，致使调控细胞增殖的信号小分子不能在细胞间流通，导致增殖失去调控而异常加速。万隆等[8]通过研究发现小鼠饮食大枣减轻了 GJIC 的受阻，从而对抗了促癌剂的致癌作用。朱虎虎等[9]通过实验发现，与环磷酰胺等传统化疗药物比较，新疆大枣不但可以直接杀伤肿瘤细胞，而且通过明显的非特异性免疫刺激，增殖并产生多种细胞因子，改善机体受损的免疫系统，使免疫状态由低下恢复到接近于正常能力，使肿瘤生长受抑制，从而发挥其抗癌作用。

郁 老 点 评

甘草、大枣为医者喜用、善用的两味药，药性平和，甘草长于补气，大枣善于养血，合用补脾胃、益气血、缓和调补。肿瘤临床中在放、化疗期间应用能调补及减轻放、化疗不良反应，在单纯中药应用扶正祛邪中药时，此两味可缓和祛邪攻毒中药的不良反应，故常用之。

参 考 文 献

[1] 王忱，谢广茹，史玉荣，等.甘草多糖的体内抑瘤作用及其机制的研究[J].临床肿瘤学杂志，2003，8（2）：85-87.

[2] 王岳五,张海波,史玉荣,等.甘草多糖 GPS 对病毒的抑制作用[J].南开大学学报:自然科学版,2011,34（2）:126-128.

[3] He X, Li X, Xu L, et al. Down-regulation of treg cells and up- regulation of TH1/TH2 cytokine ratio were induced by polysac-charide from radix glycyrrhizae in h22 hepatocarci[J]. Molecules, 2011, 16(10): 8343-8352.

[4] 聂小华,尹光耀,史宝军,等. 甘草有效成分体外抗肿瘤活性和免疫活性的研究[J]. 中药材, 2013, 26（7）: 507-509.

[5] 苗明三.大枣补虚作用研究[D]. 北京:北京中医药大学,2013.

[6] 张向前. 红枣的药用价值研究现状[J]. 延安大学学报:医学科学版,2013,5（3）:8.

[7] 张仙上,付承林,陈灵斌,等.大枣多糖对 S-180 瘤细胞杀伤性实验研究[J].调查与实验研究,2012,50（12）:20-21.

[8] 万隆,陈道亮.人枣对抗促癌剂的作用[J]. 福建中医药大学学报,2012,22（1）:44-45.

[9]朱虎虎,玉苏甫·吐尔逊,斯坎德尔·自克力,等. 新疆大枣的抗肿瘤作用[J]. 中国实验方剂学杂志,2012,18（14）:188-191.

荜茇 良姜

对药来源 《太平惠民和剂局方》之大已寒丸。

单药功用

荜茇为胡椒科植物荜茇的果穗,多年生草质藤本,常以其干燥近成熟或成熟果穗入药,该药首载于《雷公炮炙论》。其性辛,热,归胃、大肠经,具有温中散寒、下气止痛之用,常用于治疗脾胃寒证。《本草拾遗》曰:"温中下气,补腰脚,杀腥气,消食,除胃冷、阴疝"。《本草便读》曰:"温中散寒,破滞气,开郁结,下气除痰。"

高良姜为姜科多年生草本植物高良姜的干燥根茎,首载于《名医别录》,具有辛、热,归脾、胃经,具有温中止痛、止呕之用。其可用于治疗脘腹冷痛、胃寒呕吐证。《本草汇言》曰:"高良姜,祛寒湿、温脾胃之药也。若老年人脾胃虚寒泄泻自利,妇人之心胃暴痛,因气怒、因寒痰者,此药辛热纯阳,除一切沉寒痼冷,功与桂、附同等。苟非克寒犯胃,胃冷呕逆,及伤生冷饮食,致成霍乱吐泻者,不可轻用。"

对药释义

荜茇、高良姜均辛、热,且同时具有温中散寒的作用,两者配伍善散寒止痛,为治脘腹冷痛之要药。同时,高良姜具有止呕的作用,荜茇下气止痛,助高良姜下气止呕,还可止痛。在《和剂局方》之大已寒丸中可见两者相配,同时添加肉桂、干姜药物,增强温中散寒止痛之力。郁老临床常用此两种药于肿瘤患者寒凝胃脘之脘腹疼痛、呕吐等,荜茇常用剂量为 10g,高良姜常用剂量为 10g。

主治

（1）肿瘤患者具有寒凝胃脘之脘腹疼痛、呕吐呃逆或泄泻等。

（2）胃癌、大肠癌等属脾虚寒凝者。

西医药理

1. 荜茇的抗肿瘤作用

荜茇中有效成分主要为荜茇明碱，主要存在于荜茇的根和皮中，据报道，天然产物荜茇明碱的体内和体外生物研究表明其能选择性杀死肿瘤细胞，且不伤害正常细胞。最新的研究认为其作用机制可能与蛋白的谷胱甘肽化相关[1]。

2. 高良姜的抗肿瘤作用

李宁等学者利用水蒸气蒸馏法提取高良姜根茎的挥发油成分，采用 MTT 法观察其对人肝癌 Hep G2 细胞、人结肠癌 HT29 细胞、人鼻咽癌 CNE-2Z 细胞、人甲状腺癌 SW579 细胞及人宫颈癌 HeLa 细胞的增殖抑制率及半数抑制浓度（IC_{50}）。结论：高良姜挥发油成分对多种类型肿瘤细胞的增殖均有一定抑制作用[2]。高良姜为一种常用中药，其化学成分主要包括挥发油类、黄酮类、二芳基庚烷类、苯丙素类、糖苷类等。药理学研究表明高良姜具有抗菌作用、抗病毒作用、抗肿瘤作用、抗氧化作用、抗胃肠道出血作用、抗溃疡作用和胃黏膜保护作用等。无论是高良姜粗提物还是其中所包含的具体的化学成分都表现出较好的药理活性，尤其是高良姜中的二芳基庚烷类化合物和黄酮类化合物的药理活性的研究比较广泛，它们在抗肿瘤、抗氧化以及与其他药物联合应用抗多重耐药菌株方面的应用日益受到人们的关注[3]。

郁 老 点 评

荜茇、良姜为我在临诊中常用于脾胃虚寒的药对，特别是胃脘冷痛，进冷食后胃痛明显者。荜茇还可温中下气除痰、开郁散结，走而不守，而良姜为守而不走，除沉寒痼冷。两者合用治非热性胃疼效果很好。只要辨证精确，往往用之立竿见影，对胃脘部寒凉感及寒吐均有效。

参 考 文 献

[1] 黄颖，吕伟. 荜茇明碱衍生物的合成及生物活性研究[D]. 上海：华东师范大学，2013：1-41.

[2] 赛米热·艾尼瓦尔，阿布·孜啊布杜拉.高良姜总黄酮影响宫颈癌细胞增殖、凋亡及基因表达调控的机理研究[D]. 新疆：新疆医科大学，2015：1-40.

[3] 李洪福，李永辉，王勇，等. 高良姜化学成分及药理活性的研究[J]. 中国实验方剂学杂志，2014，20（7）：236-243.

女贞子　枸杞子

对药来源　《中医肿瘤学》。

单药功用

女贞子是一味传统的扶正固本药物，为木犀科植物女贞的干燥成熟果实。《神农本草经》将其列为上品，谓其女贞实，味甘、苦、凉，主补中，安五脏，养精神，除百病。《中华人民共和国药典》(2010 年版),简称《中国药典》记载女贞子的功能与主治为:滋补肝肾,明目乌发;用于肝肾阴虚,眩晕耳鸣,腰膝酸软,须发早白,目暗不明,内热消渴,骨蒸潮热等。

枸杞子是常用的补益中药之一,味甘,性平,归肝、肾经,具有滋补肝肾、益精明目的功效。其最早见于《本草经集注》,具有滋阴补血、益精明目之效。该品可以治疗肝肾阴亏,腰膝酸软,头晕目眩,目昏多泪,虚劳咳嗽,消渴,遗精。陶弘景谓其"补益精气,强盛阴道"。《本草纲目》载:"枸杞甘平而润,性滋而补,兼能退热,能补肾润肺,生精益气,此乃平补之药,所谓精不足者补之以味也。"常用于肝肾阴虚之头晕目眩、腰膝酸软,遗精早泄、视物昏花及血虚痿黄、阴虚消渴、肺痿久嗽等,对肝肾不足之证尤宜,有平补阴阳之功。

对药释义

女贞子肾形,色紫黑,滋补肝肾,乌须明目;枸杞子甘寒性润,色赤入血分,善补肾益精,养肝明目;二药均入肝肾,相须为用,互相促进,一起使用可以强肾固精,补益肝肾,乌发明目。另外,女贞子味苦性平、枸杞子味甘性平,二者名为滋阴,实补肾气,为平补阴阳之要药。正如《本经》所述:女贞子"主补中,安五脏,养精神,除百疾";《本草汇言》所言:"枸杞能使气可充、血可补、阳可生、阴可长、火可降、风可祛,有十全之妙用也。"

主治

(1)肿瘤患者伴糖尿病,属肝肾不足,内热消渴,体虚有热者。
(2)肿瘤患者伴有肝肾不足者,如腰膝酸痛,眩晕耳鸣者。
(3)肿瘤患者化疗后出现脱发、白发及目昏不明者。
(4)肿瘤患者化疗时血液学毒性、免疫功能降低。

西医药理

1. 女贞子的抗肿瘤作用

女贞子含有齐墩果酸、女贞子多糖等有效组分,具有抗肿瘤细胞增殖的活性。向敏等[1]发现含有熊果酸和齐墩果酸两种组分的女贞子提取物对 H22 肝癌有效,250mg/kg、500mg/kg 和 1000mg/kg 组均可抑制小鼠 H22 肝癌,平均抑瘤率分别为:41.49%、48.32% 和 45.45%;对 S180 肉瘤实体型也有抑制作用,抑瘤率分别为:37.50%、44.23% 和 46.15%;但女贞子提取物对 S18 肉瘤腹水型及 H22 肝癌腹水型无生命延长作用。体外实验表明,齐墩果酸可抑制肿瘤生长,还有降低不良辐射损伤及降低放疗对鼠造血组织损伤的作用[2]。李璘等[3]观察了女贞子多糖对小鼠肉瘤(S180)、小鼠肝癌(H22)的抑制作用,结果发现,其具有抗实体肿瘤的作用,该作用可能与其提高机体免疫力有关,可增强免疫抑制状态小鼠的细胞免疫作用,但对正常小鼠的特异性细胞免疫无显著影响。马秀梓[4]等采用四甲基偶氮噻唑蓝(MTT)法测定枸杞多糖、当归多糖和女贞子多糖对体外肿瘤细胞(人白血病 K562 细胞)的增殖抑制作用,经不同浓度和不同时间作用后,采用 MTT 法测定 3 种多糖的体外抗肿瘤活性,结果显示:3 种中药多糖都具有抗肿瘤活性,在一定范围内,随着多糖浓度的增加使得肿瘤细胞的抑制率增加,女贞子多糖在作用 48h 后对 K562 的抑瘤效果较枸杞多糖和当归多糖显著。

2. 枸杞子抗肿瘤作用

近年的医学研究表明，枸杞中含多种营养成分和微量元素。高含量的多糖（＞40%）是枸杞重要的化学特征，可以通过水煮获得粗多糖，多糖对免疫起到正调节的作用。枸杞多糖具有强大的抗肿瘤作用。其主要通过抗诱变作用、抑制肿瘤生长、对放射治疗的增敏和防护作用、与化疗联合增效减毒、增强宿主的免疫功能等多种途径起到抗肿瘤、诱导肿瘤细胞凋亡的作用。

张芙蓉等[5]的研究结果表明，枸杞多糖可抑制肝癌细胞的增殖，使肝癌细胞 HCCLM3 的 VEGF 蛋白的表达下降，这种抑制作用随着枸杞多糖浓度增大而增大（$P<0.01$），呈正相关关系，用免疫荧光技术观察 VEGF 蛋白表达的变化时发现当 LBP 浓度为 20μmol/L 时，VEGF 蛋白的表达完全被抑制，认为枸杞多糖对体外培养的人肝癌细胞（HCCLM3）的生长有明显抑制作用，其作用机制与 VEGF 有很大的关系。黄霞等[6]的研究结果表明，LBP 以质量浓度依赖方式抑制人肝癌细胞的生长，阻滞细胞在 G_0/G_1 期，并诱导细胞凋亡；其分子机制为引起 cyclinD、cyclinE 和 CDK2 蛋白表达下降。何彦丽等[7]的研究结果发现，LBP 低、高剂量组均可显著降低肿瘤细胞核分裂计数（$P<0.05$）；LBP 高剂量组可升高肿瘤间质淋巴细胞浸润程度（$P<0.05$），HE 染色显示在肿瘤边缘组织内见多量淋巴细胞浸润，LBP 低、高剂量组均可显著降低小鼠肿瘤细胞 FasL 阳性表达指数（$P<0.05$），免疫组化染色显示模型组 FasL 表达强阳性，LBP 低剂量组部分肝癌细胞内 FasL 表达阳性，FasL 仅在 LBP 高剂量组少量肝癌细胞中有表达，认为 LBP 抗实验性肝癌的效应可能与其能抑制 FasL 表达，减少免疫活性细胞凋亡有关。可见，LBP 抑制肝癌细胞增殖的机制与抑制肝癌细胞蛋白质的表达有很大关系。

郁 老 点 评

女贞子、枸杞子均为补肾气药，两药均能滋补肾阴，女贞子为阴中之阳，我在临床中几乎每个患者都用此两味。因根据我的"内虚"学说，肿瘤患者原有内虚，久病及治疗干预后更虚，内虚主要是脾虚气亏和肾虚肝肾不足。故此两药主要是提高患者的免疫功能，增强抗癌作用，同时又保护肝肾功能及造血功能，故化疗、放疗时一定用，在西医治疗后康复期或维持治疗期均用。女贞子一般 15～20g，枸杞子 10～15g。

参 考 文 献

[1] 向敏，顾振纶，梁中琴，等. 女贞子提取物的体内抗肿瘤作用[J]. 江苏药学与临床研究，2002，10（1）：13-15.

[2] 王奇，芦柏震. 齐墩果酸的研究进展[J]. 中国药房，2008，19（9）：711-712.

[3] 李璘，邱蓉丽，程革，等. 女贞子多糖抗肿瘤作用研究[J]. 中国药理学通报，2008，24（12）：1619-1622.

[4] 马秀梓，孙润广，李佳媚，等. 3 种中药多糖抗肿瘤作用的研究[J]. 陕西师范大学学报（自然科学版），2012，40（6）：77-80.

[5] 张芙蓉，谢志春. 枸杞多糖对肝癌细胞中 VEGF 表达的影响[J]. 现代医药卫生，2010，26（22）：3401-3403.

[6] 黄霞,肖丙秀,赵军伟,等. 枸杞多糖对人肝癌细胞 HepG2 生长的影响及其分子机制[J]. 中草药,2010,41（9）：1501-1503.

[7] 何彦丽,杜标炎,王慧锋,等. 枸杞多糖对实验性肝癌小鼠肿瘤细胞 FasL 表达的影响及其抗肿瘤作用机制[J]. 广州中医药大学学报,2010,27（2）：126-130.

覆盆子　枸杞子

对药来源　《摄生众妙方》之五子衍宗丸。

单药功用

覆盆子,是一种蔷薇科悬钩子属的木本植物,甘酸,平,归肝,肾、膀胱经,具有补肝益肾、固精缩尿、明目的功效。《开宝本草》中云其:"补虚续绝,强阴建阳,悦泽肌肤,安和脏腑,温中益力,疗劳损风虚,补肝明目"。该品常用于治疗阳痿早泄,遗精滑精,宫冷不孕,带下清稀,尿频遗溺,目昏暗,须发早白等。

枸杞子,是常用的补益中药之一,味甘,性平,归肝、肾经,具有滋补肝肾、益精明目的功效,最早见于《本草经集注》。该品可以治疗肝肾阴亏,腰膝酸软,头晕目眩,目昏多泪,虚劳咳嗽,消渴,遗精。陶弘景谓其"补益精气,强盛阴道"。《本草纲目》载:"枸杞甘平而润,性滋而补,不能退热,止能补肾润肺,生精益气,此乃平补之药,所谓精不足者补之以味也。"常用于肝肾阴虚之头晕目眩、腰膝酸软,遗精早泄、视物昏花及血虚痿黄、阴虚消渴、肺痿久嗽等,对肝肾不足之证尤宜,有平补阴阳之功。

对药释义

覆盆子的味甘、酸,性温,归肝、肾、膀胱经,具有补肝益肾、固精缩尿、明目的作用。用于治疗遗精滑精,遗尿尿频,阳痿早泄,目暗昏花等。枸杞子性甘味平,归肝肾经,具有滋补肝肾、益精明目的作用。两者均具有补益肝肾、固精缩尿的作用,故两药联合,既可添精补髓,又能疏利肾气,不问下焦虚实寒热,服之自能平秘。郁老常将其用于肿瘤患者夜尿频数,影响睡眠等,常用量为覆盆子 15g,枸杞子 15g。

主治

（1）肿瘤患者伴有肝肾不足者,如腰膝酸痛、眩晕耳鸣、夜尿频数者。

（2）肿瘤患者化疗后出现目昏不明、视物不清者。

西医药理

1. 覆盆子的抗肿瘤作用

覆盆子为蔷薇科悬钩子属植物,对悬钩子属化学成分的系统研究始于 20 世纪 70 年代末 80 年代初,从中分离出 β-谷甾醇、胡萝卜苷、椴树苷、山奈酚-3-β-D（rha）-glc 等 50 多个化合物[1],亓贯和等[2]采用 MTT 法、形态学检测覆盆子浆对人原发性肝癌细胞增殖的抑制作用,结果显示,各个浓度的覆盆子浆对人原发性肝癌细胞的增殖均有抑制作用,呈现出与药物浓度、作用时间的依赖性；浓度越大、作用时间越长，癌细胞生长越缓慢。倒置显微镜下可见药物组细胞数减少，间隙增大，细胞间出现"接触性抑制"。

2. 枸杞子的抗肿瘤作用

同前。

郁 老 点 评

覆盆子、枸杞子均为补肝肾药，覆盆子益肾固精缩尿，养肝明目，常用于遗尿及尿频，特别是前列腺癌患者或前列腺肥大引起的夜尿频，常用此药来减轻夜尿频症状。对肾病之蛋白尿，我们认为是肾虚精气不固，常用此药对以补肾固精。对肿瘤患者因化疗导致肾功能受损，出现蛋白尿者亦用之。

参 考 文 献

[1] 亓贯和，王静，李业永，等. 覆盆子浆对原发性肝癌细胞影响的临床研究[J]. 山西中医学院学报，2010，11（4）：22-24.

[2] 刘劲松，王刚，王国凯. 覆盆子化学成分研究[J]. 中国中医药科技杂志，2008，15（3）：197.

山茱萸　补骨脂

对药来源　《中医肿瘤学》。

单药功用

山茱萸别名山萸肉，首载于《神农本草经》，列为中品，为山茱萸科多年生落叶灌木或乔木植物山茱萸的干燥成熟果肉。其性酸、涩，微温，归肝、肾经，具有补益肝肾、收敛固涩的作用。该品用于眩晕耳鸣，腰膝酸痛，阳痿遗精，遗尿尿频，崩漏带下，大汗虚脱，内热消渴。《名医别录》载："山茱萸微温，无毒。主治肠胃风邪，寒热疝瘕，……耳聋，下气，出汗，益精，安五脏，通九窍，止小便利。"清代《本草新编》称其"实为诸补阴之冠"。

补骨脂首载于《药性论》，为豆科一年生草本植物补骨脂的干燥成熟果实。其性辛、苦，温，归肾、脾经，具有补肾壮阳、固精缩尿、温脾止泄、纳气平喘的作用。该品主肾阳不足，肾气不固证；脾肾阳虚，五更泻泄；肾虚咳喘。《药性论》曰："主男子腰疼，膝冷囊湿，逐诸冷痹顽，止小便利，腹中冷。"《玉楸药解》曰："温暖水土，消化饮食，升达脾胃，收敛滑泄。"《医林纂要》曰："治虚寒喘嗽。"

对药释义

山萸肉紫红色或紫黑色，补益肝肾，收敛固涩；补骨脂色黑，补肾壮阳；从颜色讲，黑主肾，一起使用可以强肾固精，补益肝肾；同时，山萸肉更偏重补肾阴，补骨脂偏重补肾阳，两者配伍，实补肾脏，为平补阴阳之要药。郁老善用两者相配补肾，治疗癌症患者肝肾亏虚诸证，临证补骨脂常用剂量为 10～15g，山萸肉剂量为 10～15g。

主治

（1）肿瘤患者肾虚者，表现为眩晕耳鸣，腰膝酸冷，阳痿遗精，遗尿尿频等。

（2）肿瘤患者化疗后骨髓抑制，如贫血、白细胞降低、血小板下降等。

（3）肿瘤患者骨转移。

西医药理

1. 山茱萸的抗肿瘤作用

山茱萸是世界上三大名贵木本药材之一，含有维生素和矿物质元素、有机酸、氨基酸、挥发性成分，以及苷类和鞣质类、糖类等成分。其具有抗菌、调节免疫、降血糖、降血脂、抗氧化、抗肿瘤、抗艾滋病、强心等重要的药用价值[1]。邹品文等以 S_{180} 肉瘤小鼠模型作为研究对象，发现山茱萸多糖对 S180 有明显的瘤抑制作用，可以使外周血 $CD4^+T$ 细胞表达增加，$CD8^+T$ 细胞表达降低，提高 IL-2 水平、降低 IL-4 水平，且与剂量和浓度呈正相关。另外，李沐涵等研究表明：山茱萸活性成分没食子酸有明显的抑制肿瘤细胞的作用，其作用机制与抑制细胞增殖、诱导细胞凋亡有关[2]。

2. 补骨脂的抗肿瘤作用

聂丽娟运用多种柱色谱等现代分离手段对补骨脂甲醇浸膏进行分离，分离出 11 种化合物，其中补骨脂定、补骨脂宁、异补骨脂二氢黄酮、补骨脂二氢黄酮甲醚，对肝癌 Hep G2 细胞和乳腺癌 MDA-MB-231 细胞具有抗增殖作用；双补骨脂酚 B 对肝癌 Hep G2 细胞有一定抗增殖作用[3]。光敏剂补骨脂素是从补骨脂的成熟果实中提取的一种有效成分，具有广泛的生物学活性。李祝等研究得出光敏剂补骨脂素对黏液表皮样癌细胞、口腔鳞癌细胞系具有抑制作用；在体内外对乳腺癌细胞有显著的生长抑制作用，且随药物浓度加大而抑制率增高；对白血病细胞有杀灭作用[4]。还有研究报道补骨脂素还具有抗皮肤癌、抗胃癌、肝癌的应用[5]。可见补骨脂具有广谱的抗肿瘤作用。毕亚男等研究表明补骨脂水提物大剂量灌胃给药对小鼠肝毒性明显，并可影响胆汁酸转运体的表达[6]。所以，临床上，我们在辨证应用中药的基础上，一定要注意药物剂量的控制。

郁 老 点 评

山茱萸与补骨脂为我在临床上最常用对药，均为补肾要药。山萸肉补肝肾、收敛固涩，补骨脂温补脾肾，两者一偏补阴一偏补阳。我在治疗癌症患者时，常用的经验和根据如下所述：

（1）根据"内虚"学说，肿瘤患者因虚罹病，病后癌毒及治疗干预使患者更为"内虚"，而"内虚"主要表现为脾肾两脏为主，肾虚更为常见。患者腰腿痿软，出虚汗，畏寒，尺脉弱等，故需补益肾气，调和阴阳，而山萸肉、补骨脂均为补虚要药。

（2）在 20 世纪 50 年代，即有药学者筛选二百余味中药的抗肿瘤作用（动物体内筛选），发现其中有十余味药有抑瘤作用，其中就用山茱萸、补骨脂两味，现代实验研究也证明此两药确有抗肿瘤作用。

（3）两药均有补肾作用，又有抗肿瘤作用，故应用于恶性肿瘤患者，一举两得，寓攻于补，故我喜用，何乐不为，充分发挥它们两方面的作用。

（4）六味地黄丸实验证明有防癌抗瘤作用，我想其中主要是山茱萸及茯苓的作用。我在临床如遇五心烦热，腰腿酸软等有肝肾阴虚患者，均习用六味地黄汤加味治疗，有良效。

（5）山茱萸有收涩固汗功能，故对于癌症患者有虚汗出者我常用之。癌症肝转移患者常有盗汗、自汗，常用山茱萸收涩止汗。

（6）在肿瘤患者放、化疗时，常引起血象下降，骨髓抑制，此两味补肾药亦常用以升血，配合放、化疗时应用。

（7）中医理论肾以辛为润，以苦为坚，补骨脂辛、苦、温，补骨脂可同时润肾、坚肾，对肾气不固有效。

参 考 文 献

[1] 袁菊丽，姜红波. 山茱萸的主要化学成分及药理作用[J]. 化学与生物工程，2011，5（28）：7-9.

[2] 李沐涵，王明艳. 山茱萸活性生成分对肿瘤及衰老细胞模型影响初探[D]. 南京中医药大学，2011：I.

[3] 聂丽娟，李红梅，郭星，等. 补骨脂抗氧化及抗肿瘤活性成分的研究[J]. 2015，40（11）：1461-1464.

[4] 李祝，宋宝安. 补骨脂素抗肿瘤机理及其应用研究进展[J]. 山地农业生物学报，2007，26（3）：255-259.

[5] 朱羿霖，刘军楼，金妙文，等. 补骨脂素抗肿瘤实验研究进展[J]. 云南中医中药杂志，2015，36（5）：95-97.

[6] 毕亚男，李震，卢国彦，等. 补骨脂水提物对小鼠的肝毒性及胆汁酸转运的影响[J]，药物评价研究，2015，3（38）：267-270.

山萸肉　牡丹皮

对药来源　《小儿药证直诀》之六味地黄丸。

单药功用

山萸肉简介同前。

牡丹皮为毛茛科植物牡丹的根皮，有特殊香气，味微苦而涩，稍有麻舌感。本品性味辛苦，凉，入心、肝、肾经，有清热凉血、和血消瘀的功效。该品用于治热入血分，发斑，惊痫，吐血，便血，骨蒸潮热，闭经，痈疡，扑损。《别录》曰："除时气头痛，客热五劳，劳气头腰痛，风噤，癫疾。"《日华子本草》曰："除邪气，悦色，通关腠，排脓，通月经，消扑损瘀血，续筋骨，除风痹，落胎下胞，产后一切冷热血气。"

对药释义

山萸肉酸温入肝肾经，补肝肾之精血不足，并能敛精气；牡丹皮亦入肝肾血分，凉血散瘀、清透阴分伏火。二药同用，补泻同施，山萸肉得丹皮补而不滞，收涩而不过；牡丹皮得山萸肉凉而不过，散而不耗。二药同用能够补肝肾阴血，发挥收敛肝肾精气的作用。名方六味地黄丸中即二药相伍，起到很好的补肾精、敛肾气的作用。郁老既用它滋补肝肾，又用它抗癌抑瘤，集扶正祛邪于一身，寓攻于补，可见其用于各种恶性肿瘤符合肝肾阴虚证型者。

主治

乳腺、生殖系统肿瘤及其他系统肿瘤表现为肝肾亏虚，阴虚内热。

西医药理

1. 山萸肉药理作用

同前。

2. 牡丹皮药理作用

欧叶涛[1]通过实验研究证实牡丹皮中主要活性成分丹皮酚对于 2 型糖尿病动物模型具有明显的治疗作用，能够降低糖尿病模型的血脂、血糖和高胰岛素血症。并且能够显著提高大鼠细胞免疫功能，增强 B 细胞的抵御伤害能力，减少 B 细胞死亡。能够消除糖尿病所致胰腺组织内炎症反应。胡云飞[2]通过文献整理研究发现，牡丹皮具有多种药理作用，如保肝、治疗糖尿病、高血压、抗菌抗炎、抗肿瘤等，通过靶细胞体外抗肿瘤活性研究结果表明，丹皮酚及其衍生物具有一定的抗肿瘤作用。

郁 老 点 评

山萸肉、牡丹皮是我很喜用的六味地黄汤三补三泻中的一对补泻药对。山萸肉滋补肝肾，益精敛气，常用于肝癌、肾癌及肿瘤患者出现手足心热、耳鸣、出虚汗。肝癌患者或肝转移癌患者常出现虚汗，用山萸肉可以敛汗止汗。山萸肉与丹皮相合，一补一泻，能补肝肾阴血，收敛肝肾精气。在 20 世纪 60 年代，就有山萸肉被筛选出有抗肿瘤作用的报道，几十年来，我一直在肿瘤患者中既用它滋补肝肾，又用它抗癌抑瘤，集扶正祛邪于一身，寓攻于补。山萸肉之温泻肝经，有牡丹皮之泻肝火以佐之。

参 考 文 献

[1] 欧叶涛. 牡丹皮有效成分丹皮酚的提取及其药理作用研究[D]. 秦皇岛：燕山大学环境与化学工程学院，2015：3.
[2] 胡云飞. 牡丹皮及其主要成分丹皮酚的药理作用研究进展[J]. 安徽医药，2014，18（4）：589-590.

补骨脂 透骨草

对药来源 《中医肿瘤学》。

单药功用

补骨脂，同前。

透骨草为多年生草本植物，入药部位为植物全草，又名药曲草、蝇毒草等。其种子亦名急性子，茎亦名透骨草，均可入药，有活血化瘀、利尿解毒、通经透骨之功效。该药入肺、肝二经。入药首载于《滇南本草》："味辛、辣，性温，有小毒。其根、梗治风寒湿痹，筋骨疼痛。暖骨透筋，熬水洗之。"急性子具有败毒抗癌、散瘀消肿，破血软坚，消积之效。该品用于癥瘕痞块，经闭，噎膈等，临床用量较小，孕妇慎用。

对药释义

补骨脂色黑，补肾以壮骨；透骨草可以通经透骨，一补一透，平调阴阳。同时，补骨脂具有固精缩尿作用，透骨草具有利尿的作用，两者一固涩，一疏利，共调小便。郁老善用两者相配补肾透骨，治疗具有骨转移或者有骨疼痛症状的肿瘤患者，临证补骨脂常用剂量为 6~10g，透骨草常用剂量为 10~15g。

主治

肿瘤患者伴骨转移或骨痛。

西医药理

1. 补骨脂的抗肿瘤作用

同前。

2. 透骨草的抗肿瘤作用

曾常茜等学者用不同浓度的透骨草提取物分别处理肿瘤细胞,采用 MTT 法和集落形成试验观察透骨草提取物对肿瘤细胞体外增殖的影响。最后得出结论：透骨草提取物对人卵巢癌 SK-OV-3 细胞、人乳腺癌 MCF-7 细胞、人宫颈癌胞 HeLa 细、人肝癌 HepG-2 细胞、人肺癌 A549 细胞增殖有显著的抑制作用,且呈一定的剂量依赖性[1]。除了抗肿瘤作用,透骨草还有抗炎镇痛、抗菌、抗过敏的作用[2]。还有研究报道其具有杀虫、驱虫,抗氧化活性,治疗疥疮的作用[3]。

郁 老 点 评

此两药常用于癌症患者之骨转移。透骨草有透骨通经作用，兼有抑瘤抗炎镇痛作用，补骨脂有补肾抗癌作用，且肾主骨，骨受癌侵，故以补肾强骨及抗癌抑瘤作用以治之。

参 考 文 献

[1] 曾常茜，高松，沈阳. 透骨草提取物对肿瘤细胞体外增殖的影响[J]. 辽宁中医杂志，2009，36（11）：1952-1953.

[2] 张永峰，曾常茜，黄雯，等. 透骨草化学成分和药理学作用研究进展[J]. 中华中医药学刊，2010，28（9）：1961-1962.

[3] 陈春梅，邓君. 彝药透骨草的化学成分研究[D]. 重庆：西南大学，2012：2-5.

桑寄生　川断

对药来源　《证治准绳》之桑寄生散;《医学衷中参西录》之寿胎丸。

单药功用

桑寄生为桑寄生科常绿小灌木植物桑寄生的带叶茎枝，桑寄生入药始载于《神农本草经》，名"桑上寄生"，列入上品，味苦、甘，性平，归肝、肾经，具有祛风湿、益肝肾、强筋骨、安胎的功效。该品用于风湿痹痛，腰膝酸软，筋骨无力，崩漏经多，妊娠漏血，胎动不安。《本经》曰："主腰痛，小儿背强，痈肿，安胎，充肌肤，坚发、齿，长须眉。"《别录》曰："主金疮，去痹，女子崩中，内伤不足，产后余疾，下乳汁。"

川断，又名续断，也名川旦，为多年生草本植物川续断的根，因能"续折接骨"而得名。其性苦、甘、辛，微温，归肝、肾经，具有补肝肾、续筋骨、调血脉的作用。该品可用于治腰背酸痛，足膝无力，胎漏，崩漏，带下，遗精，跌打损伤，金疮，痔漏，痈疽疮肿。《滇南本草》曰："补肝，强筋骨，定经络，止经中（筋骨）酸痛，安胎，适合用于治妇人白带，生新血，破瘀血，落死胎，止咳嗽咳血，治赤白便浊。"

对药释义

二药皆入肝、肾经，均具有补益肝肾、强壮筋骨之功效。其中桑寄生苦燥，善祛风湿。续断通利血脉，在于筋节气血之间。二药合用，其效益彰。主治肝肾不足，风湿为患，症见腰酸、腰痛，下肢软弱无力等。郁老临床常用两药配伍，不论内伤腰痛，还是外伤腰痛，均可选用。

主治

肿瘤患者具有腰酸、腰痛、下肢无力属肝肾不足者。

西医药理

1. 桑寄生的抗肿瘤作用

桑寄生科植物的提取物中具有多种化学成分，主要有外源凝集素、甾体化合物、黄酮类化合物、有机酸、生物碱等[1]。肖义军[2]等应用 MTT 法研究红花桑寄生总黄酮提取物（Nispex）对人及小鼠多种肿瘤细胞和非肿瘤细胞增殖的抑制效果，采用细胞集落培养法研究 Nispex 对人源肿瘤细胞中增殖细胞群的影响；采用 AO/EB 荧光染色、末端原位标记（TUNEL）法以及 AnnexinV 流式细胞术检测细胞凋亡。结果 Nispex 能显著抑制人源肿瘤细胞增殖和诱导人源肿瘤细胞凋亡，对肿瘤细胞中的增殖细胞群作用更为敏感。该学者还证明了 Nispex 可诱导 CA 46 细胞凋亡，并呈明显的量效关系[3]。除了抗肿瘤外，桑寄生在治疗妇科疾病、心脑血管系统疾病、炎症等方面具有广泛的临床应用[4]。

2. 川断的抗肿瘤作用

经现代药理研究表明，川断具有降低组织呼吸作用的基础代谢，提高氧利用率，增强心肌代谢应激能力，能减少自由基对机体的损伤，具抗氧化作用[5]。能抗维生素 E 缺乏症，有止血、镇痛作用，能促进脓疡排脓及组织再生，促进成骨细胞的增殖作用等[6]，临床应用广泛。

郁 老 点 评

肿瘤临诊中常用川断、桑寄生两药治疗患者有肝肾不足、腰酸腿软及腰痛患者，以其续断祛瘀生新之性，有时可用于腰椎病理性骨折及其骨转移。两者均益肝肾、强筋骨，可作为扶正之用。在妇科肿瘤、消化道肿瘤或乳腺癌骨转移时腰酸腰痛者均可用之。

参 考 文 献

[1] 朱晓薇. 桑寄生科植物的化学成分与抗肿瘤作用[J]. 中外医药·中医药分册，2001，16（4）：142-145.

[2] 肖义军，陈元仲，陈炳华，等. 红花桑寄生总黄酮提取物选择性抑制人源肿瘤细胞增殖和诱导凋亡[J]. 中国中西医结合杂志，2009，29（2）： 148-151.

[3] 肖义军，刘奋，陈元仲，等. 红花桑寄生总黄酮提取物诱导淋巴瘤细胞株 CA 46 凋亡及其分子机制研究[J]. 天然产物研究与开发，2008，20（5）：797-802.

[4] 刘丽娟. 桑寄生现代临床应用研究进展[J]. 检验医学与临床，2009，6（12）：1001-1002.

[5] 程桂芹，孙少敏，王晓艳. 川续断对 D-半乳糖所致衰老模型小鼠抗氧化系统影响的实验研究[J]. 黑龙江医学科学，2001，24（5）：14-15.

[6] 郭昭庆，党耕町，王志国. 氟化钠及续断组分对成骨细胞增殖的影响[J]. 中华骨科杂志，1998，18（2）：84-87.

桑寄生　杜仲

对药来源　《备急千金要方》之独活寄生汤。

单药功用

桑寄生，同前。

杜仲，首载于《神农本草经》，为杜仲科乔木植物杜仲的干燥树皮。其味甘、性温，归肝、肾经，具有补肝肾、强筋骨、安胎的作用。该品可用于治疗肝肾不足，腰膝酸软，肝肾亏损，胎元不固等。《神农本草经》曰："主腰脊痛，补中益精气，坚筋骨，强志，除阴下痒湿，小便余沥。"

对药释义

杜仲甘温，善补肝肾而强筋骨，暖下元，为治肝肾不足之腰膝酸痛、筋骨痿软的要药；桑寄生善于治疗痹症日久，累及肝肾，腰膝酸软，筋骨无力者尤益；两者配伍可增强其补肝肾、强筋骨之力，善于治疗肝肾不足之腰膝酸软，筋骨痿软之证。同时，两者均具有安胎的功效，治疗胎动不安，常配伍阿胶、菟丝子等。郁老临床上常用于治疗各种癌症患者之肝肾不足之证。桑寄生常用剂量为 10g，杜仲常用剂量为 10g。

主治

各类癌症患者具有肝肾不足之腰膝酸痛、筋骨痿软之症。

西医药理

1. 桑寄生的抗肿瘤作用

同前。

2. 杜仲的抗肿瘤作用

按其结构分为木脂素类、环烯醚萜类、黄酮类、苯丙素类、甾醇类及三萜类、多糖类、抗真菌蛋白和矿物元素等，其中多糖类、黄酮类多种成分具有抗肿瘤作用[1]。袁带秀[2]采用H22荷瘤小鼠模型，给予杜仲总黄酮12天后，观察荷瘤小鼠肿瘤生长情况，测定抑瘤率；检测血清中SOD、MDA变化；病理切片观察瘤细胞生长及病理形态变化情况；免疫组化检测肿瘤组织中Bcl-2、Bax蛋白的表达。结果：杜仲总黄酮对小鼠H22皮下移植瘤具有明显的抑制作用。其多糖类、黄酮类多种成分具有抗肿瘤的作用。通过从作用机制与实验研究方法等方面综述得出杜仲还具有降血压、抗氧化、抗疲劳、增强免疫作用、抗骨质疏松、抗肿瘤、保肝护肝、降血糖和抗衰老等生物活性[3]。

郁老点评

杜仲、桑寄生两味均能益肝肾、强筋骨，治肝肾不足、腰腿酸软、酸痛萎软甚效。临床上只要是虚性腰酸腰痛均可用之。除了均有抑癌作用外，我主要取其能对肝肾阴虚的高血压有降压效果，如老年肿瘤患者伴有高血压者常以此药对其腰腿酸痛辨证论治，效果良好。

参 考 文 献

[1] 冯晗，周宏灏，欧阳冬生. 杜仲的化学成分及药理作用研究进展[J]. 中国临床药理学与治疗学，2015，20（6）：713-718.

[2] 袁带秀，舒丽霞，黄荣. 杜仲总黄酮对荷瘤小鼠的抗肿瘤作用[J]. 中国临床药理学与治疗学，2014，19（12）：1332-1335.

[3] 王志宏，彭胜，雷明盛. 杜仲主要生物活性研究进展[J]. 天然产物研究与开发，2013，25（9）：1302-1309.

巴戟天　肉苁蓉

对药来源　《张氏医通》之金刚丸。

单药功用

巴戟天为茜草科多年生藤本植物巴戟天的干燥根。其性甘、辛，微温，归肝、肾经，具有补肾阳、强筋骨、祛风湿之功效。该品可用于肾阳不足、阳痿不孕、筋骨痿软、腰膝痹痛等症。《本草备要》有云："补肾益精，治五劳七伤，辛温散风湿，治风湿脚气水肿。"

肉苁蓉为列当科多年生寄生草本植物肉苁蓉或管花肉苁蓉的干燥带鳞叶的肉质茎。其性甘、咸、温，归肾、大肠经，具有补肾阳、益精血、润肠通便的功效。该品可用于肾阳不足、精血亏损、肠燥便秘等症。《神农本草经》有云："主五劳七伤、补中，除茎中寒热痛，养五脏，强阴，益精气，多子，妇人癥瘕。"

对药释义

巴戟天辛行甘补温通，善补肾阳、益精血而补筋骨，为补肾要剂；肉苁蓉甘温助阳，咸以入肾，温而不热、补而不腻，善治肾虚精亏之证。巴戟天、肉苁蓉皆归肝、肾二经，两药相伍，可增强补肝肾、壮腰膝、强筋骨之效。郁老临证常用于肾癌、妇科肿瘤等，用量巴戟天 15g，肉苁蓉 15g，两者配伍，屡获奇效。

主治

（1）肾癌、妇科肿瘤属肾阳不足者。

（2）各类癌症患者具有腰膝酸软、大便不畅等症者。

西医药理

1. 巴戟天现代药理研究

巴戟天主要化学成分有：糖类、蒽醌类、环烯醚萜苷类、有机酸类、微量元素、氨基酸和甾醇类等[1]。于成军等发现，巴戟天醇提取物能增加衰老雄性大鼠附睾精子总数、活精子率，降低畸形精子率，并显著对抗普萘洛尔导致的活精子率降低及畸形精子率的升高，具有壮阳的作用[2]。另有研究表明，巴戟天水提取液可提高小鼠红细胞免疫功能、提高单核细胞增殖、增加巨噬细胞活性等，即巴戟天可增强机体免疫力。巴戟天中药能明显抑制 Eca-109 细胞、HGC-107 细胞、HCT-8 细胞的生长活性，主要是将细胞组织于 S 期，可诱导细胞凋亡，从而起到抗肿瘤作用[3]。此外，还有研究结果表明，巴戟天具还具有抗氧化、抗衰老、增强记忆力、强壮骨骼、抗疲劳、抗炎镇痛、补血及促进造血干细胞增殖和分化等作用[4]。

2. 肉苁蓉现代药理研究

胡佳琪等学者总结大量文献总结出：肉苁蓉具有补肾壮阳、改善记忆能力、利尿通便、抗疲劳、抗辐射的作用，肉苁蓉除有补肾阳、益精血、润肠通便等传统功效外，还具有抗氧化、抗辐射、改善记忆等作用，对心、脑、肺、肝、肾及免疫系统等也有保护作用[5]。

郁老点评

恶性肿瘤患者久病，出现肾虚阳气不足者较多，筋骨痿软、腰膝酸痛、肢凉怕冷等阳虚肾亏之象，可用此两药以加强温肾益阳作用，同时还可以补肾益智，与肉桂、附片之温阳不同，而是可以补肾益精，主治五劳七伤，故用于肾虚患者甚为有益，以补先天之本，特别对老年患者偏肾阳不足者，更为裨益，是扶正之品，不必藉其有抑瘤作用而作为祛邪治疗之剂。

参 考 文 献

[1] 国家药典委员会. 中国药典（一部）[S]. 北京：化学工业出版社，2005：193.

[2] 于成军，邓志华，余书勤，等. 巴戟天醇提物对大鼠精子的影响及其抗自由基作用[J]. 山东医药工业，1994，13（4）：11-13.

[3] 孙晓娟，王留兴. 黄精、巴戟天、白芷有效成分体外抗肿瘤作用的研究[D]. 郑州：郑州大学，2012：22.

[4] 凌昆，郭素华，赵谕，等. 巴戟天药理作用研究进展[J]. 福建中医学院学报，2007，17（3）：67-69.
[5] 胡佳琦，冯佳媛. 肉苁蓉的化学成分和药理作用[J]，2012，4（15）：26-28.

附子　干姜

对药来源　《伤寒论》之干姜附子汤、四逆汤。

单药功用

附子为毛茛科植物乌头的旁生块根（子根），是中医临床的一味要药、峻药和猛药，因其能起沉疴、拯垂危而受到古今众多名医的推崇。附子味大辛，性大热，有大毒。归十二经，主入心、肾、脾经。《本草正义》曰："附子，本是辛温大热，其性善走，故为通行十二经纯阳之要药，外则达皮毛而除表寒，里则达下元而温痼冷，彻内彻外，凡三焦经络，诸脏诸腑，果真有寒，无不可治。"附子气味俱厚，走而不守，"火性迅速，无处不到"，能上助心阳通脉，中温脾阳健运，下补肾阳益火，挽救散失之元阳，最善温肾气、补元阳、救厥逆、祛寒湿、除痼冷，为温里回阳、救逆固脱之要药，有回阳救逆、补火助阳、散寒止痛之功。其善治阴盛阳衰，大汗亡阳，吐利厥逆，虚寒泻痢，以及一切沉寒痼冷之疾。

附子有大毒，《本草经集注》记载："俗方每用附子，皆须甘草、人参、生姜相配者，正制其毒也。"《伤寒论》记载有多个含附子方剂，如四逆汤类，附子虽为生用，但方中有干姜或甘草。现代研究证实多种药物如白芍、人参、干姜、甘草、大黄、大枣等，对附子有减毒、解毒作用。

干姜，被中医称为"温中回阳第一要药"。其性味辛，热，入心、肺、脾、胃经。金代名医张元素曰："干姜气薄味厚，半沉半浮，可升可降，阳中之阴也，大辛大热，阳中之阳"，又曰："其用有四，通心助阳，一也；去脏腑沉寒痼冷，二也；发诸经之寒气，三也；治感寒腹痛，四也"。干姜性热，辛烈之性较强，善除里寒以温脾胃之阳，为温暖中焦之要药，兼能温肺化痰，临床上常用于治疗中焦虚寒、阳衰欲脱与寒饮犯肺喘咳等病症。

对药释义

附子长于回阳救逆，走而不守，能通彻内外上下。干姜具有回阳通脉之功，守而不走，温中回阳。二药配伍，相须并用，回阳救逆之力倍增，正如前人所说："温经用附子，无干姜不热"。附子温阳偏温先天之阳，干姜温阳偏温后天之阳，先天之阳得后天之阳不断供给补充，则阳气更易化生恢复。附子有毒，需要经水浸泡，先煎 2h 以上。郁老常用附子 10g，干姜 6～10g。

主治

（1）肿瘤患者见真阳衰微、阴寒内盛之亡阳证者。

（2）肿瘤患者放化疗后大汗、大吐、大泻而致四肢厥冷、脉微欲绝之亡阳虚脱者。

（3）肿瘤患者未达亡阳之证，然脾胃之阳大伤、肢冷畏寒、腹泻便溏者亦可酌量用之。

西医药理

1. 附子的抗肿瘤作用

彭文珍等[1]通过附子多糖诱导人早幼粒白血病细胞分化研究，发现附子多糖作用后的 HL-60 细胞分叶核与杆状核细胞及晚幼粒细胞增多，硝基四唑氮蓝（NBT）还原能力增强，细胞内鼠抗人髓过氧化物酶（MPO）增加，细胞膜分化抗原 CD11b 上升而 CD33 下降。提示附子多糖对 HL-60 细胞有诱导分化作用。高林林等[2]通过附子多糖诱导肝癌患者树突状细胞分化成熟的实验研究，提示适当浓度附子多糖能够在体外有效诱导肝癌患者外周血单核细胞分化为树突状细胞并表达成熟表型，从而作为第二信号活化 T 淋巴细胞，激发肿瘤免疫。董兰凤等[3]通过附子多糖对 H22 和 S180 荷瘤小鼠抗肿瘤作用研究，发现附子多糖可以延长荷瘤小鼠的存活时间，提高淋巴细胞转化率和 NK 细胞活性，上调抑癌基因 p53 和 Fas 的表达，提高肿瘤细胞凋亡率，且以腹腔注射 100 mg/kg 附子酸性多糖效果更为突出。实验表明，附子多糖增强机体的细胞免疫功能，诱导肿瘤细胞凋亡和上调抑癌基因的表达是其抑瘤作用的主要环节。

2. 干姜的抗肿瘤作用

据文献报道，干姜中含有挥发油、二苯基庚烷、姜辣素等多种化学成分。现代药理学研究表明，干姜具有镇痛抗炎、抗肿瘤、抗溃疡、抗缺氧、改善局部血液循环等多种药理作用。Chrubasika 等[4]研究发现 6-姜酚对人脊髓细胞性白血病有抑制作用，其细胞毒性和抑制肿瘤增殖机制与促进细胞凋亡有关。蒲华清等[5]对比了 6-姜酚在正常模式和低氧低糖模式两种模式下对于人肝癌细胞株 HepG-2 细胞的杀伤和化疗增敏作用。结果表明 6-姜酚作用于 HepG-2 细胞后，细胞生长受到明显抑制，且抑制率随浓度的升高而升高，抑制率具有浓度依赖性。Real-time PCR 检测表明：正常培养条件下 bcl-2、birc-SmRNA 表达降低，bax 表达无明显变化。低氧低糖条件下 bcl-2、birc-5 表达明显降低。其机制可能是 6-姜酚通过下调 birc-SmRNA 的表达，降低 Survivin 蛋白抑制肿瘤细胞的凋亡的能力对 HepG-2 细胞产生杀伤和化疗增敏作用，在低氧低糖环境中这种作用表现的更为明显。

郁 老 点 评

肾阳为命门之火，为先天之本，附子补火助阳，脾胃为后天之本，干姜温脾阳助运化，两者相合除可用于大汗、大吐、大泄导致亡阳证外，在临床上，对久病体虚、阳气虚微、阴患内盛、肢凉腹泻者可用之，阴虚内热者不用。

参 考 文 献

[1] 彭文珍，吴雄志，曾升平，等. 附子多糖诱导人早幼粒白血病细胞分化研究[J]. 职业卫生与病伤，2013，18（2）：123 124.

[2] 高林林，曾升平，潘力技. 附子多糖诱导肝癌患者外周血树突状细胞分化成熟的实验研究[J]. 中国肿瘤临床，2012，39（13）：882-885.

[3] 董兰凤，刘京生，苗智慧，等. 附子多糖对 H22 和 S180 荷瘤小鼠的抗肿瘤作用研究[J]. 中国中医基础医学杂志，2010，9（9）：14-17.

[4] Chrubasika S，Pittlerc M H，Roufogalis B D. Zingiberis rhizome： A comprehensive review on the ginger effect and efficacy pro-files [J]. Phytomed，2005，12（9）： 684.
[5] 蒲华清，王秉翔，杜爱玲，等.6－姜酚在不同环境中对人肝癌细胞株杀伤和化疗增敏作用的研究[J]. 中华老年医学杂志，2014，33（4）：424-428.

附子 细辛

对药来源 《伤寒论》麻黄附子细辛汤。

单药功用

附子，同前。

细辛为马兜铃科植物北细辛、汉城细辛或华细辛的全草。细辛味辛，性温，有小毒，归心、肺、肾经。《本草纲目》曰"辛温能散，故诸风寒风湿头痛、痰饮……宜用之。"该品味辛而厚，气温而烈，上行入肺，发散在表之风寒；下行走肾，以散肾经之寒，故为宣通内外、发散风寒之要药。且具有较强的止痛作用。常用治风寒头痛、鼻渊、牙痛、痰饮咳逆、风湿痹痛等症。

对药释义

附子温里扶阳，散寒滞通经脉。细辛外散风寒，内祛阴凝，温通肾气，开通诸窍。二药合用，温通宣散，彻表入膀胱经，彻里入肾经，相得益彰。《本草汇言》曰："细辛，佐姜、桂能驱脏腑之寒，佐附子能散诸疾之冷……"二药表里兼顾，阳复表解，在内之寒附子温之，细辛托之散之，在外之寒细辛疏之，附子鼓之助之，共奏温阳气、散寒凝、蠲痰饮之功。郁老临床应用附子常用量为10g，细辛常用量为3g。

主治

（1）乳腺癌患者伴关节疼痛难忍，屈伸不利之证者。
（2）肺癌患者伴阳虚寒凝水饮咳喘者。

西医药理

1. 附子的抗肿瘤作用

见前。

2. 细辛的抗肿瘤作用

Cai Shao-Qing 等[1]采用辽细辛的提取物对一些肿瘤细胞系的细胞毒活性进行了相应的研究，主要研究了辽细辛提取物对4种肿瘤细胞株（HL-60、BCC-823、KB 和 Bel-7402）的抑制活性，研究表明辽细辛提取物具有抗肿瘤的特效功能。同时，辽细辛中的马兜铃酸也具有一定的抗肿瘤特性，马兜铃酸主要存在于辽细辛的地上部分。马兜铃酸类物质被证实具有肾毒性、致癌和致基因突变作用[2]，《中国药典》（2005 年版）已将其改为根及根茎入药。

郁老点评

细辛、附子常用于肿瘤痰湿型有阳虚寒疾、水饮咳喘者，此时常与麻黄相伍，细辛亦具有止痛祛寒作用，故常用于寒痹之关节痛，老年绝经后乳腺癌患者长服来曲唑引起关节痛不良反应时斟用，因细辛有毒，故历代均用量不过钱（3g），且不易长服，因为马兜铃科植物，所含马兜铃酸可致肾毒性，故慎之。

参 考 文 献

[1] Cai Shao-Qing, Yu Jie, Wang Xuan, et al. Cytotoxic activity of some Asarum plants [J]. Fitoterapia, 2008, 79（4）: 793-297.

[2] 吴艳蓉，王庆，孙启时. 不同产地北细辛的种质特征[J]. 沈阳药科大学学报，2014，31（4）: 309-312.

附子　大黄

对药来源　《金匮要略》之大黄附子汤。

单药功用

附子，同前。

大黄，是传统泻下类中药的代表，味苦，性寒，归脾、胃、大肠、肝、心包经。《神农本草经》曰："下瘀血，血闭，寒热，破癥瘕积聚，留饮宿食，荡涤肠胃，推陈致新，通利水谷，调中化食，安和五脏。"该品苦寒沉降，峻下实热，荡涤肠胃，走而不守，斩关夺门，有"将军"之号，为苦寒攻下、治疗阳明腑实证之要药；且入血分，既能清泻血分实热、泻火解毒，又能通利血脉以逐瘀通经；亦有利湿退黄之功。

对药释义

附子温里扶阳，取其辛热之性以散寒，而开其凝结之阴邪。大黄攻逐积滞，取其泻下之用以破结。此二药一大寒，一大热，乃寒热之两极，张景岳称为药中四维，"附子大黄者，乱世之良将也"。清代医家徐灵胎曰："附子补火以温积寒，大黄通闭以除结热。寒热各制而合服之，是偶方中反佐之奇法也"。二药寒热并用，温清并施，补泻兼顾，相反相成，荡涤泻下却无伤阳之弊，温阳无劫阴之害，温阳之中具有导滞之功，通而拔邪，推陈出新，共奏温下寒积、泄浊破瘀之功。郁老用药：①若用于温下时，附子与大黄同煎，且附子用量大于大黄；②若积聚较甚而寒邪不显者，一般大黄后下且量大于附子。

主治

（1）肿瘤患者伴阳虚寒凝、冷积停滞之寒结冷秘者。
（2）肿瘤患者伴寒凝血瘀证者。

西医药理

1. 附子的抗肿瘤作用

见前。

2. 大黄的抗肿瘤作用

大黄抗瘤谱广，其抗肿瘤是与其中医传统功效"逐瘀通经"的作用相关，其可用于治疗乳腺癌、肝癌、胃癌、神经胶质瘤等多种癌症。近年来有研究表明：大黄可能通过下调 NF-κB 和 MMP-9 表达而实现抑制胰腺癌转移[1]。大黄酸是大黄的主要成分之一，钱文斌[2]研究了大黄酸对乳腺癌细胞内 HER-2 蛋白表达的影响，结果发现大黄酸对 HER-2 双靶点受体蛋白酪氨酸激酶具有靶向抑制作用，通过抑制细胞增殖及诱导凋亡来发挥抗乳腺癌作用。Li 等[3]发现大黄酸诱导人胃癌 SGC-7901 细胞的凋亡作用。Blucher 等[4]发现大黄酸可通过抑制 CD38 酶的活性来抑制神经胶质瘤的进程。Huang 等[5]研究大黄酸对乳腺癌 MCF-7 及 MDA-MB-231 细胞的作用，发现大黄酸诱导乳腺癌细胞凋亡的机制主要与促进细胞蛋白错误折叠及细胞氧化还原状态失衡引起的内质网应激有关。

郁 老 点 评

作为中医，善用附子、大黄者，良医也。本条对药释意中，古代医家阐明两者合用：寒热并用、温清并施、补泻兼顾、相反相成。肿瘤患者阳虚便秘者不少，寒凝毒结，非附子之温寒散凝、大黄之逐积破解不可。患者有时可见黑苔，大便燥结。现代医学研究，大黄之泻下清热亦有利于肾尿毒症之热结者。

参 考 文 献

[1] Liu An，Sha Li-xiao，Shen Yue，et al. Experimental study on anti-metastasis effect of emodin on human pancreatic cancer [J]. Chin J Chin Materia Medica，2011，36（22）：3167-3171.

[2] 钱文斌.大黄酸对乳腺癌肿瘤细胞 HER-2 蛋白表达的影响研究[J].中华中医药学刊，2015，33（1）：224-226.

[3] Li Y，Xu Y，Lei B，et al. Rhein induces apoptosis of human gastric cancer SGC-7901 cells via an intrinsic mitochondrial pathway [J]. Braz J Med Biol Res，2012，45（11）：1052-1059.

[4] Blacher E，Ben BARUCH B，Levy A，et al. Inhibition of glioma progression by a newly discovered CD38 inhibitor [J].Int J Cancer，2015，136（6）：1422-1433.

[5] Huang HJ，Lin CC，Chou HC，et al. Proteomic analysis of rhein -induced cyt：ER stress mediates cell death in breast cancer cells [J]. Mol Biosyst，2014，10（12）：3086-3100.

附 子　白 芍

对药来源　《伤寒论》之真武汤、附子汤。

单药功用

附子，同前。

白芍，同柴胡、芍药条。

对药释义

附子温阳散寒，回阳救逆。白芍养血敛阴，缓急止痛，和营柔肝。二药一阳一阴，一热一寒，一散一收，一刚一柔，一动一静，相反相成，附子以温肾之真阳推动脏腑气血，助白芍温养阴血；白芍酸收敛阴，兼缓附子燥烈，使温阳散寒而不伤阴耗血。二药合用回阳而益阴，温阳而养血，祛寒而止痛，温而不燥，养而能通，共奏温阳散寒、养血和营、养阴和阳、缓急止痛之功。

主治

（1）患者伴虚劳里急，腹痛挛急者。

（2）妇科肿瘤出现阳虚肝寒胁痛，寒凝胞宫，少腹拘急者。

（3）肿瘤患者放化疗后伴络脉凝滞之四肢麻木、关节疼痛者。

西医药理

1. 附子的抗肿瘤作用

同前。

2. 白芍的抗肿瘤作用

同柴胡、芍药条。

郁 老 点 评

此药对古已有之，真武汤、附子汤中均相伍，诚如释义所云，一阳一阴，一热一寒，一动一静，肝肉相须，是临床温阳散寒、养血和营、缓急止痛的良药，借用于肿瘤患者，常用于阳虚畏寒，少腹拘急而疼痛有效，对癌痛亦有效。

附子 黄柏

对药来源 《医理真传》之封髓潜阳丹。

单药功用

附子，同前。

黄柏，为常用的清热燥湿中药。其味苦，性寒、归肾、膀胱经。《珍珠囊》曰："黄柏之用有六：泻膀胱龙火，一也；利小便结，二也；除下焦湿肿，三也；痢疾先见血，四也；脐中痛，五也；补肾不足，壮骨髓，六也。"该品沉阴下降，善清热燥湿、解毒疗疮，尤长于清泻肾经相火，退虚热及下焦膀胱经湿热。常用治湿热为病之黄疸、下痢、带下诸症，以及阴虚阳亢之骨蒸劳热、盗汗等。

对药释义

附子辛温燥烈，气味俱厚，入下焦助肾中阳气而益命门之火；黄柏苦寒，清相火而燥湿坚阴。二药相配,一寒一热,温阳化气而不生邪热,能使阳入于阴;燥湿清热而不寒滞,能使阴出于阳。两者并用,相互为用,相互制约,共治寒热错杂之证。

主治

(1)肿瘤患者伴寒热错杂证者。

(2)肿瘤患者阳虚而下焦湿热蕴结者。

西医药理

1. 附子的抗肿瘤作用

同前。

2. 黄柏的抗肿瘤作用

黄柏常用作抗癌药,小檗碱(Berberine,BBR)为黄柏根茎中提取的喹啉类生物碱,小檗碱对于多种肿瘤细胞如人白血病细胞、骨髓瘤细胞、肝癌细胞、胃癌细胞等的生长有明显的抑制作用,其机制主要与抑制肿瘤细胞呼吸、细胞中嘌呤和核酸的生物合成有关[1]。冉广宇等[2]研究表明小檗碱能明显抑制人乳腺癌 MCF-7 细胞的增殖,其抑制率与药物浓度和作用时间呈依赖关系。进一步进行流式细胞仪检测的结果表明,小檗碱能诱导 MCF-7 细胞发生明显的 G_0/G_1 期阻滞,且能见到明显的细胞凋亡峰,提示小檗碱是通过能诱导 MCF-7 细胞凋亡而抑制其生长。姚保泰[3]研究 BBR 对试验性大鼠胃癌前病变细胞 p53、survivin(生存素)和 bcl-2 基因表达水平的影响,发现 BBR 可明显降低大鼠癌前病变的发生率,并伴有野生型 p53mRNA 表达水平升高,bcl-2、突变型 p53、survivin 基因表达水平的降低,表明 BBR 能通过下调 survivin、bcl-2 及调控 P53 基因表达来预防和治疗试验性大鼠胃癌前病变。Kyoung 等[4]贴壁培养甲状腺癌的细胞株 8505C 和 TPC1,分析小檗碱对细胞生长速度、生长周期和细胞凋亡的影响。结果表明,两个细胞系的生长速率减慢程度与小檗碱的剂量呈现剂量依赖。8505C 细胞给予小檗碱后细胞凋亡显著,而 TPC1 细胞显示细胞周期阻滞于 G_0/G_1 期。免疫印迹的 p-27 表达表明小檗碱诱导 p-27 在 8505C 细胞稍有上调,但显著提高了 TPCl 细胞的 p-27 水平。

郁老点评

附子益肾中名门之火,而黄柏能泻肾经相火,两者相得益彰,附子辛温,辛能润肾,黄柏苦寒,苦能坚肾,两者结合实能肾润而坚发挥,益肾固肾作用。且黄柏有清热解毒、抗菌消肿之功,故肿瘤阳虚患者合并感染炎症肿痛时亦可用。

参 考 文 献

[1] Di Pierro F,Villanova N,Agostini F,et al. Pilot study on the additive effects of berberine and oral type 2 diabetes agents for patients with suboptimal glycemic control [J]. Diabetes Metab Syndr Obes,2012,5(4):213-217.

[2] 冉广宇,杨彦彪. 盐酸小檗碱对人乳腺癌 MCF-7 细胞增殖及凋亡的影响[J]. 临床荟萃,2013,28(6):

683-685.

[3] 姚保泰，吴敏，王博. 盐檗小檗碱抑制胃癌前病变细胞 P53 表达的试验研究[J]. 山东中医药大学学报，2005，28（6）：473-475.

[4] Park KS，Kim JB，Bae J，et al. Berberine inhibited the growth of thyroid cancer cell lines 8505C and TPC1[J]. Yonsei Med J，2012，63（2）：346-361.

黄柏 知母

对药来源　《医方考》知柏地黄丸、《丹溪心法》虎潜丸。

单药功用

黄柏：出自《神农本草经》，别名黄檗、元柏、檗木。其为芸香科植物黄檗、黄皮树的干燥树皮，味苦性寒，归肾、膀胱、大肠经，具有清热燥湿、泻火解毒、退虚热的功效。临床上用于治疗湿热泻痢、黄疸、带下、热淋、痔漏、盗汗、遗精、骨蒸劳热、风疹瘙痒及疮疡后，伤口感染属阳证者[1]。

知母：出自《神农本草经》，别名提母、芪母、蚔母、连母、野蓼、地参、水参、水浚、货母、蝭母。知母是百合科植物知母的干燥根茎，性苦寒，入肺、胃、肾经，有清热泻火、滋阴润燥、止渴除烦的功效。该品主温热病、高热烦渴、咳嗽气喘、燥咳、便秘、骨蒸潮热、虚烦不眠、消渴淋浊。该品用于外感热病，高热烦渴，肺热燥咳，骨蒸潮热，内热消渴，肠燥便秘。

对药释义

黄柏清热燥湿、退虚热，善于泻中下焦之火；知母清热泻火、滋阴润燥，善于清上焦烦热。二药合用可清泻上下焦火，通利三焦；且知母可清实火，黄柏可清虚火，二药合用可兼清虚实之火。郁老临证常用知母的剂量为 10～15g，黄柏剂量为 15～30g，两者配伍，相须为用，屡收佳效。

主治

肿瘤患者三焦热毒内蕴证者。

西医药理

1. 黄柏的抗肿瘤作用

有研究者[2]以 BGC823 人胃癌细胞为实验材料，研究黄柏在 480nm 和 650nm 光照下对癌细胞的光敏作用。发现黄柏加药照光组对癌细胞生长、癌细胞噻唑蓝代谢活力均有光敏抑制效应。同时，黄柏实验组癌细胞酸性磷酸酶含量明显减少（$P<0.01$），癌细胞质 3H TdR 掺入量显著降低（$P<0.01$），100 ml/L 黄柏对染色体并无光敏致粘连畸变作用，但能延缓 S 期细胞周期过程（$P<0.01$）。透射电镜发现： 10 ml/L 和 100 ml/L 黄柏使实验组细胞线粒体、内质网广泛肿胀、扩张，细胞核糖体明显减少。提示黄柏对 BGC823 人胃癌细

胞的确具有光敏抑制效应。

2. 知母的抗肿瘤作用

知母中含有甾体皂苷、双苯吡酮类、木质素类和多糖类成分[3]，其主要药理活性成分是甾体皂苷及皂苷元成分。根据苷元的结构不同分类，知母皂苷可以分为螺甾皂苷和呋甾皂苷[4]，包含 16 种螺甾皂苷和 24 种呋甾皂苷，因其具有治疗人体多种疾病的功效而成为中外诸多学者热衷于研究的中药材之一。Youn 等[5]发现知母皂苷 AⅢ对人上皮细胞呼吸道合胞病毒（respiratorysyncytial virus，RSV）的活性有明显的抑制作用，其具体的作用机制虽未被阐明，但发现含螺甾烷骨架的化合物抗病毒活性强于呋喃甾烷骨架的化合物，这预示了知母的抗病毒活性可能与其螺甾烷骨架有关。之后在知母皂苷 AⅢ抗肿瘤的研究中，潘会君等[6]利用 PANC-1 皮下移植瘤模型，用 RT-PCR 检测瘤组织 VEGF mRNA 的表达情况，Western blotting 检测瘤组织 VEGF 蛋白表达的情况，发现注射知母皂苷 AⅢ（1.0mg/kg）后肿瘤生长得到有效抑制，证明了知母皂苷 AⅢ有抗肿瘤作用，其机制与抑制 VEGF 密切相关。另外霍中华等[7]将知母皂苷 BⅡ与聚乳酸制成纳米纤维膜，利用 CKK-8 法检测载药的纳米膜缓释药物对胃癌的治疗作用，发现其释放的知母皂苷 BⅡ可以有效地抑制胃癌细胞的增殖活性，提示知母皂苷 BⅡ可以对胃癌起到一定的防治作用。

郁 老 点 评

知母、黄柏为知柏地黄丸的主药，两者均苦寒清热，二药合用善泻三焦火热，常用于下焦毒热蕴蓄的卵巢癌、子宫癌、宫颈癌、膀胱癌、直肠癌等。

参 考 文 献

[1] 李峰，贾彦竹. 黄柏的临床药理作用[J]. 中医药临床杂志，2004，16（2）：191.

[2] 廖静，鄂征，宁涛，等. 中药黄柏的光敏抗癌作用研究[J]. 首都医科大学学报，1999，20（3）：153.

[3] 孙兴欢，张宇伟，黄雪峰. 知母的化学成分和药效研究进展[J]. 海峡药学，2015，27（3）：6-12.

[4] 贾瑶，黄健，吴斌. 知母皂苷类化合物的质谱裂解规律研究进展[J]. 沈阳药科大学学报，2013，30（9）：740-747.

[5] Youn UJ, Jang JE, Nam JW, et al. Anti-respiratory syncytial virus（RSV）activity of timosaponin A Ⅲ from the rhizomes of Anemarrhena asphodeloides[J]. J Med Plants Res，2011，5（7）：1062-1065.

[6] 潘会君，聂绪强，刘朵，等. 4 种中药单体对人胰腺癌 PANC-1 细胞移植瘤生长的影响及分子机制探讨[J]. 中国中药杂志，2013，38（2）：245-248.

[7] 霍中华，尹鹏，侯乐伟，等. 知母皂苷 B-Ⅱ纳米纤维膜制备及体外抗肿瘤活性的初步研究[J]. 中国药物应用与监测，2014，11（2）：77-81.

阿胶　当归

对药来源　《伤寒论》之当归阿胶汤。

单药功用

阿胶是以驴皮为主要原料，为传统的滋补、补血上品，甘，平，无毒。张元素曰："性平味淡，气味俱薄，浮而升，阳也。"其归手太阴、足少阴、厥阴经，具有补血、止血、滋阴润燥的功效。该品常用于治疗血虚萎黄，眩晕心悸，心烦不眠，肺燥咳嗽等。

当归味甘、辛、苦，性温，归肝，心、脾经，具有补血、活血、调经止痛、润燥滑肠的功效。《注解伤寒论》中云："脉者血之府，诸血皆属心，凡通脉者必先补心益血，故张仲景治手足厥寒，脉细欲绝者，用当归之苦温以助心血。"可治疗血虚诸证，月经不调，经闭，痛经，癥瘕结聚，崩漏，虚寒腹痛，痿痹，肌肤麻木，肠燥便难，赤痢后重，痈疽疮疡，跌扑损伤。

对药释义

当归为补血圣药，甘温质润，补血活血又能润肠，阿胶甘平质润，为血肉有情之品，补血之要药，滋阴润肺且能止血。两药联合，既能通便又可润肺，通利上下焦，用于血虚萎黄，眩晕心悸，心烦不眠，肺燥咳嗽，肠燥便秘，增强补血养血之功。

主治

（1）肿瘤患者放化疗后血色素低下者。
（2）心肝血虚而见面色萎黄、唇爪无华、头晕目眩、心悸肢麻者。
（3）年老体弱、产后及久病血虚肠燥便秘者。

西医药理

1. 阿胶的抗肿瘤作用

阿胶含有 18 种氨基酸（其中 8 种人体必需氨基酸），包括赖氨酸、组氨酸、精氨酸、苏氨酸、丝氨酸、谷氨酸、脯氨酸、甘氨酸、丙氨酸、缬氨酸、甲硫氨酸、亮氨酸、异亮氨、酪氨酸、苯丙氨酸等[1]。

刘培民等[2]观察了阿胶含药血清对 K562 细胞 P53 基因表达的影响。采用阿胶含药血清作用于体外培养的白血病 K562 细胞，流式细胞仪检测癌细胞 P53 的表达变化。研究发现阿胶可下调肿瘤细胞 P53 基因的表达，表明阿胶对 K562 细胞诱导凋亡的机制可能是通过下调 P53 的表达，诱导细胞中止分裂转入凋亡而取得效果。路承彪等[3]研究了中药阿胶对小鼠细胞免疫功能的影响。结果表明阿胶能提高机体特异玫瑰花率和单核吞噬细胞功能，能对抗氢化可的松所致的细胞免疫抑制作用，对 NK 细胞有促进作用。应军等[4]研究了阿胶对环磷酰胺所致的大鼠白细胞减少的作用，不同剂量的阿胶均有明显的升白作用。与环磷酰胺抑制模型组相比，阿胶给药后骨髓细胞的增殖指数、造血干细胞的百分率均增加，而造血干细胞及骨髓全部细胞的凋亡比例减少；外周血细胞因子 IL-3和 GM-CSF 的分泌均明显增加。说明阿胶对环磷酰胺所致的白细胞减少具有明显的抑制作用。

2. 当归的抗肿瘤作用

目前的研究表明，多糖的抗肿瘤作用主要是通过增强机体的免疫功能而间接抑制或杀死肿瘤细胞。近年来，随着多糖增强机体免疫功能及抗肿瘤作用的发现，当归多糖也引起了越来越多国内外研究人员的关注[5]。商澎等[6]通过研究表明：当归总多糖对腹水型肿瘤EAC 和腹水型白血病 L1210 荷瘤鼠，可延缓腹水产生，提高生命延长率。进一步研究发现：小分子质量的当归多糖具有更强的抗肿瘤作用[7]。可见，当归多糖的结构与其抗肿瘤作用有密切的关系。

郁 老 点 评

阿胶、当归是最常用的补血药，对红细胞血细蛋白的提高有效，能治疗多种贫血。当然，根据中医理论，血离不开气，血为气母，气为血帅，所以临床上益气与补血常同用，升血效果更好。肿瘤患者化疗引起的贫血、手术的失血、癌毒引起的贫血，此药对均可用。

参 考 文 献

[1] 霍光华. 阿胶氨基酸矿物成分分析与评价[J]. 氨基酸和生物资源，1996，18（4）：22-24.

[2] 刘培民，蔡宝昌，解锡军，等. 阿胶含药血清对白血病 K562 细胞 P53 基因表达的影响[J]. 中药药理与临床，2005，21（6）：33-35.

[3] 路承彪，童秋声，吴钧. 中药阿胶对正常小鼠细胞免疫学功能的影响[J]. 中药药理与临床，1991，7（4）：25-26.

[4] 应军，肖百全，杨威，等. 鸡血藤与阿胶升白细胞作用的比较研究[J]. 中药新药与临床药理，2011，22（2）：175-177.

[5] Wang Q，Ding F，ZhuN, et al.Determination of the compositions of polysaccharides from Chinese herbs by capillary zone electrophoresis with amperometric detection. Biomedical Chromatography，2003， 17（7）：483-488.

[6] 商澎，杨铁虹，贾敏，等. 当归多糖 AP-0 对小鼠移植性肿瘤的抑制作用.第三军医大学学报，2001，23（11）：1299-1302.

[7] CaoW，LiX Q，Liu L，et al. Structure of an anti tumor polysaccha-ride from Angelica sinensis（Oliv.）Diels. Carbohydr Polymers，2006，66（2）：149-159.

阿 胶　　陈 皮

对药来源　《医学集成》阿胶汤。

单药功用

阿胶，同前。

陈皮，同陈皮、半夏条。

对药释义

陈皮味辛苦温，苦温能燥中焦湿而化痰，温而不燥，气行力缓，偏入脾肺，又可理气健脾调气机，主治脾胃气滞所致脘腹胀满。阿胶甘平质润，有补血之功。若患者有胃寒气滞痰饮中阻之证，或出血证，应用阿胶与陈皮连用，可使痰化气行，理中焦之气而健脾胃，气血生化之源得生，配以阿胶又能增强滋阴补血之功。

主治

该药时用于放化疗后出现消化道反应及骨髓抑制的患者。

西医药理

1. 阿胶的抗肿瘤作用

同前。

2. 陈皮的抗肿瘤作用

同陈皮、半夏条。

郁 老 点 评

阿胶为滋补上品，具有补血止血、滋阴润燥的功能。主治贫血，同时可以养颜美容。在肿瘤患者放化疗导致血象下降，特别是血红蛋白、白细胞下降时常用，保护造血功能。但该品也有碍胃滋腻作用，故佐以理气健胃之陈皮，可减其滋腻碍胃之弊，相得益彰。

阿胶　鹿角胶

对药来源　自拟方生血汤。

单药功用

阿胶，同前。

鹿角胶，味甘咸，性温，归肝、肾经，具有温补肝肾、益精养血的功效。《本草汇言》中云："鹿角胶，壮元阳，补血气，生精髓，暖筋骨之药也。前古主伤中劳绝，腰痛羸瘦，补血气精髓筋骨肠胃。虚者补之，损者培之，绝者续之，怯者强之，寒者暖之，此系血属之精，较草木无情，更增一筹之力矣。"《本经逢原》曰："鹿角，生用则散热行血，消肿辟邪，熬胶则益阳补肾，强精活血，总不出通督脉、补命门之用，但胶力稍缓，不能如茸之力峻耳。"综上所述，鹿角胶可用于治疗阳痿滑精，腰膝酸冷，虚劳羸瘦，崩漏下血，便血尿血，阴疽肿痛。

对药释义

鹿角胶味甘咸，性温，归肝肾经。功能温补肝肾，补益精血，并且有良好的止血作用。适用于肾阳不足，精血亏虚，虚劳羸瘦，吐衄便血，崩漏之偏于虚寒者，以及阴疽内陷。阿胶则滋阴补血润燥，为妇科要药，两者组合可阴阳平补。

主治

（1）肿瘤患者化疗后的骨髓抑制。

（2）肿瘤患者伴肝肾不足者。

西医药理

1. 阿胶的抗肿瘤作用

同前。

2. 鹿角胶的药理作用

现代药理学实验研究表明，鹿角胶具有抗炎镇痛活血、抗乳腺增生、胃黏膜保护、抗骨质疏松、活血壮阳等作用。2013 年林贺等给予大鼠长期注射外源性苯甲酸雌二醇、黄体酮，从而建立乳腺增生模型。将鹿角胶分低、中、高剂量组，连续给药 4 周。给药后观察鹿角胶对乳腺增生大鼠乳房直径和乳头高度变化及相应的指标含量及血液流变学指标的影响。结果表明，鹿角胶对乳腺增生模型大鼠具有一定的治疗作用[1]。

郁 老 点 评

阿胶、鹿角胶均为胶质药，我们临床观察到鹿角胶对化疗所引起的血小板低下有提升和保护作用，常用于放化疗引起的血象低下。

参 考 文 献

[1] 林贺，律广富，田文婷，等. 鹿角胶抗乳腺增生的作用研究[J]. 吉林中医药，2013，33（2）：169-171.

龟板胶　鹿角胶

对药来源　《医便》龟鹿二仙胶、《景岳全书》左归丸。

单药功用

龟板胶，又名龟板膏（《本草正》）、龟胶（《本草汇言》）、龟甲胶（《四川中药志》）。该品为乌龟腹甲经煎熬、浓缩制成的固体胶，呈深褐色，质硬而脆，断面光亮，对光照呈透明。该品性偏平和，味甘而咸，有滋阴潜阳、益肾健骨的作用，并兼补血止血。该品常用于肾阴不足引起的骨蒸潮热、盗汗遗精，以及小儿囟门不合、筋骨不健等。有些妇科崩漏下血等疾病，亦常用此药滋阴止血。

鹿角胶：其入药首载于《神农本草经》，《本草纲目》将其列在兽部第五十一卷。别名白胶、鹿胶，为鹿角经煎煮、浓缩制成的固体胶，呈黄棕色，上部有黄白色泡沫层，质脆，易碎，断面光亮。其性温，味微甜，有补肾阳、生精血、托疮生肌的作用[1]，适合肾阳不足、畏寒肢冷、阳痿早泄、腰酸腿软者服用。也可用于咯血、尿血、月经过多、偏于虚寒及阴疽内陷等。

对药释义

鹿角胶甘咸而温，善于温肾壮阳，益精补血；龟板胶甘咸而寒，长于填补精髓，滋养阴血，二味为血肉有情之品，最能峻补阴阳而化生精血。临证郁老广泛应用于各种肿瘤放化疗后脾肾俱虚，气血化生乏源。常用鹿角胶 10g，龟板胶 10g 治疗，屡收佳效。

主治

肿瘤患者放化疗后脾肾亏虚、气血不足者。

西医药理

1. 龟板胶的抗肿瘤作用

龟板胶可提高其网状内皮系统的吞噬功能，显著增加吞噬指数和吞噬系数；亦有使正常及免疫抑制状态下小鼠的脾脏、胸腺增重的作用，对环磷酰胺引起的末梢白细胞减少有一定的保护作用，具有升白细胞的作用。龟板胶能通过提高机体抗肿瘤的免疫能力，从而达到抗肿瘤作用。其提取物对肉瘤 S180、艾氏腹水瘤和腹水型肝癌有抑制作用。

2. 鹿角胶的抗肿瘤作用

鹿角胶：主要含有动物蛋白质，多种多样的氨基酸、多肽、激素、糖类及少量的微量元素等成分。现代药理学实验研究表明，鹿角胶具有抗炎镇痛活血、抗乳腺增生、胃黏膜保护、抗骨质疏松、活血壮阳等作用[2]。鹿角胶可增强人体巨噬细胞的吞噬功能，提高机体免疫力，作为抗癌辅助治疗剂，收到良好的治疗效果。其有效成分为鹿角胶酸性多糖。

郁 老 点 评

二胶相互峻补阴阳，化生精血，临床上常用于肿瘤患者放化疗后血象低下，骨髓抑制的防治。

参 考 文 献

[1] 于海英. 阿胶等胶剂脂溶性成分 HPLC 指纹图谱研究[D]. 济南：山东大学，2009.
[2] 鲍悦，高久堂，孙佳明，等. 中药鹿角胶的研究进展.吉林中医药[J]. 2016，36（2）：173-176.

紫河车　鹿角胶

对药来源 《中医肿瘤学》。

单药功用

紫河车，紫河车又名人胞、胎盘，是人体胎盘的中药名，为常用的妇科及滋补的良药。《本草纲目》解释道，"天地之先，阴阳之祖……胚胎将兆，九九数足，我则乘而载之故谓之河车。"母体娩出时为红色，稍放置即转紫色，因此入药时称之为"紫河车"。该品味甘、咸，性温，入肺、心、肾经，具有补益气血功效，用于气血不足诸证。气血不足在临床上十分常见，常见于多种慢性消耗性疾病，多因素体虚弱、久病耗伤、营养不良所致，其中脾胃虚弱，对食物的消化吸收功能减弱，从而不能产生足够的气血等阴阳物质是核心因素。该品亦可补肾益精，用于肾精亏虚之证。肾精不足可见于任何人群，这种人的体质普遍虚弱，平素体弱多病，表现形式也不相同。例如，在小孩表现为发育不良、发育迟缓；在青壮年出现阳痿遗精、不孕不育、神疲乏力、腰酸、头晕耳鸣、早衰等；而在中老年人则表现出脱发少发白发、耳鸣耳聋、齿摇齿脱等。紫河车兼可固本平喘，用于肺肾两虚之咳喘。既能补益肺肾，又能填精平喘，同时还能通过增强体质、预防感冒、防止咳喘的发作，可谓是防治集于一体。可适当配伍人参、蛤蚧等同用。

鹿角胶，同前。

对药释义

紫河车、鹿角胶均为血肉有情之品。紫河车甘咸而温，善于补益气血，鹿角胶亦甘咸而温，善于温肾壮阳，益精补血。二药性味相同，合用可起到峻补气血的功效，郁老善用两者相配治疗气血阴阳俱虚，紫河车临床常用剂量为10g，鹿角胶临床常用剂量为10g。

主治

肿瘤放化疗后或晚期癌症患者气血阴阳俱虚者。

西医药理

1. 紫河车的抗肿瘤作用

紫河车：含有性腺激素、卵巢激素、黄体激素、多种氨基酸、胎盘球蛋白、纤维蛋白稳定因子、尿激酶抑制物、纤维蛋白酶活化物等。两种胎盘球蛋白具有增强机体免疫力的特殊功能，干扰素具有抗病毒和抗癌的作用。紫河车可通过提高机体抵抗力起到抗肿瘤作用。人胎盘提取物，给小鼠皮下注射，可使其游泳时间延长；给大鼠肌内注射，对利血平性、紧张性等造成的实验性胃溃疡有一定预防和治疗作用。故认为其作用主要在于增强机体抵抗力[1]。

2. 鹿角胶的抗肿瘤作用

同前。

郁 老 点 评

两味均为血肉有情之品，特别是紫河车益精补血，鹿角胶温肾益精，两者合用大补气血肾精，在化疗时用以防治骨髓抑制血象低下，特别是紫河车对白细胞、血红蛋白效好，鹿角胶对血小板低下很有效，这是我临诊多年的经验。但现今紫河车常提取胎盘球蛋白之后，效果变差，故入中药之紫河车以原品效好，提升血小板如无鹿角胶就用鹿角霜代替。

参 考 文 献

[1] 郭广英，刘家安.紫河车功效及药理作用探析[J]. 中药研究.2014，22（11）：77-78.

麦冬 人参（党参）

对药来源　《内外伤辨惑论》生脉散。

单药功用

麦冬是一味常用的养阴药，味甘、微苦，性微寒，归肺、心、胃经。在《神农本草经》中列为上品，载曰："主心腹结气，伤中伤饱，胃络脉绝，羸瘦短气。久服轻身，不老，不饥。"该品具有清养肺胃之阴而润燥生津，清心经之热而除烦的功效，但其甘寒质润，具阴柔之性，但滋而不腻，清热而不伤气。适用于肺阴亏损之肺燥咳嗽；胃阴不足之舌干口渴、饥不欲食；心阴不足之心烦不安及热病伤阴，肠燥便秘等症。

人参是传统的名贵中药，自古誉为"百草之王"，味甘、微苦，性微温，归脾、肺、心经。《神农本草经》曰："主补五脏，安精神，止惊悸，除邪气，明目，开心益智。"《本草纲目》曰："治男妇一切虚证……胎前产后诸病。"该品具有大补元气之功，古人云："元气起于肾，上及于肺"，故用之可以益气固脱；脾为生化之源，肺为主气之脏，人参乃补脾肺之要药；元气充沛，可益血生津，安神益智。总之，人参为虚劳内伤第一要药，凡一切气、血、津液不足之证，皆可应用。

党参为一味常用的补虚药，味甘，性平，归脾、肺经。《本草从新》记载："补中益气、和脾胃、除烦渴。中气微弱，用以调补，甚为平妥。"该品具有补中益气、健脾益肺的功效，虽不如人参药力强，但性味甘平，作用缓和，故临床上常用以替代人参而治肺脾气虚、津伤口渴、气血两虚之轻证。

对药释义

麦冬养阴清热，润肺生津，《珍珠囊》曰："治肺中伏火，生脉保神。"其能预防元气耗散；人参大补元气、补益脾肺、滋阴生津，为治气血亏虚之要药。两药合用，一补一润，益气养阴，生津止渴，使气复津生，气充脉复。党参性质平和，不燥不腻，长期服用，不至助火碍气，故对于气阴两虚的轻证和慢性疾病患者长期服用可以替代人参，而对于气阴两虚重症、急症患者，人参方生脉饮则为首选。

主治

（1）肿瘤患者放化疗之后见气阴两虚证者。
（2）肿瘤患者伴大汗淋漓、气虚欲脱者。
（3）肺癌伴气阴两虚、咽干少痰者。
（4）蒽环类、紫杉类及赫赛汀等影响心脏功能药物的预防应用。

西医药理

1. 麦冬的抗肿瘤作用

很多药理研究表明麦冬含有甾体皂苷、高异黄酮、多糖、氨基酸等成分。麦冬能够通过增强机体的免疫反应，从而增强机体抗肿瘤的能力。彭丽娟等[1]在一项 ^{153}SM-EDTMP 与麦冬注射液联合治疗骨转移癌的研究中发现，麦冬可明显提高 T 淋巴细胞 T4/T8 比值，提高 NK 细胞活性，对治疗后骨髓抑制也有较明显的预防作用。麦冬皂苷和麦冬多糖均有一定的增强机体免疫功能的作用，汤军等[2]研究发现麦冬多糖能够显著增加幼鼠的胸腺和脾脏的重量，激活小鼠网状内皮系统的吞噬功能，提高血清溶血素抗体水平，从而增加机体免疫功能。

多种肿瘤的生成、转移和复发均与肿瘤血管生成密切相关，所以阻断血管的生成与营养的供应是治疗肿瘤有效的途径之一。高承贤[3]等研究发现中、高剂量的参麦能明显抑制小鼠肉瘤 S180 细胞增殖，随着剂量的增加，细胞增殖核抗原（PCNA）阳性细胞逐渐减少，肿瘤组织微血管密度（MVD）降低，因此肿瘤细胞的营养供应、肿瘤代谢产物排出障碍，影响肿瘤转移。孙立等[4]对短葶山麦冬皂苷 C（DT-13）抗肿瘤转移功能的相关研究结果表明，DT-13 可通过抑制缺氧微环境诱导的整合素、组织因子、早期反应因子等阻止乳腺癌肿瘤细胞对细胞外基质的黏附和侵袭。

2. 人参的抗肿瘤作用

人参皂苷是人参的主要活性成分。KIM[5]报道人参皂苷 Rd 能够抑制胃癌和乳腺癌细胞增殖和存活，提高 caspase-3 活性及线粒体去极化，并且 TRPM7 在 HEK293 细胞超表达促进人参皂苷 Rd 诱导细胞死亡。因此，人参皂苷 Rd 通过抑制 TRPM7 通道活性，进而抑制胃癌和乳腺癌细胞增殖和存活。朱春燕[6]研究发现，人参皂苷 Rd 通过阻止肺癌 A549、H460 细胞周期于 G_1 期，进而抑制细胞系的生长活力，达到抑制肿瘤细胞增殖的作用。李秋影等[7]发现人参皂苷 Rh2 可通过阻滞人结肠癌细胞处于 S 期来抑制癌细胞增长。韩萍等[8]发现人参皂苷 Rg3 可通过促进结肠癌 Caco-2 细胞凋亡来抑制癌细胞增殖和迁移。郭敬强等[9]发现人参皂苷 Rg3 能够通过抑制胰腺癌血管生成拟态的形成来抗胰腺癌，下调 MMP-2 和 MMP-9 的表达可能是其机制之一。马英等[10]发现人参皂苷 Rg3 可通过抑制肝癌细胞血管生成来达到抗癌的作用，其可能机制是抑制 VEGF 表达。何鑫等[11]发现人参皂苷 Rh2 对人肝癌细胞 Bel-7402 生长有抑制作用，并促进其凋亡，其作用机制可能与上调中 Bax 和下调中 Bcl-2 的表达有关。

3. 党参的抗肿瘤作用

研究表明党参多糖能显著延长腹腔荷 S180 腹水瘤小鼠的存活时间，生命延长率达 34.29%；新疆党参多糖对荷瘤小鼠的抑瘤率为 54%，生命延长率为 17.7%[12]。杨丰榕等[13]分离得到党参多糖级分 CPP-3 和 CPP-4 分别对 BGC-823 人胃腺癌细胞、Bet-7402 人肝癌细胞的增殖有显著抑制作用。另有研究表明党参多糖可通过促进细胞因子的生成、增强免疫细胞的活性及促进免疫细胞的增殖达到抗肿瘤的作用[14]。

郁 老 点 评

人参与麦冬伍用，是治疗气阴两虚的主力，此处所谓阴虚是指心阴、肺阴、胃阴，麦冬可以清养肺胃之阴而润燥生津，清心经之热而除烦，助人参之补气固脱和生津润燥，我常将其用于放疗时的耗气伤阴不良反应的防治，加五味子为生脉饮治疗和预防心力不足和药物对心脏损伤。

参 考 文 献

[1] 彭丽娟，鲍扬漪，朱晓梅，等.153SM-EDTMP 与麦冬注射液联合治疗骨转移[J]. 安徽医科大学学报，2012，34（5）：383.

[2] 汤军，钱华. 麦冬多糖的免疫活性研究[J]. 中国中医基础医学杂志，2011，4（9）：44-46.

[3] 高承贤，丁志山. 参麦注射液对移植性肿瘤血管生成的影响[J]. 中成药，2013，25（9）：28-731.

[4] Li Sun，Sensen Lin. The Saponin monomer of dwarf lilyturf tuber，DT-13，reduces human breast cancer cell adhesion and migration during hypoxia via regulation of tissue factor[J]. Biol. Pharm. Bull，2010，33（7）：1192-1198.

[5] KIMB J. Involvement of melastatin type transient receptor potential 7 channels in ginsenoside Rd-induced apoptosis in gastric and breast cancer cells[J].Journal of Ginseng Research，2013，37（2）：201-209.

[6] 朱春燕. 人参皂苷 Rd 抑制非小细胞肺癌的生长及其作用机制[D]. 南京：南京中医药大学，2014.

[7] 李秋影，颜璐璐，马晓慧，等.20（S）-人参皂苷 Rh2 对人结肠癌细胞增殖和周期的影响[J]. 中成药，2011，33（11）：1874-1878.

[8] 韩萍，罗阔，蒋青松，等. 人参皂苷 Rg3 对结肠癌 Caco-2 细胞增殖和迁移的影响[J]. 免疫学杂志，2014，20（8）：722-726.

[9] 郭敬强，林胜璋. 人参皂苷 Rg3 对胰腺癌血管生成拟态的作用研究[J]. 肝胆胰外科杂志，2014，26（4）：308-311，322.

[10] 马英，李玉菩，孔丽. 人参皂苷 Rg3 对小鼠肝癌血管形成的影响[J]. 中西医结合肝病杂志，2014，24（1）：41-42，46，67.

[11] 何鑫，何剪太，张阳德. 人参皂苷 Rh2 对人肝癌 Bel-7402 细胞增殖和凋亡的影响[J].中国现代医学杂志，2012，22（20）：24-27.

[12] 宫存祀，张君，赵娟，等. 新疆党参多糖的制备及体内抗肿瘤作用的研究[J].南京中医药大学学报，2011，29（6）：404-406.

[13] 杨丰榕，李卓敏，高建平. 党参多糖分离鉴定及体外抗肿瘤活性的研究[J]. 时珍国医国药，2011，22（12）：2876-2878.

[14] 王敏，王彦春，洪小平，等. 党参及其复方对亚急性衰老模型小鼠 IL-2 影响的研究[J]. 湖北中医杂志，2014，26（7）：6-7.

麦冬 沙参

药对来源　《温病条辨》之沙参麦冬汤。

单药功用

麦冬：为百合科植物麦冬的块根，味甘、微苦，微寒，归胃、肺、心经，能养阴润肺、益胃生津、清心除烦。该品可治疗胃阴虚、肺阴虚、心阴虚等诸证。《本草汇言》曰："清心润肺之药。主心气不足，惊悸怔忡，健忘恍惚，精神失守；或肺热肺燥，咳声连发，肺痿叶焦，短气虚喘，火伏肺中，咯血咳血；或虚劳客热，津液干少；或脾胃燥涸，虚秘便难。"

沙参：味甘、微苦，性微寒，归肺、胃经。功效养阴清肺、益胃生津。适用于阴虚肺燥有热之干咳少痰、咳血或咽干音哑；热病久病所致的胃阴亏虚，胃脘隐痛、口干多饮、饥不欲食、干呕、大便干结等。沙参有南、北之分，南沙参兼有祛痰之功，北沙参滋阴作用较好。《本草汇言》曰："治一切阴虚火炎，似虚似实，逆气不降，清气不升，为烦，为渴，为胀，为满，不食，用真北沙参五钱水煎服。"

对药释义

沙参、麦冬都味甘、微苦，且都入肺、胃经，味甘柔润能养阴，苦寒能泄热，两者配伍，加强补气养阴、清热生津的作用。此药对来自吴鞠通《温病条辨》中的"沙参麦冬汤"，是治疗燥伤肺胃阴伤的主方，为甘寒养阴的代表方之一，甘寒可复胃阴，胃液充足，则可上济肺阴，培土生金而治疗燥伤肺胃阴分。郁老常用于肿瘤患者放化疗后肺胃气阴两虚者，尤其是肺癌放疗后气阴两虚者。

主治

（1）配合肿瘤患者放化疗，降低放化疗的毒副反应，如放疗后口腔干燥症，咳嗽少痰或咳血等。

（2）气阴两虚型晚期非小细胞肺癌。

（3）肿瘤患者放射性肺炎。

（4）肿瘤患者伴有糖尿病属气阴两虚证者。

西医药理

1. 麦冬的抗肿瘤作用

药理研究表明麦冬含有甾体皂苷、高异黄酮、多糖、氨基酸等成分，中药甾体皂苷可发挥抗肿瘤作用[1]。高承贤[2]等研究发现中高剂量的参麦能明显抑制小鼠肉瘤 S180 细胞增殖，随着剂量的增加，细胞增殖核抗原（PCNA）阳性细胞逐渐减少，肿瘤组织微血管密度（MVD）降低，因此肿瘤细胞的营养供应、肿瘤代谢产物排出障碍，影响肿瘤转移。尹丽慧[3]等研究同样证明，参麦注射液能特异性抑制内皮细胞生长，抗血管生成，抑制肿瘤生长。司富春[4]等研究发现，沙参麦冬汤可以抑制肿瘤细胞的增殖，通过抑制细胞 DNA 的合成，将细胞阻止在 G_1 期。

2. 沙参的抗肿瘤作用

北沙参中含有的异欧前胡素在体外抗肿瘤实验中，对人中枢神经系统肿瘤细胞株 XF498、人卵巢癌细胞 SK-OV-3 和人肺癌细胞株 A549 等都有明显的抑制作用[5]。

参 考 文 献

[1] 马丽媛，李林，江玉，等. 油茶皂苷通过内质网应激途径诱导人肝癌细胞 HepG2 凋亡的研究[J]. 中国药理学通报，2011，27（11）：1523-1527.

[2] 高承贤，丁志山. 参麦注射液对移植性肿瘤血管生成的影响[J]. 中成药，2003，25（9）：728-731.

[3] 尹丽慧，高承贤，丁志山，等. 参麦注射液对牛内皮细胞增殖抑制作用的实验研究[J]. 浙江中医学院学报，2002，26（2）：48-50.

[4] 司富春.启膈散、沙参麦冬汤、通幽汤和补气运脾汤对 hEGF 刺激的人食管癌 EC9706 细胞生长信号转导的调节[J]. 世界华人消化杂志，2010，18（28）：2956-2965.

[5] Kenney DM，Geschwindt RD，Kary MR，et al. Detection of newly diagnosed bladder cancer，bladder cancer recurrence and bladder cancer inpatients hematuriausing quantitative RTPCR of urinary surviving[J]. Tumour Biol，2007，28（2）：57-62.

麦冬　五味子

对药来源　《内外伤辨惑论》之生脉饮。

单药功用

麦冬，同前。

五味子味酸，性温，归肺、肾、心经。《新修本草》载"五味皮肉甘酸，核中辛苦，都有咸味"，故有五味子之名。《神农本草经》中记载，五味子"主益气，咳逆上气，劳伤羸瘦，补不足，强阴，益男子精"。该品五味具备，味酸独胜，虽曰性温，但温而能润，上能敛肺气而止咳喘，下能滋肾水以固涩下焦，内能益气生津，宁心止烦渴，外能收敛止汗。故凡肺虚久咳、气短喘粗、肾虚精滑、五更泄泻、自汗盗汗及虚烦心悸、失眠多梦等症均适用。

对药释义

麦冬养阴清热，润肺生津，《珍珠囊》曰："治肺中伏火，生脉保神。"五味子敛肺止汗，生津止渴，能预防元气耗散。两药合用，一润一敛，益气养阴，生津止渴，敛阴止汗，使气复津生，汗止阴存，气充脉复。

主治

（1）儿童肿瘤患者放化疗之后气阴不足者。
（2）肿瘤患者伴热病伤阴、气阴两亏，不宜温补者。

西医药理

1. 麦冬的抗肿瘤作用

同前。

2. 五味子的抗肿瘤作用

现代研究证明，五味子多糖为主要抗肿瘤活性成分。王艳杰等[1]将五味子多糖分不同剂量对荷瘤小鼠红细胞进行干预，观察其对荷瘤小鼠红细胞 Ca^{2+} 含量、唾液酸含量、红细胞膜封闭度、红细胞膜脂流动性及红细胞天然免疫黏附能力的影响。结果发现，五味子多糖各组能降低荷瘤小鼠红细胞 Ca^{2+} 的浓度（$P<0.01$），增加红细胞膜表面唾液酸含量（$P<0.01$）以及红细胞膜自我封闭度（$P<0.05$ 或 $P<0.01$）。高剂量五味子多糖可提高 S180 荷瘤小鼠红细胞膜流动性（$P<0.05$），增强 S180 荷瘤小鼠红细胞免疫黏附肿瘤细胞的能力。结果说明可能通过改善 S180 荷瘤小鼠红细胞膜的功能状态，提高膜的稳定性，增强红细胞免疫黏附肿瘤细胞的能力，从而发挥其抗肿瘤作用。于赫等[2]将五味子多糖分不同

剂量对 H22 荷瘤小鼠红细胞进行干预，观察其对荷瘤小鼠抑瘤率的影响。结果发现，五味子多糖高、中剂量对小鼠 H22 肝癌移植瘤具有抑制作用，从而说明五味子多糖具有一定的抗肿瘤作用。李明珠等[3]采用小鼠骨髓嗜多染红细胞（PCE）微核试验观察五味子粗多糖的抗突变作用。结果发现，与阳性对照组比较，五味子粗多糖高中低三个剂量组微核形成率有显著的差异（$P<0.01$），从而说明五味子粗多糖具有抗突变的活性。

参 考 文 献

[1] 王艳杰,孙阳,李明珠,等. 五味子多糖对 S180 荷瘤小鼠红细胞免疫抗肿瘤的作用[J]. 天津医药,2011,39（8）：824-826.

[2] 于赫,李冀,齐彦. 五味子多糖对肝癌小鼠肿瘤生长的抑制作用及其免疫学机理初探[J]. 中医药信息,2010,27（2）：26-27.

[3] 李明珠,王艳杰,徐放. 五味子粗多糖抑制肿瘤和抗突变作用的实验研究[J]. 黑龙江中医药,2010,43（3）：40-41.

生地（熟地）泽泻

对药来源　《小儿药证直诀》之六味地黄丸。

单药功用

生地为玄参科多年生草本植物地黄的根茎，性味甘、苦、凉，入心、肝、肾经，具有滋阴、养血的功效。该品治阴虚发热、消渴、吐血、血崩、月经不调、胎动不安、阴伤便秘。熟地为玄参科多年生草本植物地黄的根，经加工炮制而成，以酒、砂仁、陈皮为辅料。其性味甘，微温。入心、肝、肾经。该品味厚气薄，为补血生精、滋阴补肾、滋阴退热之要药，用于治疗血虚引起的萎黄、眩晕、心悸、怔忡、失眠、月经不调、崩漏等。《本草纲目》曰："本经所谓干地黄者，乃阴干、日干、火干者，古云生者尤良。《别录》复云生地黄者，乃新掘鲜者，故其性大寒。其熟地黄，乃后人复蒸晒者，诸家本草皆指干地黄为熟地黄，虽主治证同，而凉血补血之功稍异。"《神农本草经百种录》曰："地黄，专于补血，血补则阴气得和而无枯燥拘牵之疾矣。古方只有干地黄、生地黄，从无用熟地黄者。熟地黄乃唐以后制法，以之加入温补肾经药中，颇为得宜，若与汤剂及养血凉血等方，甚属不合。盖地黄专取其性凉而滑利流通，熟则腻滞不凉，全失其本性也。"

泽泻为泽泻科植物泽泻的块茎，干燥块茎类圆球形、长球形或倒卵形，气味香，味微苦以个大、质坚、色黄白、粉性足者为佳，性味甘、寒，入肾、膀胱经，有利水、渗湿、泻热的功效。该品用于治小便不利，水肿胀满，呕吐泻痢，痰饮淋病。《本草正义》曰："泽泻，最善渗泄水道，专能通行小便。《本经》气味虽曰甘寒，兼以其生长水泽，因谓之寒，其实清淡无味，甘于何有？此药功用，惟则淡则能通，《本经》谓其治风寒湿痹，亦以轻能入络，淡能导湿耳，云治风寒，殊非其任。……其兼能化痰化饮者，痰饮亦积水停湿为病，惟其滑利，故可消痰。"

对药释义

地黄味甘，具有补肾填精养血的功效，生地黄性凉，具有凉血润燥的作用；熟地黄性温，偏重于补精养血。两者是补阴血之要药；泽泻味甘性寒，具有泄热利水之功。地黄、泽泻均可入肾经，配伍应用具有补肾之力，但补而不滞，泻而不伤正气。二药能发挥更好的协同作用。名方八味肾气丸、六味地黄丸即有以上两味药，郁老根据该方补泻共施、平和至极的特点，用于肝肾亏虚证的恶性肿瘤患者，并可以长期服用。

主治

（1）用于乳腺、生殖系统、小儿肿瘤患者，表现为肝肾亏虚者。
（2）用于放化疗、手术后有肝肾亏虚症状者。

西医药理

1. 生地黄药理作用

王志江等[1]研究显示，地黄的主要药理成分为地黄多糖，有明显的抗衰老、抗氧化、抗肿瘤活性，能够调节血脂及血糖。研究证实地黄多糖可延长荷瘤小鼠存活时间，明显抑制 Lewis 肺癌、B16 黑色素瘤、S180 肿瘤生长。现代药理研究表明[2]：生地黄中含 β-谷甾醇、甘露醇、梓醇、地黄素、维生素 A 类物质等。①水煎剂有抗炎作用。②能降低血糖。③有一定强心、降压、止血、保肝、利尿、抗辐射、抗真菌作用。④对肾上腺皮质功能及皮质醇分解代谢有一定影响。单味生地或与知母、甘草配伍，均能拮抗地塞米松对脑垂体-肾上腺皮质系统的抑制作用，从而使血浆皮质酮浓度升高。⑤生地可能有皮质激素样免疫抑制作用，而无外源性皮质激素使肾上腺皮质抑制或萎缩的作用。

2. 熟地黄的调节免疫作用

熟地黄本身对机体免疫功能作用不太明显，但是经过现代加工提取后，因其提取方法不同，显示出不同的免疫调节作用。苗氏等[3]以放血与环磷酰胺并用致小鼠血虚模型为研究对象，连续给药 10 天，实验结束时取胸腺和脾脏作病理切片。结果熟地黄粗多糖可显著对抗造模所致动物胸腺和脾脏的萎缩，显著增加模型动物胸腺皮质厚度和皮质细胞数，显著增加脾小结大小和皮质细胞数。结果提示熟地黄粗多糖可明显增强和改善造模组大鼠的免疫功能。

3. 泽泻抗肿瘤作用

徐硕等[4]研究显示，泽泻主要含有三萜类化合物、倍平萜类化合物、二萜类化合物，其表现出抑制结石生成、降血压、降血脂及抗动脉粥样硬化、降血糖、免疫调节、抗肿瘤、减肥等作用。以 Lewis 肺癌自发性转移荷瘤小鼠红细胞变形指数及血细胞比容明显降低，泽泻对其无明显改善。有研究证实[5]泽泻有明显的抗肿瘤及抗癌作用。泽泻乙醇提取物能抑制多药耐药的 HepG2-DR 和 K562 肿瘤细胞 P-糖蛋白的表达。另有研究发现，泽泻醇 B 乙酯酸科诱导人体内激素抗体性前列腺癌 PC-3 细胞凋亡。

郁 老 点 评

熟地与泽泻也是一补一泻，熟地养血补阴，泽泻泄热利水，两者均入肾经，两者相合，补而不滞，泻不伤正，是六味地黄汤中主要的一对药，熟地腻补肾水，有泽泻宣泄肾浊以济之。

参 考 文 献

[1] 王凤婵. 浅谈生地黄的应用[J]. 基层医学论坛，2012，16（11）：1437.

[2] 王志江.地黄多糖的化学和药理作用研究进展[J]. 中国实验方剂学杂志，2015，21（16）：231-233.

[3] 苗明三，王智明，孙艳红.怀熟地黄多糖对血虚大鼠血像及细胞因子水平的影响[J].中药药理与临床，2007，23（1）：39-40.

[4] 徐硕，夏路风，金鹏飞，等. 泽泻的化学成分及生物活性研究进展[J]. 中国医药导报，2015，12（27）：47-49.

[5] 田婷，陈华，冯亚龙，等. 泽泻药理毒性作用的研究进展[J]. 中药材，2014，37（11）：2015.

第二章 理 气 类

柴胡 郁金

对药来源 《中医肿瘤学》。

单药功用

柴胡味苦、辛，性微寒，归肝、胆经。《神农本草经》曰："主心腹肠胃中结气，饮食积聚，寒热邪气，推陈致新。"《滇南本草》谓"伤寒发汗解表要药"。《本草正义》曰："约而言之，柴胡主治，止有二层：一为邪实，则为外邪之在半表半里者，引而出之，使达于表而外邪自散；一为正虚，则为清气之陷于阳分者，举而升之，返其宅而中气自振。"该品常用治邪在少阳，感冒发热、寒热往来；肝气郁结、胸胁胀痛、月经不调等；阳气下陷、泄泻脱肛、子宫脱垂诸症。

郁金为姜科姜黄属植物温郁金、姜黄、广西莪术或蓬莪术的干燥块根。其味辛、苦，性寒，归心、肝、胆经。《本草正义》曰："气解郁，泄血破瘀，凉心热，散肝郁，治妇人静脉逆行。"该品辛散苦降，寒能清热，能入血分而行血中之气，又能清心凉血，破瘀止痛，亦能疏肝解郁，利胆退黄，故常用治气血凝滞引起的胸胁脘腹胀闷作痛、痛经；血热妄行之吐血、衄血、妇女倒经等证；湿热黄疸等。

对药释义

柴胡辛苦微寒，轻清上升，宣透疏达，入肝经气分，疏郁散结。郁金芳香宣达，解郁清热凉血，为血中之气药，入气分能行气解郁，入血分能凉血破瘀，入肝经血分，活血行气止痛。两者均味辛，能行能散，既能活血，又能行气，相须为用，对于治疗气滞血瘀之痛证，肝郁化火迫血妄行之血证，效果倍增。郁老临床常用量：柴胡 10～15g，郁金 10～15g。

主治

（1）肿瘤患者伴气血瘀滞者。
（2）肝胆类肿瘤且有黄疸者。
（3）乳腺癌伴肝气郁结者。

西医药理

1. 柴胡的抗肿瘤作用

迄今已从柴胡中分离鉴定出约 60 种皂苷类化合物、上百种挥发油类化合物及多糖类成分。其中柴胡皂苷的抗肿瘤作用较为广泛，其作用机制可能直接通过细胞毒作用、影响肿瘤细胞黏附、诱导细胞凋亡、抑制肿瘤转移及抑制环氧合酶等多种途径抑制或杀死肝癌、肺腺癌、宫颈癌等多种肿瘤细胞。

侯和磊等[1]发现，柴胡皂苷 d 可能通过影响缺氧诱导因子-1α（HIF-1α）/COX-2 信号通路发挥其抑癌作用。党双锁等[2]发现，柴胡皂苷 d 的抑癌作用可能与下调肝癌组织 C-myc和增殖细胞核抗原（PCNA）蛋白的表达有关。和水祥等[3]发现，柴胡皂苷 d 可能通过作用于血管内皮生长因子（VEGF）和血管生成素-2（Ang-2）信号通路发挥抗癌作用。徐明明[4]发现，柴胡皂苷 d 可明显抑制人宫颈癌 HeLa 细胞系 Survivin 的表达，从而诱导肿瘤细胞凋亡。代光明等[5]发现，柴胡皂苷 d 对人肺癌 A549 细胞的增殖具有明显的抑制及诱导凋亡的作用，可能通过 Bcl-2、C-myc 基因表达下调及 Fas 蛋白表达上调实现。

2. 郁金的抗肿瘤作用

近来研究显示，郁金及其提取物在临床上被广泛用于肺癌、肝癌、结肠癌、食管癌和胃癌等多种恶性肿瘤的治疗。景钊等[6]采用超临界 CO_2 萃取法提取温郁金成分，研究其对食管癌 TES 细胞增殖的抑制作用，应用基因芯片技术检测各组 TES 细胞基因表达谱的变化。结果显示通过基因芯片筛选出温郁金提取物作用前后 88 个基因表达水平发生改变且有统计学意义，包括 22 个基因表达下调，66 个基因表达上调，差异表达基因主要涉及信号传导（6 个）、细胞周期（8 个）、凋亡（14 个）或分化调节（10 个）等。提示温郁金提取物对人食管癌 TES 细胞生长有抑制作用，其抗肿瘤作用可能与调控多层次的基因表达改变有关。金海峰等[7]研究温郁金醚提物中二萜类化合物 C 对人胃癌细胞（SGC-7901）增殖的抑制作用及对胃癌细胞中 Bcl-2、Bax 表达的影响，结果显示 β-榄香烯、顺铂、化合物 C48h 对 SGC-7901 的半数抑制率（IC_{50}）分别为 55.27μg/ml、38.01μg/ml、30.14μg/ml，在较低浓度时的抑制率与阳性对照组相似，在 50μg/ml、70μg/ml 浓度时的抑制率与两对照组相比差异有统计学意义（$P<0.05$）；且具有一定的时间依赖性；Western Blot 提示温郁金二萜类化合物 C 可上调促凋亡蛋白 Bax 的表达、下调抑制凋亡蛋白 Bcl-2 的表达。提示温郁金醚提物中二萜类化合物 C 对胃癌 SGC-7901 细胞的增殖有显著的抑制作用，高浓度时其抑癌率较 β-榄香烯、顺铂的明显，其作用具有一定的时间和浓度依赖性；通过影响 Bcl-2/Bax的表达是其发挥抗肿瘤作用的可能机制之一。

郁 老 点 评

柴胡与郁金两者伍用，疏肝解郁、行气活血、凉血止痛、清利肝胆。故临床上常用于肝胆类肿瘤及乳腺癌患者有肝郁化火之证。郁金为血中气药，行气解郁，活血凉血，柴胡国内外研究很多，日本早年就小柴胡做过很多研究，柴胡入肝经，所以我在临床上凡与肝经有关的癌症患者，都常用柴胡以疏解，包括肝、胆管、胆囊、胰腺等癌及乳腺癌。肿瘤临诊中常是气滞血瘀患者轻者均可用此药对治之。

参 考 文 献

[1] 侯和磊，和水祥，朱占芳，等. 柴胡皂苷 d 对人肝癌细胞 HIF-1α/COX-2 信号通路的调节作用[J]. 西

安交通大学学报：医学版，2011，32（1）：80-84.

[2] 党双锁，崔翔，和水祥，等. 柴胡皂苷 d 对实验性大鼠肝癌 C-myc 和 PCNA 蛋白表达的影响[J]. 中国药物与临床，2009，9（7）：557-559.

[3] 和水祥，朱占芳，卢新兰，等. 柴胡皂苷 d 对肝癌细胞 VEGF 和 Ang-2 表达的影响[J]. 第三军医大学学报，2011，33（12）：1233-1235.

[4] 徐明明. 柴胡皂苷 d 诱导人宫颈癌 HeLa 细胞系凋亡的研究[J]. 医药论坛杂志，2011，32（8）：89-91.

[5] 代光明，杜先智，梅同华，等. 柴胡皂苷 D 对肺癌 A-549 细胞增殖、凋亡的影响及机制探讨[J]. 西南师范大学学报：自然科学版，2011，34（3）：75-78.

[6] 景钊，邹海洲，许芳，等. 温郁金提取物对食管癌 TES 细胞增殖的抑制作用[J]. 中国中西医结合杂志，2012，32（9）：1219-1222.

[7] 金海峰，吕宾，陈品，等. 温郁金醚提物中二萜类化合物 C 对胃癌细胞 SCC-7901 增殖的抑制及对其Bcl-2、Bax 蛋白表达的影响[J]. 中华中医药学刊，2011，29（11）：2570-2573.

柴胡 黄芩

对药来源 《伤寒论》之小柴胡汤。

单药功用

柴胡，同前。

黄芩是一味应用广泛的清热中药，味苦，性寒，归肺、胃、胆、大肠经。始载于《神农本草经》："主诸热黄疸，肠澼，泄痢，逐水，下血闭，恶疮，疽蚀，火疡。"该品苦能燥湿，寒能清热，为清热燥湿、泻火解毒之品，且可安胎。常用于治疗湿热蕴结胃肠及肝胆所致的泻痢腹痛、湿热黄疸等症；黄芩体轻主浮，又善清肺胃火热毒邪，常用于治疗肺热咳嗽、目赤肿痛、痈肿疔疮；炒炭入药又可泻火止血，用于热毒炽盛，迫血妄行的吐衄下血等症。

对药释义

柴胡味苦性寒，轻清升散，长于疏解少阳半表半里之外邪，又能疏肝解郁，开气分之结，解表和里且善升举阳气；《长沙药解》曰："黄芩苦寒，并入甲乙，泄相火而清风木，肝胆郁热之症，非此不能除也。"黄芩善清肝胆气分之热，泻半表半里之里邪，又可燥湿泻火解毒。二药相合，一升清阳，一降浊火；一疏透和解，一清解而降，从而升不助热，降不郁遏。两药相互为用，使少阳胆气得疏，邪热得清得泄，共治少阳胆热气郁证。

主治

（1）肝胆类肿瘤且有黄疸者。

（2）肺癌、胃肠道肿瘤伴肝转移者。

（3）乳腺癌伴少阳胆热者。

（4）癌性发热尤见寒热往来者。

西医药理

1. 柴胡的抗肿瘤作用

同前。

2. 黄芩的抗肿瘤作用

随着对黄芩研究的深入，陆续发现了黄芩对多种肿瘤细胞均具有一定的抑制作用。王婷等[1]研究黄芩苷和黄芩素联合应用对乳腺癌细胞凋亡的影响，发现黄芩苷和黄芩素都能诱导乳腺癌细胞的凋亡，并且两者联合作用效果更加明显，作用机制可能与促进 Caspase-3、Caspase-9、Bax、p53 和抑制 Bcl-2 等的表达相关。韦小白等[2]研究观察黄芩苷对人肺腺癌 LTEP-A2 细胞株的体外抑制作用，发现黄芩苷能通过下调基质金属蛋白酶 MMP2、MMP9 表达，降低肺癌增殖、迁移和侵袭的能力。Huang 等[3]研究黄芩苷的抗肿瘤机制，发现黄芩苷通过下调 PI3K/Akt 信号通路，抑制人骨髓瘤细胞的生长，诱发细胞凋亡。董明等[4]发现黄芩苷可能通过下调 CyclinDl 的表达和上调 Caspase-3 的表达来抑制瘤体增殖并促进其凋亡。黄芩素可使人脐静脉内皮细胞停滞在 G_1/S 期，抑制新生血管形成从而产生抗肿瘤作用[5]；黄芩素还可抑制皮肤癌 A431 细胞的迁移和侵袭达到抗肿瘤目的[6]。最新研究发现，汉黄芩苷能通过诱导肿瘤细胞凋亡而抑制恶性胶质瘤的生长[7]，而汉黄芩素能上调自然杀伤细胞（NK 细胞）GraB 等的表达，增强 NK 细胞对胃癌 MKN45 细胞的影响[8]。

郁 老 点 评

柴胡、黄芩为小柴胡汤中主药，黄芩清热燥湿、泻火解毒、止血安胎，《神农本草经》中即列为中品，除了燥湿清热退黄，治疗肠澼泻利外，还治恶疮、疽、火疡等，说明可治肿疡，且入肺及上焦，所以肺癌咳吐黄痰、肺热咳嗽在临证上常用黄芩清肺泻火，与柴胡相配则治肝胆郁热证，该药对常用于乳癌、肝癌、胆管癌及癌症患者伴寒热往来者。

参 考 文 献

[1] 王婷，黄立中，肖玉洁，等. 黄芩苷联合黄芩素诱导乳腺癌细胞凋亡的机制研究[J]. 湖南中医药大学学报，2014，34（5）：23-27.

[2] 韦小白，董竞成.黄芩苷对人肺腺癌 LTEP-A2 细胞的抑制作用及机制研究[J]. 世界中医药，2014，9（2）：213-217.

[3] Huang Y，Hu J，Zheng J，et al. Down-regulation of the PI3K/Aktsignaling pathway and induction of apoptosis in CA46 Burkitt lympho-ma cells by baicalin[J].J Exp Clin Cancer Res，2012，31（1）：1-9.

[4] 董明，侯俊明，高美花，等.黄芩苷对肝癌细胞株 SMMC-7721 裸鼠移植瘤生长抑制作用及其机制[J]. 现代肿瘤医学，2014，22（2）：256-258.

[5] Ling Y，Chen Y Chen P，et al. Baicalein potently suppresses angiogenesis induced by vascular endothelial growth factor through the p53/Rb signaling pathway leading to G_1/S cell cycle arrest[J].Exp Biol Med，2011，236（7）：851-858.

[6] Wu B，Li J，Huang DM，et al. Baicalein mediates inhibition of migration and invasiveness of skin carcinoma through Ezrin in A431 cells[J]. BMC Cancer，2011，11（1）：527.

[7] Zhang L，Wang HD，Cong ZX，et al. Wogonoside induces autophagy -related apoptosis in human

glioblastoma cells[J].Oncol Pep，2014，32（3）：1179-1187.

[8]许琳，王营，陈复兴，等. 汉黄芩素对人 NK 细胞杀伤胃癌 M KN45 细胞的影响及其机制研究[J]. 免疫学杂志，2014，30（9）：804-808 .

柴胡　姜黄

对药来源　《中医肿瘤学》。

单药功用

柴胡，同前。

姜黄为姜科植物姜黄的干燥根茎。其味辛、苦，性温，归脾、肝经。《本草纲目》谓其"治风痹臂痛"。《新修本草》曰："主心腹结积，下气破血，除风热，消痈肿，功力强于郁金。"该品苦泄、辛散、温通，内行气血，外散风寒，有破血行气、通经止痛、祛风疗痹之功效，常用于血瘀气滞之胸胁刺痛、经闭腹痛、癥瘕积聚、跌扑肿痛及风痹臂痛等病症。

对药释义

柴胡辛苦微寒，轻清上升，长于疏泄肝气而散郁结；姜黄"辛少苦多，破血立通，下气最速"，入肝经通行气血而畅血中之气、破血中瘀滞而通经止痛，其功专温阳散寒，行气活血。两者相伍，相使为用，姜黄辛散行气祛瘀之性，可增强柴胡疏肝之力，共奏行气止痛、寒去瘀通之效。另外，姜黄用药部位在根茎，辛温而苦，能外散风寒湿邪，内行气血，通络止痛，尤长于行肢臂而除臂痛，两者相须为用，可以治疗乳腺癌伴关节不利者。

主治

（1）肝胆类肿瘤。
（2）肿瘤患者伴寒凝气滞血瘀痛症者。
（3）乳腺癌伴关节不利者。

西医药理

1. 柴胡的抗肿瘤作用

同前。

2. 姜黄的抗肿瘤作用

姜黄的抗肿瘤作用主要依赖于姜黄素。姜黄素对胃癌、前列腺癌、鼻咽癌、结肠癌等均有治疗效果，被美国国立肿瘤研究所列为第 3 代癌化学预防药物。其抗肿瘤机制多是通过调控肿瘤细胞表达基因或信号通路，从而抑制肿瘤细胞的增殖实现的。基于众多人类肿瘤的发生与核因子-κB（NF-κB）信号通路的激活有密切关系[1]这一理论，田芳等[2]通过研究姜黄素对体外食管鳞癌细胞的影响，发现姜黄素可下调 IκBα 蛋白的磷酸化，同时下调 cyclin D 1 蛋白的表达，进而阻断活化的 NF-κB 信号通路，抑制食管鳞癌细胞的增殖，因此姜黄素可作为食管癌的辅助用药。安鸿志等[3]采用口服灌胃对小鼠S180肉瘤实体型、腹水型进行抑瘤实验，结果显示小鼠S180肉瘤实体型实验组动物肿瘤明显缩小，在姜黄剂量为60g/kg时，抑瘤率为43.05%；能显著延长小鼠S180肉瘤腹水型实验组小鼠生存期，在剂量为30g/kg时，生命延长率达81.51%。结论：中药姜黄具有抗肿瘤作用。

郁 老 点 评

姜黄为我近年来常用的抗肿瘤药物之一，与柴胡用于肝胆肿瘤，除抑瘤作用外还取其利胆作用明显，多年前即有研究证明姜黄含有的姜黄素对瘤细胞的化学预防作用，与柴胡为伍，一寒一温，一疏一行，以增柴胡疏肝行气、祛瘀止痛之效，在肝、胆、胰癌时常用。

参 考 文 献

[1] Tharakan ST，Inamoto T，Sung B.Curcumin potentiates the antitumor effects of gemcitabine in an orthotopic model of human bladder cancer through suppression of proliferative and angiogenic biomarkers[J]. Biochem Pharmacol，2010，79（2）：218-228.

[2] 田芳，柴玉荣，江亚南，等. 姜黄素通过下调IxBa磷酸化抑制食管鳞癌细胞的体外增殖[J]. 基础医学与临床，2011，31（7）：767-772.

[3] 安鸿志，李杰，周丽莉，等. 中药姜黄的抗肿瘤作用[J]. 中国医院药学杂志，2004，24（8）：493-494.

柴胡 香附

对药来源 《景岳全书》柴胡疏肝散。

单药功用

柴胡，同前。

香附为莎草科植物莎草的干燥根茎，性平，味辛、微甘、微苦，归肝、脾、三焦经。《本草纲目》曰："利三焦，解六郁，消饮食积聚、痰饮痞满，……妇人崩漏带下，月候不调，胎前产后百病。"《本草正义》曰："香附，辛味甚烈，香气颇浓，皆以气用事，故专治气结为病。"该品味辛能散，微苦能降，微甘能和，性平不寒，芳香走窜，为理气之良药。气理则郁解，气行则血行，故有疏肝解郁、除三焦气滞之功；又气血通利，疏泄调达，则月经自调，故又为调经止痛之要药，所以李时珍誉其为"气病之总司，女科之主帅"。凡属肝郁气滞引起的胸胁脘腹胀痛、月经不调、经闭经痛及胎产诸病，均有良效。

对药释义

柴胡、香附二药均主入肝经气分，香附芳香辛行，善散肝气之郁结，味苦疏泄以平肝气之横逆，为疏肝解郁、行气止痛之要药，又能活血调经，为气中血药及妇科圣药；柴胡辛苦微寒，轻清上升，功擅行气解郁。二药相须为用，可增强疏肝解郁、行气止痛之效。

主治

（1）肿瘤患者伴有肝郁气滞痛证者。

（2）肝胆类、妇科类肿瘤。

西医药理

1. 柴胡的抗肿瘤作用

同前。

2. 香附的抗肿瘤作用

目前研究发现香附的水溶液提取物在抑制小鼠腹水型肉瘤的肿瘤细胞增殖过程中发挥了重要作用，并且安全性较高[1, 2]。方国英等[3]发现香附的石油醚提取物抗肿瘤效果较好，在 20μl/孔剂量时，抑瘤率可达 87.15%；其次为氯仿提取物，其抑瘤率可达 82.12%，两者都具有剂量效应关系，且随着剂量增大抗肿瘤效果增强；而乙酸乙酯和正丁醇提取物对细胞增殖过程具有促进作用。近年来对肿瘤细胞的研究主要集中在对细胞的溶解和凋亡作用，研究表明香附的挥发油提取物对细胞也有溶解和凋亡作用。Soumaya 等[4]用琼脂糖凝胶电泳来检测 L1210 细胞 DNA 断裂情况。当暴露的挥发油提取物浓度为 50mg/ml，可以很清楚的看到 DNA 发生了断裂，而对照组细胞没有发生。除了抑菌作用，总黄酮类和乙酸乙酯提取部分能够在非酶超氧化物产生的体系里通过超氧游离基来抑制四唑硝基蓝的减少，以及抑制老鼠淋巴细胞 L1210 细胞的生长和增殖。

郁 老 点 评

香附被誉为理气良药，妇科之主帅，疏肝解郁，理气宽中，调经止痛。对肝郁气滞、乳房胀痛、脘腹痞闷、月经不调均主之。但气虚无滞，阴虚血热者忌之，亦不能久用、多用以免耗气损血。肿瘤临证中亦认为它无明显抗肿瘤作用。

参 考 文 献

[1] 王永振. 香附药对的配伍研究[D]. 沈阳：辽宁中医药大学，2009.

[2] 刘成彬，张少聪，李青天. 香附的现代药理研究进展[J]. 光明中医，2009，24（4）：787-788.

[3] 方国英，王天勇，白云霞. 香附有效成分的提取及其抗肿瘤药效的实验研究[J]. 中华危重症医学杂志，2015，8（4）：261-263.

[4] Soumaya K，Mohamed BS，Ilef L，et al. In vitro evaluationof antibacterial，antioxidant，cytotoxic and apoptotic activities of the tubers infusion and extracts of Cyperus rotundus [J]. Bioresource Technology，2008，99（18）：9004-9008.

柴 胡　沙 苑 子

对药来源　《中医肿瘤学》。

单药功用

柴胡，同前。

沙苑子是一味补肾养肝而且性平和的常用补益药，味甘，性温，归肝、肾经，《本草纲目》曰："补肾，治腰痛泄精，虚损劳乏。"《本草汇言》曰："补肾固精，强阳有子，不烈不燥，兼止小便遗沥，乃和平柔润之剂也。"该品具有温补肝肾、固精缩尿、养肝明目等功效，但温而不燥且具柔润的优点。该品适用于肝肾不足而引起腰膝酸软、头昏目眩、遗精早泄；小便频数，遗尿，妇女带下等。

对药释义

柴胡苦微寒，性升而散，疏肝开郁，长于行气平肝以治上；沙苑子味甘性温，柔润而降，补肾而收涩，滋肝而明目，善于补肾滋阴以治下。二药合用，一上一下，平补肝肾，益肾固精，养肝明目。两药共治肝肾不足，肝风上扰，头昏目眩，目暗不明，腰膝酸痛等病症。

主治

（1）肝胆类肿瘤。

（2）肿瘤患者伴肝肾不足者。

西医药理

1. 柴胡的抗肿瘤作用

同前。

2. 沙苑子的抗肿瘤作用

沙苑子黄酮（FAC）和沙苑子总皂苷是沙苑子的主要抗癌活性成分。刘春宇等[1]发现沙苑子黄酮对人肝癌细胞裸鼠移植瘤有明显的抑制作用，其机制可能与下调肿瘤组织增殖细胞核抗原 PCNA 表达，诱导肿瘤细胞凋亡及增强免疫功能有关。韦翠萍等[2]研究表明，高、中、低剂量沙苑子黄酮对 H22 荷瘤小鼠肿瘤细胞生长均具有显著抑制作用，且能明显提高荷瘤小鼠的胸腺指数和脾指数，同时高、中剂量组能显著提高巨噬细胞吞噬功能和淋巴细胞转化能力，提示 FAC 抑制肝癌 H22 细胞生长、延长荷瘤小鼠存活期的机制可能与提高荷瘤小鼠的非特异性免疫功能有关[2]。胡颜维等[3]发现 FAC 对经人肝癌 SMMC-7721 细胞上清液处理的血管内皮细胞增殖有较明显的抑制作用，而对正常状态下的血管内皮细胞毒性较低；FAC 明显抑制 CAM 新生血管生成，FAC-a（400 mg/L）组的血管指数为 67.5%；裸鼠移植瘤 MVD 和 VEGF 及其受体 Flt-1 和 Flk-1/KDR 的蛋白表达明显降低，ES 的蛋白表达显著增强。提示 FAC 可抑制肿瘤组织血管形成，其作用机制与下调 VEGF 及其受体的表达和上调 ES 的表达有关。

郁　老　点　评

沙苑子为传统补肾药，有益肾固精、养肝明目作用，现代研究证明沙苑子黄酮有抗肿瘤作用，故用以"寓攻于补"，且入肝、肾，与柴胡相伍，加强其治肝养肝作用，除肝胆类肿瘤用此药对外，对乳腺癌患者具肝郁气滞及肝肾不足，腰酸腿软无力者常用之，我在乳腺癌患者肝肾不足，而烦怒者常用之。

参 考 文 献

[1] 刘春宇，顾振纶，杜崇民，等. 沙苑子黄酮对 H22 荷瘤小鼠的肿瘤抑制作用及对免疫功能的影响[J]. 中成药，2012，29（11）：1690-1692.

[2] 韦翠萍，汤琪云，梁中琴，等. 沙苑子黄酮抗肝癌生长作用及对免疫功能的影响. 肿瘤，2013，29（12）：1112-1115.

[3] 胡延维，张健，刘春宇，等. 沙苑子黄酮对肿瘤血管形成的影响[J]. 中国药学杂志，2010，44（19）：1478-1482.

柴胡　川楝子

对药来源　《中医肿瘤学》。

单药功用

柴胡，同前。

川楝子为楝科植物川楝的干燥果实（又名金铃子），为传统理气、驱虫药，味苦，性寒，有小毒，归肝、胃、小肠经。《神农本草经》曰："主温疟，伤寒大热烦狂，杀三虫，疥疡，利小便水道。"《医林纂要》曰："泻心火，坚肾水，清肺金，清肝火。"《中国药典》（2010 年版）记载其功能主治为疏肝泄热、行气止痛、杀虫。尤宜治疗肝郁气滞，气郁化火所致的胸腹胁胀痛、疝气疼痛及虫积腹痛等症。

对药释义

川楝子苦寒降泄清热，善清肝郁热、行气止痛；柴胡辛苦微寒，辛散苦降，擅疏肝理气。二药皆入肝经，相伍为用，共奏舒肝解郁、行气止痛之功。用治肝郁气滞，气郁化火之胸腹胁胀痛、疝气疼痛、乳房胀痛等症。

主治

（1）肝胆类肿瘤，妇科肿瘤。
（2）乳腺癌伴气郁化火者。
（3）肿瘤患者伴肝郁气滞疼痛者。

西医药理

1. 柴胡的抗肿瘤作用

同前。

2. 川楝子的抗肿瘤作用

近年来，我国学者对川楝素的抗肿瘤作用进行了广泛的研究，发现川楝素具有诱导细胞分化、抑制多种肿瘤细胞增生和凋亡作用，具有广谱抗肿瘤效果，是一个有希望的抗癌候选药物。它能够抑制多种人源肿瘤细胞如 PC3 细胞（前列腺癌），SMMC-7721，Hep3B 和 BEL7404 细胞（肝癌），SH SYSY 和 U251 细胞（中枢神经系统肿瘤），K562 和 H-60 细胞（白血病细胞），U937 细胞（组织细胞淋巴瘤），A 549 细胞（肺癌），MDA-MB-468 细胞（乳腺癌），PC12 细胞（肾上腺髓质嗜铬细胞瘤）等细胞的增殖，且这种抑制作用呈时间依赖和浓度依赖关系，有较低的 IC_{50} 值，最低浓度达到 $5.4×10^{-9}$mol/L[1]。另外，有文献报道，从川楝子中提取纯化的可溶性多糖 pMTPS-3 具有较好的抗肿瘤作用[2]。川楝子抗肿瘤作用可能与其能够阻滞细胞周期、诱导细胞凋亡相关[3]。

郁 老 点 评

柴胡、川楝子是我临床上治疗肝胆郁热的常用药对，柴胡疏肝理气解郁，川楝子善清肝胆郁热、行气止痛，故常用于肝胆肿瘤，同时对肝经所过区域的肿瘤也常用于乳腺癌、卵巢癌、宫颈及子宫内膜癌等妇科肿瘤，女性肿瘤患者常是肝气不舒，郁而化火，故结合清热解毒、化瘀散结药可治多种妇女肿瘤。

参 考 文 献

[1] Ju JM，Qi ZC，Cai XT，et al. The apoptotic； elfects of toosendanin are partially mediated by activation of deoxycytidine kinase in HL-60 cells [J].P1os One，2012，36（7）：789-796.

[2] He Y J，Wang J，Liu X L，et al. Toosendanin inhibits hepatocellular carcinoma cells by inducing mitochondri-adependent apoptosis [J]. Planta Med，2010，13（3）：1447-1451.

[3] 刘小玲，王进，张伶，等. 川楝素提取物诱导 K562 细胞凋亡的实验研究[J]. 重庆医科大学，2010，41（3）：426-431.

柴 胡　芍 药

对药来源　《太平惠民和剂局方》之逍遥散。

单药功用

柴胡，同前。

芍药，始载于《神农本草经》，无赤白之分，至宋代陈无己曰："白补而赤泻，白收而赤散"，后世医家才分别应用。

白芍味苦，酸，性微寒，归肝，脾经。《本草备要》曰："补血，泻肝，益脾，敛肝阴，治血虚之腹痛。"《本草正义》曰："补血，益肝脾真阴，而收摄脾气之散乱，肝气之恣横，则白芍也；……故益阴养血，滋润肝脾，皆用白芍。""肝为刚脏"，主藏血，血虚阴亏则肝阳偏亢，肝失柔和，该品养血敛阴，有平抑肝阳、柔肝止痛之功。该品主治肝血亏虚之月经不调，肝脾不和之胸胁脘腹疼痛或四肢挛急疼痛，肝阳上亢之头痛眩晕，外感风寒营卫不和之汗出恶风等病症。

赤芍味苦，性寒，归肝经。《本草正义》曰："逐血导瘀，破积泄降，则赤芍也……活血行滞，宣化疡毒，皆用赤芍。"该品苦寒，入肝经，善走血分，有清热凉血、散瘀止痛、清肝泻火之功。该品常用治温热入营迫血妄行之斑疹、吐衄；瘀血阻滞之经闭痛经、症瘕积聚；肝郁化火之目赤肿痛诸证。

对药释义

（1）肝为"体阴用阳"之脏。柴胡辛散，主入气分；白芍酸收，主入血分。柴胡疏泄肝气，和肝之用，以疏调少阳之气而调中宫；白芍养肝血，补肝之体，缓急而止痛，泻肝之邪热，以补脾阴。二药为伍，一散一收，互制其短而展其长。柴胡得白芍之收，疏肝气不致太过而耗肝阴；白芍得柴胡之散，补肝体不致郁阻气机，碍肝之用。两药合用共起清胆疏肝、和解表里、升阳敛阴、解郁止痛之功。

（2）赤芍苦寒，入肝经血分，既能清热凉血散瘀而止痛，又能消散肝经郁滞；柴胡辛苦微寒，入肝经气分，疏郁散结，又能清半表半里者之外邪。两者均味苦性寒归肝经，一入气分行气解郁，一入血分能凉血破瘀，二药配伍，相须为用，共行疏肝解郁、凉肝化瘀、活血行气止痛之效。

主治

（1）肝胆类肿瘤。
（2）柴胡、白芍：肿瘤患者伴肝脾不和痛证者。
（3）柴胡、赤芍：肿瘤患者伴血热瘀滞痛证者。

西医药理

1. 柴胡的抗肿瘤作用

同前。

2. 芍药的抗肿瘤作用

赤芍、白芍化学成分相似，主要成分有单萜类化合物，该类成分的总提物分别称为赤芍总苷（total paeony glucosides，TPG）和白芍总苷（total glucosides of paeonia，TGP），主要含有芍药苷、芍药内酯苷、羟基芍药苷、苯甲酰芍药苷、苯甲酰羟基、芍药苷等。

现代药理研究发现，白芍总苷（TGP）具有免疫调节、抗炎、抗肿瘤、解热镇痛、保肝等作用，临床常用于治疗慢性肝炎、类风湿关节炎及癌症化疗的辅助治疗。覃雪峰等[1]以K562（人白血病细胞）、SMMC-7721（肝癌细胞）、BEL-7402（肝癌细胞）、HCT116（大肠癌细胞）和KB（鼻咽癌细胞）等人癌细胞株为实验对象，采用CCK-8法测定白芍总苷脂质体对肿瘤细胞增殖的影响；建立小鼠肝癌H22实体瘤（S型）及H22腹水瘤（A型）的移植性肿瘤模型，检测白芍总苷脂质体对肿瘤生长的影响。结果显示，白芍总苷脂质体能明显抑制K562、SMMC-7721、BEL-7402细胞的增殖，但对HCT116和KB细胞的抑制作用弱；白芍总苷脂质体50mg/kg、100mg/kg、200mg/kg剂量组对H22实体瘤（S型）生长的抑瘤率分别为 25.53 %、41.96 %、49.22%，对患 H22 腹水瘤（A 型）小鼠的生命延长率分别为 26.10%、45.92%、61.60%。提示白芍总苷脂质体具有较强的体外和体内抗肿瘤活性。

现代研究亦表明赤芍总苷（TPG）具有保肝、抗肿瘤、神经保护、心脏保护、抗血栓、抗氧化、抗内毒素等多种药理作用。其中，TPG 可通过多种途径，如通过对免疫系统的调节、抑制肿瘤细胞 G_0/G_1 期比例及向 S 期细胞转化、下调肿瘤细胞中抗凋亡基因蛋白以及上调拮抗促凋亡基因蛋白的表达等，抑制肿瘤细胞的生长和转移，最终导致肿瘤细胞的死亡。许惠玉等[2]开展的一系列实验研究表明，TPG 主要通过线粒体途径诱导肿瘤细胞死亡。发现其一方面提高细胞内的钙离子浓度，诱导肿瘤细胞的凋亡；另一方面引起线粒体的膜电位下降，并释放细胞色素 C 到细胞液中。此外，TPG 可抑制 bcl-2、bcl-xL、C-myc mRNA 的表达而上调 bax、p16 的表达。在免疫系统方面，TPG 能够使荷瘤鼠的胸腺指数和脾指数均增加，降低 IL-10、TGF-β1 分泌而增加 IL-12 分泌，纠正荷瘤机体的 Thl/Th2 漂移现象，调节荷瘤鼠的免疫功能；TPG 还可提高小鼠腹腔巨噬细胞吞噬指数，增强 B 细胞产生抗体的能力和 T 淋巴细胞增殖能力，调节 $CD4^+/CD8^+$ 细胞的比例，逆转化疗后小鼠免疫的抑制状态。有学者证实[3]，TPG 可抑制人黑色素瘤的增殖，并推测与上调 p21、p27、p53 表达和下调增殖细胞核抗原（PCNA）、cyclin D 表达有关；而 TPG 影响黑色素瘤细胞迁移和侵袭，则与下调金属蛋白酶-2（MMP-2）、MMP-9 及上调基质金属蛋白酶组织抑制因子 2（TIMP-2）水平有关，使 MMP-TIMP 达到平衡，还可下调细胞多药耐药基因 1（MDR1）、生存素、拓扑异构酶Ⅱ同工酶、多药耐药相关蛋白 1（MRP1）mRMA 及其蛋白的表达水平。

郁老点评

《神农本草经》芍药未分白、赤，到南北朝时期陶弘景《本草经集注》始分赤芍、白芍两种，两者功用主治不同，白芍柔肝养血、平抑肝阳，赤芍活血祛瘀、清肝泻火，临床上柔肝止痛用白芍，活血清热凉血用赤芍，故肿瘤常用赤芍；且有报道赤芍对湿热黄疸消黄亦有效。柴胡、赤芍相伍常用于肝胆肿瘤或者腹中癥瘕积聚等。赤芍有抑瘤抗肿瘤作用；白芍在血虚患者中常用。

参 考 文 献

[1] 覃雪峰，张丹，王娟，等. 白芍总苷脂质体抗肿瘤活性研究[J]. 泸州医学院学报，2014，37（6）：557-560.
[2] Xu HY，Chen ZW，Wu YM. Antitumor activity of total paeony glycoside against human chronic myelocytic leukemia K562 cell lines in vitro and in vivo [J].Med Oncol，2012，29（2）：1137-1147.
[3] 王亚珍，吕品田，王凤红.赤芍总苷对人黑色素瘤 A375 细胞迁移及侵袭活性的影响[J].广东医学，2012，33（3）：318-320.

陈 皮 半 夏

对药来源 《太平惠民和剂局方》之二陈汤。

单药功用

陈皮，也称为是橘皮，为芸香科植物橘及其栽培变种的成熟果皮。其性温，味辛、苦，温，入脾、胃、肺经，具有理气健脾、调中、燥湿、化痰作用。该品主治脾胃气滞之脘腹胀满或疼痛、消化不良；湿浊阻中之胸闷腹胀、纳呆便溏；痰湿壅肺之咳嗽气喘；用于胸脘胀满，食少吐泻，咳嗽痰多等。临床上，橘皮可与多种药物配伍，作用广泛，正如《本草纲目》所言："橘皮，苦能泻能燥，辛能散，温能和。其治百病，总是取其理气燥湿之功，同补药则补，同泻药则泻，同升药则升，同降药则降。脾乃元气之母，肺乃摄气之要，故橘皮为二经气分之要，但随所配而补泻升降也。"

半夏药名首载于《神农本草经》，为天南星科多年生草本植物，以干燥块茎入药，辛，温，有毒，入脾、胃经。半夏内用燥湿化痰，降逆止呕，消痞散结；外用可消肿止痛。半夏治疗湿痰，寒痰证、呕吐，心下痞，结胸，梅核气，瘿瘤，痰核，痈疽肿毒及毒蛇咬伤等。《名医别录》有言："半夏消心腹胸膈痰热满结，咳嗽上气，心下急痛，坚痞，时气呕逆，消痈肿，堕胎。"

对药释义

半夏辛温性燥，善能燥湿化痰，又和胃降逆，陈皮既可燥湿化痰，又能理气行滞，两者相配相辅相成，增强燥湿化痰之力，而且体现治痰先理气，气顺则痰消之意。两者配伍为"二陈汤"的君臣药物，其中半夏、陈皮皆为陈久者良，无过燥之弊，二陈汤为燥湿化痰的基本结构。郁老临床常用陈皮、半夏配伍治疗肺癌或者其他肿瘤患者湿痰之证，如咳嗽痰多，色白易咯，伴恶心呕吐，胸膈痞闷，肢体困重，或头眩心悸等症状，同时常用于肿瘤化疗期间出现恶心、呕吐症状时，陈皮常用剂量 10g、半夏10g，疗效甚佳。

主治

（1）各种癌瘤积毒的痰湿证。
（2）治疗放化疗的胃肠道反应和毒麻药的不良反应。

西医药理

1. 陈皮的抗肿瘤作用

陈皮有效成分有黄酮类（陈皮苷、川陈皮素、陈皮多甲氧基黄酮）、挥发油、生物碱类，其中黄酮类成分具有显著的抗肿瘤作用[1]。陈皮多甲氧基黄酮体内及体外可直接抑制肿瘤生长，抗肿瘤作用可能是通过调节体内细胞因子水平，从而影响肿瘤组织中血管生成相关因子的表达而抑制肿瘤血管生长，产生抗肿瘤的作用[2]。钱士辉研究陈皮提取物体内抗肿瘤作用，发现陈皮提取物对小鼠移植性肿瘤 S180 肉瘤、肝癌 Hpes 具有显著的抑制作用，与对照组比具有显著性差异，以中剂量组[5.0mg/（kg·d）]效果较好；其主要作用于癌细胞增殖周期的 G_2NM 期，且能使 $G_0 \sim G_1$ 期细胞趋于同步化和促使癌细胞凋亡的作用[3]。在体外试验中，这类成分具有明显的抑制 P388、L1210、HL-60 等肿瘤细胞株生长作用。表明陈皮提取物对人直肠癌细胞、人肾癌细胞、人肺癌细胞比较敏感，对卵巢癌细胞不敏感[4]。

2. 半夏的抗肿瘤作用

现代药理学研究表明，半夏具有镇吐、镇静、抗肿瘤、抗心律失常、抗炎、降血脂、解毒、抗真菌及糖皮质激素样作用，其有效成分较复杂，主要包括半夏蛋白、半夏多糖、总生物碱、有机酸、甾醇类等[5-7]。半夏提取物以及半夏化学成分中的半夏蛋白、半夏总生物碱、谷甾醇、半夏多糖等都具有抗肿瘤的作用[8]。半夏蛋白中 30%硫酸铵沉淀部分对 Bel-7402 细胞生长具有明显抑制作用及促进 Bel-7402 细胞凋亡的作用[9]。陈益等发现半夏多糖的抗肿瘤作用可能与半夏多糖具有 β-D-葡聚糖的结构有关，半夏多糖可能是通过对体内自由基的清除达到抗肿瘤作用[10]。还有研究表明半夏提取物在体外具有抑制基质金属蛋白酶 MMP-16 活性的作用，半夏治疗肿瘤可能与其抑制体内基质金属蛋白酶过度表达有关[11]。

郁 老 点 评

陈皮为理气化痰之要药，半夏为化痰止呕要药，两者结合可达降气止呕、化痰散结作用，临床上常用于预防化疗的呕吐恶心反应及肺癌痰湿型患者痰多湿重者。两药为六君子汤中两君子。生半夏有毒，止呕用姜半夏，化痰用法半夏。

参 考 文 献

[1] 宋保兰. 陈皮药理作用[J]. 实用中医内科杂志, 2014, 28（8）：132-133.
[2] 李娜. 陈皮多甲氧基黄酮抗肿瘤作用及其机理研究[D]. 北京：北京中医药大学, 2007.
[3] 钱士辉，王佾先，亢寿海，等. 陈皮提取物体内抗肿瘤作用及其对癌细胞增殖周期的影响[J]. 中国中药杂志, 2003, 28（12）：1169.
[4] 钱士辉，王佾先，亢寿海，等. 陈皮提取物体外抗肿瘤作用的研究[J]. 2003, 26（10）：745.
[5] 吴皓，张科卫，李伟. 半夏的化学成分研究[J]. 中草药, 2003, 34（7）：593-594.
[6] 杜贵友，方文贤.有毒中药现代研究与合理应用[M]. 北京：中国中医药出版社, 2000：593-594.
[7] Han MH, Yang XW, Zhang M, et al. Phytochemical studies of the rhizome of Pinellia ternata and quantification of phenylpro-panoids in commercial Pinellia rhizome by RP-LC[J]. Chroma-tographia, 2006, 64（11/12）：647-653.
[8] 武峰，秦志丰，李勇进，等. 半夏化学成分抗肿瘤研究进展[J]. 中华中医药学刊, 2013, 31（2）：270-271.
[9] 付芸，黄必胜，李娟，等. 半夏蛋白抗肿瘤活性组分的提取分离[J]. 2007, 14（1）：45-46.
[10] 陈益，张静. 半夏多糖的结构与抗肿瘤活性研究[D]. 西安：陕西师范大学, 2007.
[11] 王厚伟，田景振. 一种半夏胰蛋白酶抑制剂抗肿瘤活性研究[C]. 中国会议, 中医药生物化学与分子生物学通讯, 2008：80.

陈皮 竹茹

对药来源 《症因脉治》橘皮竹茹汤。

单药功用

陈皮，同前。

竹茹首载于《本草经集注》，为禾本科植物青秆竹、大头典竹或淡竹茎秆的干燥中间层。该品性微寒，甘，归肺、胃经，具有清热化痰、除烦、止呕的作用。该品用于痰热咳嗽，胆火挟痰，惊悸不宁，心烦失眠，中风痰迷，舌强不语，胃热呕吐，妊娠恶阻，胎动不安。竹茹清热降逆止呕，为治热性呕逆之要药。

对药释义

陈皮辛温，行气和胃以止呕；竹茹甘寒，清热安胃以止呕。两者配伍，一温一寒，阴阳平调；陈皮行气，竹茹降气，一行一降，调节气机，共奏降逆止呃、益气清热之功。橘皮竹茹汤主治胃虚有热之呃逆，如呃逆或干呕，虚烦少气，口干，舌红嫩，脉虚数之证。郁老临床常用于治疗恶性肿瘤放化疗后的胃肠道反应，或恶心呕吐、幽门不完全性梗阻、膈肌痉挛及术后呃逆不止等属胃虚有热者。郁老临证常用剂量竹茹为10～15g，陈皮10g，两者配伍，疗效极佳。

主治

（1）恶性肿瘤患者放化疗后的恶心、呕吐、食欲不振等胃肠道反应。

（2）消化道肿瘤患者出现呃逆、干呕等胃虚有热者。

西医药理

1. 陈皮的抗肿瘤作用

同前。

2. 竹茹的现代研究

有关竹茹的现代药理研究较少，临床研究则较多。贾淑丽等选择58例患者随机分为治疗组和对照组，治疗组采用橘皮竹茹汤为主方加减，结合西医常规治疗方法为治疗方案，对照组单纯采用西医常规治疗，治疗两个疗程后评定治疗组总有效率93%，对照组总有效率64%。结论以橘皮竹茹汤为主方结合西医常规治疗方法治疗肿瘤化疗的消化道反应效果优于单纯西医常规治疗[1]。邱敏等研究表明，加味橘皮竹茹汤防治化疗所致消化道反应的疗效机制与其能够拮抗或降低顺铂造成的受试动物体内5-HT、胃泌素异常升高，减少5-HT介导的呕吐反射，减小顺铂对消化道黏膜细胞和组织产生的直接或间接损伤，将顺铂导致的胃肠道神经-内分泌、胃肠道动力方面异常大大改善有关[2]。此外，也有学者临床经验表明，陈皮竹茹汤加柿蒂可治疗顽固性呃逆伴食管裂孔疝，顽固呃逆为恶性肿瘤患者常见症状[3]，临证案例表明旋覆代赭汤合橘皮竹茹汤加减口服并配合辨证穴位针刺及耳穴掐按综合治疗肿瘤顽固性呃逆是一种安全有效的治疗方法[4]。

郁老点评

橘皮新鲜者味较辛辣，气燥而烈，入药一般以久置辛辣之味缓和的陈橘皮为宜，简称陈皮，实际上陈皮以广东新会新产的新会柑皮为佳品，故常用广陈皮。在肿瘤患者化疗时，针对化疗药引起的恶心、呕吐反应，我常用陈皮竹茹为对，其与陈皮、半夏的不同在于竹茹为甘、微寒，可清热化痰、除烦止呕，故用于恶性呕吐有胃热、苔黄等症者，及寒热错杂的脘腹胀满、恶心呕吐者。

参 考 文 献

[1] 贾淑丽. 橘皮竹茹汤治疗肿瘤化疗的消化反应 58 例疗效观察[J]. 中医临床研究，2011，13（3）：46-48.

[2] 邱敏，应坚，刘莉，等.加味橘皮竹茹汤防治化疗消化道反应的实验研究[J]. 湖南中医杂志，2012，28（2）：104-106.

[3] 李文龙，田景明.桔皮竹茹汤加柿蒂治疗顽固性呃逆伴食道裂孔疝[J]. 日本医学介绍，1984，5（8）：30.

[4] 刘鹏，李柳宁，宏洪喜. 旋覆代赭汤合橘皮竹茹汤配合针刺及耳穴揿按治疗肿瘤顽固性呃逆验案一则[J]. 中国民族民间医药，2015，24（24）：43-45.

陈皮 青皮

对药来源 《医方类聚》之三皮汤。

单药功用

陈皮，同前。

青皮首载于《本草图经》，为芸香科植物橘及其栽培变种的幼果或未成熟果实的果皮。青皮味苦、辛，性温，归肝、胆、胃经，具有疏肝破气、消积化滞的作用。其可治疗肝郁气滞之胁肋胀痛，乳房胀痛，乳核，乳痈，疝气疼痛，食积气滞之胃脘胀痛，气滞血瘀所至的癥瘕积聚，久疟癖块。《本草图经》云："主气滞、下食，破积结及膈气。"

对药释义

陈皮、青皮源于一物，青皮，为未成熟果实或青色果皮；陈皮，为成熟果实之果皮，两者均能行气，用于气滞症。然陈皮性温和而不峻，行气力缓，长于理脾气，故脾胃气滞者常用；且质清上浮，兼入肺经而燥湿化痰，故又可用于湿痰咳嗽证。青皮性较峻烈，行气力猛，长于破气而疏肝经郁滞，主治肝郁诸症，并有散结消滞之功，用于食积气滞症。两者配伍，加强行气力度和范围，可行肝、脾胃之气滞较重证；同时，该药对具有燥湿化痰、消积化滞的作用，尤善应用于气滞血瘀痰凝导致的癥瘕积聚。郁老临床多用于乳腺癌肝郁气滞较重者，青皮常用剂量为 10g，该药对临床效佳。

主治

各种肿瘤患者之气滞证，如肝郁气滞之胁肋胀痛，乳房胀痛，乳核，乳痈，疝气疼痛，食积气滞之胃脘胀痛。

西医药理

1. 陈皮的抗肿瘤作用

同前。

2. 陈皮、青皮的药理异同

关于陈皮的抗肿瘤作用机制较少。陈皮、青皮中主要含两种类型的黄酮类成分：一类是黄酮苷类，如柚皮苷、橙皮苷等二氢黄酮苷类；一类是多甲氧基黄酮类，有橘皮素、川陈皮素等[1-3]，具有相同的遗传背景和次生代谢产物合成途径的陈皮、青皮，其成分相近，但造成其功效差异的物质基础尚不明确[4]。杨颖丽研究青皮和陈皮对大鼠小肠纵行肌条运动的影响后，得出青皮对大鼠小肠纵行肌条的抑制作用比陈皮强；青皮对回肠纵行肌条的抑制效应可能部分经由肾上腺素能 α 受体介导[5]。邱蓉丽将陈皮、青皮中 4 种黄酮成分的比较研究，得出结论：陈皮和青皮中黄酮类成分含有量的差异可用于解释它们功效之间的区别[6]。

郁 老 点 评

青皮辛、苦、温，能疏肝破气，消积化滞，常用于肝郁气滞之重者，胸胁胀痛，乳中结块胀疼，故乳腺癌患者见年轻体质较好者用之，然青皮易损真气，临床不宜久用或过量。"肝脾气虚者，概勿使用"（《本草经疏》）。

参 考 文 献

[1] 郑国栋，蒋林，杨得坡，等.HPLC 法同时测定不同产地广陈皮中 5 种活性黄酮成分[J]. 中草药，2010，41（4）：652-655.

[2] Wang D，Wang J，Huang X，et al. Identification of polyme-thoxylated flavones from green tangerine peel（pericarpium citrireticulatae Viride）by chromatographic and spectroscopic tech-niques[J]. J Pharm Biomed Anal，2007，44（1）：63-69.

[3] 李庆耀，梁生林. 陈皮的药用研究进展[J]. 中成药，2008，30（2）：246-248.

[4] 赵祎姗，黄伟，王晓宇，等.陈皮和青皮对兔离体肠肌运动的影响[J]. 辽宁中医杂志，2011，38（7）：1541.

[5] 杨颖丽，郑天珍，瞿颂义，等. 青皮和陈皮对大鼠小肠纵行肌条运动的影响[J]，兰州大学学报，2001，37（5）：94-97.

[6] 邱蓉丽，吴玉兰，乐巍，等. 陈皮、青皮中 4 种黄酮成分的比较研究[J]，中成药，2015，37（1）：149-152.

木香　大腹皮

对药来源　《中医肿瘤学》。

单药功用

木香为菊科植物云木香、越西木香、川木香等的根，性味辛、苦，温，入肺、肝、脾经，具有行气止痛，温中和胃的功效。该品治中寒气滞，胸腹胀痛。《本草纲目》曰："木香，乃三焦气分之药，能升降诸气，皆属于肺，故上焦气滞用之者，乃金郁则泄之也；中气不运，皆属于脾，故中焦气滞宜之者，脾胃喜芳香也；大肠气滞则后重，膀胱气不化则癃淋，肝气郁则为痛，故下焦气滞宜之，乃塞者通之也。"另外，《本草经集注》曰："疗肿毒，消恶气。"

　　大腹皮为棕榈科植物槟榔的果皮。《本草经疏》：大腹皮，即槟榔皮。其性味辛，微温，入脾胃、大小肠经，具有下气宽中、行水的功效。该品治脘腹痞胀，脚气、水肿。其气味所主，与槟榔大略相同，槟榔性烈，破气最捷，腹皮性缓，下气稍迟。入阳明、太阴经，二经虚则寒热不调，逆气攻走，或痰滞中焦，结成膈证；或湿热郁积，酸味醋心；辛温暖胃豁痰，通行下气，则诸证除矣。大肠壅毒，以其辛散破气而走阳明，故亦主之也。《本草纲目》曰："降逆气，消肌肤中水气浮肿，脚气壅逆，瘴疟痞满，胎气恶阻胀闷。"《本草再新》曰："泻肺，和胃气，利湿追风，宽肠消肿，理腰脚气，治疟疾泻痢。"

对药释义

　　木香辛温善行滞气，尤善行中焦脾胃肠腑之气，用于脾胃气滞，或肝脾不调引起的脘腹胀满、消化不良；大腹皮味辛性温，亦善行脾胃肠腑之气，且能消肿满。二药性味相同，功用相近，配伍为用，能起到消胀满、理滞气、助消化之功。二药可入于补气药之中，使补而不滞。郁老常用治疗肿瘤腹水致脘腹胀满者，配伍后可加强利水消肿作用。在肿瘤患者食欲不振时，也应用鸡内金、砂仁同时加木香能醒脾开胃，食欲不振可明显改善。

主治

　　（1）胃肠道肿瘤属气机瘀滞者。
　　（2）肿瘤患者伴脘腹胀满、消化不良、排气不畅。
　　（3）癌性腹水、小便不利。

西医药理

1. 木香的现代药理研究

　　潘阳等[1]通过整理文献发现，木香中含有木香烃内酯，其有广泛的药理活性，主要有抗肿瘤、降血糖、抗炎作用。其中抗肿瘤为主要药理活性，具有多种抗肿瘤机制，对多种肿瘤细胞表现为明显的药理活性。魏华等[2]通过研究发现木香有利胆、解痉镇痛、抗幽门螺杆菌的作用。被广泛用于脾胃肝胆疾病。

2. 大腹皮药理

　　陈其城等[3]通过动物实验研究结果提示，大腹皮是一个全胃肠的促动力药，可能通过迷走神经介导和肠神经系统的胆碱能神经途径介导。

郁 老 点 评

　　木香是理气药中最主要的一味，调节三焦之气升降，有温中和胃、行气止痛功效。在肿瘤临床中常用于脾胃气滞、脘腹胀满、消化不良等。我在临床中有一病例，即在研究肾病综合征时，一肾病患者高度浮肿，辨证为实脾饮证，可主管大夫在予实脾饮时，应用健脾利水药方时，未见利尿消肿，查房时发现方中缺少行气药，加入木香一味，患者即出现明显的利尿消肿效果，充分证实了"气行水自利"的中医理论。木香与大腹皮结合常用于肿瘤腹水致脘腹胀满，以加强利水消肿作用。在肿瘤患者食欲不振时，我也应用鸡内金、砂仁同时加木香能醒脾开胃，食欲不振可明显改善。

参 考 文 献

[1] 潘阳，王小静，潘娟，等. 木香烃内酯的药理作用及构效关系研究进展[J]. 中南药学，2013，11（2）：108.

[2] 魏华，彭勇，马国需，等. 木香有效成分及药理作用研究进展[J]. 中草药，2012，43（3）：615.

[3] 陈其城，曹立幸，庞凤舜，等. 大腹皮对犬胃肠运动的影响[J]. 时珍国医国药，2015，26（6）：1366-1368.

木香　厚朴花

对药来源　《中医肿瘤学》。

单药功用

木香，同前。

厚朴花为木兰科植物厚朴，或凹叶厚朴的花蕾，性味辛苦，温。厚朴花理气，化湿。《饮片新参》曰："宽中理气。治胸闷，化脾胃湿浊。"《四川中药志》曰："宽胸理膈，降逆理气。"

对药释义

木香、厚朴花均为气味芳香之品，二药气味辛温，能行心胸、脘腹之滞气，由于厚朴花质轻，较之厚朴温燥之性明显减轻。二药合用多用于胸胁闷滞、情绪不畅、脘腹胀满，有较好的宽胸散结理气之功。二药可配伍于补气类药物中，以防补而壅滞。郁老常二药合用，一能畅达情志，二能消胀除满又无耗气之弊。

主治

消化系统肿瘤及其他部位肿瘤引起的脘腹胀满不舒、情绪不畅、嗳气、善太息等。

西医药理

1. 木香的药理研究

同前。

2. 厚朴的药理研究

同前。

郁 老 点 评

　　木香为理气药中要药，能升降三焦元气，厚朴花为厚朴之花蕾，较之厚朴理气之力远逊，理气而不伤正，故喜与木香合用，在无明显实滞患者，常用厚朴花代替厚朴。厚朴花也常与枳壳合用，代替枳壳、厚朴之峻烈。有时我还用厚朴花、玫瑰花、代代花调治肝胃不和的胃脘不适、嗳气、胃胀等症有效。

枳壳 厚朴

对药来源　《中医肿瘤学》。

单药功用

　　枳壳为芸香科小乔木植物酸橙或香橼等接近成熟的果实（去瓤），生用或麸炒用，性味辛，苦，微温，入脾、胃经。该品辛散苦降，善走肺卫气分，功专下气开胸、利肺开胃、行气消胀、宽胸快膈，用于治疗胸膈皮毛之疾，脾胃心腹之病。《日华子本草》曰："健脾开胃，调五脏，下气，止呕逆，消痰。治反胃，霍乱泻痢，消食，破癥结痃癖，五膈气，除风明目及肺气水肿，利大小肠，皮肤痒，痔肿可炙熨。"枳实重在破气，散结消痞。

　　厚朴为木兰科植物厚朴或凹叶厚朴的树皮或根皮，性味苦辛，温，入脾胃、大肠经，有温中、下气、燥湿、消痰之效，治胸腹痞满胀痛，痰饮咳喘，寒湿泻痢等症。《本草汇言》载："厚朴，宽中化滞，平胃气之药也。凡气滞于中，郁而不散，食积于胃，羁而不行，或湿郁积而不去，湿痰聚而不清，用厚朴之温可以燥湿，辛可以清痰，苦可以下气也"，又云："厚朴配他药，无往不可，与枳实大黄同用，则泻实满，故大柴胡汤用之；与陈皮苍术同用，则除湿满，故平胃散用之；……同枳壳、莱菔子同用能下气宽肠……但气之盛者，用无不验，气质弱者，宜少用之。"

对药释义

　　枳壳辛散苦降，善走肺卫气分，功专下气开胸、利肺开胃、行气消胀、宽胸快膈；厚朴辛苦温，专主行气消胀，对于胸膈、脘腹胀满均有很好的治疗效果。郁老常用此两味药配伍，主要用于胸膈脘腹胀满疼痛、排便不畅、饮食积滞停于胃脘等，厚朴常用剂量为10g。二药辛苦温，偏于温燥，不能久用。症状改善后即可停服。

主治

　　胃肠道肿瘤、食管癌、胰腺癌、胃癌、大肠癌导致的脘腹胀满疼痛、嗳气、大便不畅、消化不良等。

西医药理

1. 枳壳抗肿瘤作用同前

　　枳壳、枳实类药材所含成分较为复杂，主要含有挥发油、生物碱、黄酮等成分。酸橙枳壳、枳实的水煎液、酊剂及流浸膏对已孕、未孕家兔之离体、在体子宫有兴奋作用，抑制小鼠离体子宫，也抑制小鼠、家兔的离体肠管和家兔的在体肠管。水煎液使胃肠瘘狗的胃肠收缩节律而有力，呈兴奋作用，但抑制狗在体胃肠运动。此类作用临床应用于治疗子宫下垂、疝气、脱肛、胃扩张、胃肠无力性消化不良等[1]。所含成分柠檬烯具有多项药理作用：镇静，抑制中枢，收缩离体的大肠、子宫、末梢血管，刺激黏膜，促进胆汁分泌，促进在体肠道运动，降低肝血清胆固醇量等[2]。

2. 厚朴的抗肿瘤作用

厚朴含有多种酚类物质，其中厚朴酚为主要成分。李小安[3]通过实验证实，厚朴主要成分厚朴酚抑制胰腺癌细胞的增殖，诱导细胞凋亡，阻滞胰腺癌细胞周期，抑制胰腺癌细胞侵袭转移及体外迁移能力。张淑洁[4]通过资料汇总，发现厚朴有抗氧化、抗菌、抗病毒、抗炎、镇痛、抗肿瘤等多种药理作用。其中抗肿瘤作用是通过诱导肿瘤细胞凋亡，促进肿瘤细胞分化抗肿瘤血管生成等作用实现的。Saito 等[5]实验结果表明，无论是药物苯并芘（强力致癌剂），还是 X 线辐射所造成的细胞突变，厚朴酚均表现出明显的抑制作用。

郁 老 点 评

临床上枳壳、厚朴常合用，两药均能苦辛而温，辛散苦降，温通腹气，下气开胸，行气消胀，对胸膈脘腹胀满疼痛，排便不畅，胃肠蠕动减弱均有调治作用，常用于食管癌之噎嗝、大便秘结。对胃肠消化系统肿瘤包括肝癌等的腹胀、卵巢癌的大量腹水所致腹胀等均有作用。

参 考 文 献

[1] 蔡逸平，曹岚，范崔生. 枳壳、枳实类药材的化学成分及药理研究概况.江西中医学院学报[J].1999，11（1）：18.

[2] 鹿野美弘等. 枳实、山椒、栝楼仁的化学和药理. 国外医学. 中医中药分册. 1986，8（6）：17-19.

[3] 李小安. 厚朴酚抑制人胰腺癌细胞生长及转移的实验研究[D]. 2015，4：20-39.

[4] 张淑洁，钟凌云. 厚朴化学成分及其现代药理研究进展[J]. 中药材，2013，36（5）：838-840.

[5] Saito J，Shibuya K，Nagase H，et al.Anticlastogenic effect of magnolol on benzo（a）pyrene-induced clastogenicity in mice[J]. Food Chem Toxicol，2008，46（2）：694-700.

木香　厚朴

对药来源　《内外伤辨惑论》之厚朴温中汤。

单药功用

木香，同前。

厚朴，同前。

对药释义

木香辛行苦泄温通，气味芳香，归脾、胃、大肠、胆经，善行脾胃之滞气，为行气止痛之要药。厚朴也善于行胃肠之气滞，为消除胀满之要药，两者配伍更能增强行气之功，气行则痛止。在厚朴温中汤中，两者配伍，木香行气宽中，助厚朴消胀除满，两者共奏行气除满止痛、温中燥湿之功。郁老临证常用木香 10g，厚朴 10g，两者配伍，屡收佳效。

主治

各类癌症患者具有脘腹胀痛等脾胃气滞之证。胃癌、大肠癌属气滞者。

西医药理

1. 木香的抗肿瘤作用

同前。

2. 厚朴的抗肿瘤作用

同前。

郁老点评

木香、厚朴两药我在临诊中常用，其行气宽中、消胀除满作用很好，遇有恶性肿瘤患者脘腹胀满时，除用枳壳、厚朴行气除满外，用木香更能行气止痛，而枳壳为行气破气药，增加胃肠蠕动较著，甚至导致疼痛，而木香则无此作用。另外木香气味芳香燥湿，对湿阻中焦所致的食欲不振，结合助消化导滞药如焦三仙、鸡内金，特别与砂仁伍用，能取得醒脾开胃、增加食欲之效。

旋覆花 代赭石

药对来源 《伤寒杂病论》之旋覆代赭汤。

单药功用

旋覆花：为菊科植物旋覆花的头状花序，味苦、辛、咸，性微温，归肺、胃、大肠经，有降气止呕、化痰止咳之功效。《本草汇言》曰："旋覆花，消痰逐水，利气下行之药也。主心肺结气，胁下虚满，胸中结痰，呕吐，痞坚噫气，或心脾伏饮，膀胱留饮，宿水等症。大抵此剂微咸以软坚散痞，性利下气行痰水，实消伐之药也。"该品性善下降，入脾胃，善于降胃气而止呕噫，以寒证为宜，多用于脾胃虚寒或痰湿内聚、胃失和降所致的噫气呕吐，多与代赭石、半夏、生姜等品配伍使用。旋覆花能入肺经，可化痰饮、下肺气，适用于痰壅气逆及痰饮蓄结所致的喘咳痰多，可与桑白皮、陈皮、半夏等品配伍。

代赭石：为氧化物类矿石刚玉族赤铁矿，主含三氧化二铁，味苦，性寒，归肝、心经，能平肝潜阳、重镇降逆、凉血止血。《医学衷中参西录》曰："能生血兼能凉血，而其质重坠，又善镇逆气，降痰涎，止呕吐，通燥结"，又"治吐衄之证，当以降胃为主，而降胃之药，实以赭石为最佳"。

对药释义

消化道肿瘤患者本身胃肠道功能紊乱，再加上放化疗的毒副作用，使脾胃损伤更加严重，经常出现嗳气、恶心、呕吐、纳少等症。尤其是食管癌患者，往往有吞咽困难、呕吐大量痰涎的症状，同时多伴有大便秘结。旋覆花可化痰饮，温胃散寒饮，用于痰壅气逆及痰饮蓄结所致的痰多之症；代赭石重镇之力，既能降胃气，又可通大便，腑气一通，脾升胃降，脾胃功能渐复。食管癌患者在病机上还存在肝郁化火、气滞痰阻，代赭石入肝经，可镇潜肝阳，性味苦寒，又清降肝火。

主治

（1）肿瘤患者，尤其是消化道肿瘤患者伴有食欲不振、纳少、嗳气频频、恶心、呕吐等症状者。化疗时消化道反应中胃气上逆、嗳气频作者。

（2）食管癌患者伴有吞咽困难、呕吐痰涎、大便秘结等症状者。

西医药理

1. 旋覆花的抗肿瘤作用

魏海青[1]等用 MTT 比色法，检测低、中、高个剂量范围旋覆花素对小鼠肝癌 H22 细胞株、小鼠肉瘤 S180 细胞株、人肺腺癌 A549 细胞株、人卵巢癌 SK-OV3 细胞株及人宫颈癌 HeLa 细胞株的细胞毒性作用。测定旋覆花素对肿瘤细胞的生长抑制作用，并计算半数抑制浓度 IC_{50}。倒置显微镜下及激光共聚焦显微镜下观察旋覆花素对上述 5 种肿瘤细胞形态的影响，结果表明旋覆花素具有抗肿瘤作用，并有细胞株选择性。

2. 代赭石的药理研究

关于代赭石的现代药理研究较少。

参 考 文 献

[1] 魏海青，李军霞，王永利，旋覆花素体外抗肿瘤作用研究[J]. 河北医药，2011，33（13）：20-22.

八月札　虎杖

对药来源　《中医肿瘤学》。

单药功用

八月札，又名预知子，其名称较多，始载于《食疗本草》，原名燕蓄子，《分类草药性》曰八月瓜，《南京民间药草》曰八月炸，《安徽药材》谓野毛蛋，《浙江中药手册》称之冷饭包，《江苏植药志》谓野香蕉等。它是木通科植物木通、白木通和三叶木通的果实，九月份果实成熟时采摘切片，晒干入药。八月札味甘甜、辛凉、无毒，胃、肝、膀胱经，具有疏肝理气、活血止痛、软坚散结、除烦利尿、健脾利胃、滋补益肾功效。该品主治肝胃气滞疼痛，脘腹、胁肋胀痛，腰痛，痛经及恶性肿瘤等症，是临床治疗癌症的常用药物。在古代医籍记载中对其均有运用，《陕西中草药》曰："八月札疏肝理气，健脾和胃。治腹痛，消化不良，疝气，泻痢。"《四川中药志》曰："疏肝，纳肾气。治膀胱疝气，吐血。"《本草拾遗》曰："利大小便，宣通，去烦热，食之能令人心宽下气。"

虎杖，微苦，微寒，归肝、胆、肺经，具有清热解毒、利胆退黄、祛风利湿、散瘀定痛、止咳化痰的功效。《滇南本草》中云："攻诸肿毒，止咽喉疼痛，利小便，走经络。治五淋白浊，痔漏，疮痈，妇人赤白带下。"该品常用于治疗关节痹痛，湿热黄疸，经闭，癥瘕，咳嗽痰多，水火烫伤，跌扑损伤，痈肿疮毒等。

对药释义

八月札疏肝理气，活血止痛；虎杖利湿退黄，清热解毒。两药均为寒凉药，入肝经。两药共用可起到调畅气机、梳理三焦、抗癌解毒的作用。郁老善用两药治疗肝癌、乳腺癌等患者出现气机不畅兼有湿热内蕴等症，八月札常用剂量为15～30g，虎杖常用剂量为10～15g。

主治

（1）消化系统肿瘤患者气滞血瘀证者。

（2）肿瘤患者毒邪蕴结引起的周身疼痛、大便干燥等症。

西医药理

1. 八月札抗肿瘤作用

八月札中含脂肪油为17%～18%[2]，其中主要含油酸甘油酯、亚麻酸甘油酯等；果实中含糖及鞣质等。从预知子中分离得到的化合物主要为三萜及其皂苷、氨基酸类物质。目前分离得到的三萜皂苷类化合物多以常春藤皂苷元和齐墩果酸为母核，也含有其他皂苷元，如阿江榄仁酸皂苷元和去甲阿江榄仁酸皂苷元；链接的糖主要为阿拉伯、鼠李糖、木糖和葡萄糖。三萜及其皂苷类物质，具有广泛的生物活性，如抗癌、抗菌、抗炎等活性。一些三萜和三萜皂苷具有显著抗肿瘤活性，具有4个糖的苷类化合物的活性最强，糖增加到6个活性不再增加。C-27或C-28位有游离羧基的齐墩果酸和常春藤皂苷元的皂苷，具有较强的抗真菌活性[3]。预知子中分离得到的一般为三萜及C-27或C-28位有游离羧基的齐墩果酸和常春藤皂苷元为苷元的皂苷类物质，具有抗真菌活性。亦有实验研究表明[4]：八月札具有抑制荷鼠肉瘤的作用，近年临床还用于治疗消化道肿瘤。

2. 虎杖抗肿瘤作用

虎杖具有抗多种肿瘤细胞的作用。于柏艳等[4]报道，虎杖提取物可以诱导A549细胞凋亡，将细胞阻滞在G_0/G_1期，还发现虎杖提取物干预后，Caspase-3、Caspase-8、Caspase-9表达增强，Ki-67、p21ras蛋白随提取物浓度表达均降低（与对照组比较，$P<0.01$）。戴关

海等[5]研究成果表明，虎杖提取物及虎杖含药血清对 Hep G2 细胞均有很好的抑制作用，其抑制率随着药物浓度增加而相应增高。虎杖有效成分白藜芦醇抑制活性突出且广泛，对多种肿瘤细胞均有杀伤作用，对肿瘤的起始、促进、发展 3 个阶段均有抑制作用，可作为天然的化学防癌剂。

虎杖还具有保肝降酶的作用，虎杖具有明显的肝保护作用，其研究主要集中在急性肝损伤和非酒精性脂肪肝（NAFLD）2 个方面。胡宗礼等[6]报道虎杖煎剂能明显对抗四氯化碳引起的大鼠肝损伤，显著降低血清 AST、ALT 含量，其作用机制与抑制 TNF-α 表达，提高 Bcl-2/Bax 比值相关，且药物本身对肝脏无明显损伤作用。另有研究报道，虎杖有效成分白藜芦醇可明显拮抗二甲基亚硝胺诱导的大鼠肝纤维化[7]。

郁 老 点 评

八月札又名预知子，有理气活血、散结止痛的功效；虎杖清热解毒、利湿退黄，临床两者常用成对以治湿热结毒，气机不畅等肝、胆、胰肿瘤，肿瘤患者气机不畅，肝郁毒结，或有便干者。我在治疗具有湿热的肝癌、胆管癌、胰腺癌、胃癌等，常与柴胡、姜黄药对同用以起到疏肝理气、利湿退黄、清利湿热、解毒抗癌作用，临床屡屡获效。虎杖有缓泻作用，故对便干便秘的患者尤宜。

参 考 文 献

[1] 常新全，丁丽霞. 中药活性成分分析手册（下册）[M]. 北京：学苑出版社，2002：1 875.

[2] 吴立军. 天然药物化学[M]. 北京：人民卫生出版社，2003：306.

[3] 方志先，赵晖，赵敬华. 土家族药物志[M]. 北京：中国医药科技出版社，2007：16.

[4] 于柏艳，孙抒，杨万山，等. 虎杖提取物对人肺癌 A549 细胞株抑制增殖和诱导凋亡作用的研究[J]. 中成药，2010，32（11）：1972.

[5] 戴关海，杨锋，童晔玲，等. 虎杖提取物抗人肝癌细胞株 Hep G-2 作用的实验研究[J]. 中国中医药科技，2009，16（5）：376.

[6] 胡宗礼，黄晓萍. 虎杖方剂对四氯化碳致大鼠肝损伤的保护作用研究[J]. 时珍国医国药，2009，20（3）：657.

[7] 单中杰，郭亮，侯箐岚，等. 白藜芦醇对人肾细胞癌 786-0 细胞周期、凋亡及 PDCD5mRNA 表达的影响[J]. 郑州大学学报，2012，47（2）： 182.

八月札　生薏米

对药来源　《中医肿瘤学》。

单药功用

八月札，同前。

生薏米（薏苡仁），为禾本科薏苡属，草本植物，性味甘淡，微寒，归脾、胃、肺经。其是常用杂粮，为利水渗湿药，很久以来即为药食两用品种。其具有利水渗湿、健脾止泻、清热排脓、除痹的功效。该品可健脾补肺，清热、消痛、温气主消渴[1]。该品用于水肿、脚气、小便不利、湿痹拘挛、脾虚泄泻等症。现代研究发现薏苡仁具有镇痛抗炎、免疫调节、抗溃疡、降血糖和减肥等药理作用[2-4]。

对药释义

八月札舒肝理气、健脾和胃。生薏米利水渗湿、健脾止泻。两药一归肝经，一归脾经。《金匮要略》云："夫治未病者，见肝之病，知肝传脾，当先实脾，四季脾旺不受邪，即勿补之。"二药合用可肝脾同调，起到调畅气机、健脾渗湿的功效。郁老临证八月札常用剂量为 15～30g，生薏米常用剂量为 15～30g。

主治

肿瘤患者肝郁脾虚者。

西医药理

1. 八月札的抗肿瘤作用
同前。

2. 生薏米的抗肿瘤作用
同前。

郁 老 点 评

肝胆恶性肿瘤患者既有肝气郁结又有脾虚湿盛者，用此药对以疏肝理气和胃、健脾渗湿，肝脾两治。且两药又均有抗肿瘤的作用，故在辨证论治基础上，选用有抗癌作用的这两味中药是一举两得。

砂仁　白豆蔻

对药来源　《普济方》之人参豆蔻汤。

单药功用

砂仁为姜科多年生草本植物的完整果实或种籽、或其干粉末。其味辛，性温，归脾经、胃经、肾经，具有化湿开胃、温脾止泻、理气安胎的功效。该品常用于治疗湿浊中阻，脘痞不饥，脾胃虚寒，呕吐泄泻，妊娠恶阻，胎动不安等。

白豆蔻为姜科植物，味辛、性温，归肺、脾、胃经，具有化湿、行气、温中、止呕的功效。《主治秘要》云："肺金本药，散胸中滞气，感寒腹痛，温暖脾胃，赤眼暴发，白睛红者。"该品主治气滞，食滞，胸闷，腹胀，噫气，噎膈，吐逆，反胃，疟疾。

对药释义

砂仁的性温味辛，归脾、胃经，具有化湿、行气、温中、安胎的作用。在临床治疗中，砂仁以其辛温气香的特性，具有化湿理脾、行气和胃之功效，用于治疗湿阻中焦、脾胃气滞所致的脘腹胀痛、食欲不振、呕吐泄泻等症。白豆蔻的性温味辛，归肺、脾、胃经，具有化湿、行气、温中、止呕之功效。善理肺脾气滞，临床因其辛温芳香、醒脾化湿、行气开胃之功效，用于治疗脘腹胀满、湿温胸闷、胃逆呕吐等症。两者性味均为性温味辛之品，这决定了它们有着相似的功效。但却各有所长，砂仁善行中、下二焦之气滞，而白豆蔻善行中、上二焦之气滞，两者联用，通三焦之气滞，增强化湿行气温中之功效。

主治

肿瘤患者化疗后湿阻中焦及脾胃气滞证者。

西医药理

1. 砂仁的药理作用

朱金照[1]等发现砂仁促进胃排空及肠道传输的作用均非常显著，其促动力作用与西沙必利具有一定的可比性。李晓光[2]等进一步报道：砂仁挥发油中主要成分乙酸龙脑酯有显著的抑制番泻叶所致小鼠腹泻、冰醋酸所致小鼠疼痛和离体家兔小肠平滑肌运动的作用，对小鼠胃排空无明显影响。提示：乙酸龙脑酯对实验动物消化道的作用部位可能在小肠，其止泻、镇痛作用可能是通过抑制小肠平滑肌运动产生的，而且乙酸龙脑酯对家兔离体小肠内压作用呈明显的量效关系。郭颂铭[3]等报道利用免疫方法制作动物模型，观察砂仁复方制剂对实验性溃疡性结肠炎的免疫指标的影响，结果表明该方能有效抑制异常增高的体液免疫（IgG）而提高功能低下的细胞免疫（Ea-RFC、Et-RFC、LTR），纠正比例失调的CD4/CD8水平，疗效明显高于柳氮磺胺嘧啶。

2. 白豆蔻的抗肿瘤作用

白豆蔻是一种具有抑癌特性的中药。1955年的《日本药局方注解》上就有白豆蔻治疗胃癌的记载[4]，豆蔻提取物具有广泛的抗癌活性，其抗癌机制为诱导肿瘤细胞的凋亡[5]：①下调 Bcl-2 的蛋白表达，诱导细胞的凋亡；②能明显提高肝的解毒作用，能使活体产生肝 DNA 附加体，表明有癌症预防作用；③诱导细胞分化，诱导细胞凋亡，抑制增加抗氧化物活性和抗氧化而抑制癌细胞的生长和增殖；④与抗癌药物产生协同作用，降低耐药性。

郁 老 点 评

砂仁、白豆蔻均为中焦行气消胀、醒脾和胃的要药，对消化道运化、传输功能均有促进作用。我在临床上治疗所有患癌患者，砂仁是必用的一味，目的是醒脾和胃，增进食欲，改善肿瘤患者因病所致的厌食和因治（放、化疗、中药）所致的食欲不振，两者合用，行气消胀、开胃消食、温中止呕效果好。白豆蔻与肉豆蔻系两种不同植物的果实，前者为姜科植物白豆蔻干燥果实，后者为肉豆蔻科植物肉豆蔻的干燥种仁，肉豆蔻辛温，入脾胃、大肠经，温中行气，涩肠止泻。常用于脾胃虚寒久泻不止，食少呕吐，脘腹胀痛。四神丸（与吴茱萸、五味子、补骨脂配伍）治五更泻，所以我常用于化疗引起的脾胃虚寒，腹泻便溏等症，与白豆蔻有别。

参 考 文 献

[1] 朱金照,冷恩仁,陈东风,等. 砂仁对大鼠胃肠运动及神经递质的影响.中国中西医结合消化杂志,2001,9（4）：205.

[2] 李晓光,叶富强,徐鸿华. 乙酸龙脑酯药理作用的实验研究.华西药学杂志,2001,25（3）：49-50

[3] 郭颂铭,杨巍. 中药组方灌肠对实验性溃疡性结肠炎的免疫影响. 上海铁道医学院学报,1995,9（4）：219-222.

[4] 季宇彬. 抗癌中药的药理与应用[M]. 哈尔滨：黑龙江科技出版社,2004.

[5] 孙振华. 豆蔻提取物对人胃癌细胞生长影响的体外实验研究[J]. 实用肿瘤杂志,2008,13（5）：127.

乌药 川芎

对药来源 《太平惠民和剂局方》乌药顺气散。

单药功用

乌药为樟科植物乌药的干燥块根,辛,温,无毒,入胃、肾经,具有行气止痛,温肾散寒的功效。《药鉴》中云："乌药,气温,味辛,气厚味轻,入足阳明少阴经药也。诸冷能除,凡气堪顺。止翻胃,缩小便。辟疫瘴时行,解蛊毒卒中。佐香附,能治妇人诸般气症,君平胃,能消男妇诸般食积。用于风药能疏风,用于胀满能降气,用于气阻能发阻,用于腹痛能止痛。又主肾间冷气攻冲,此又为足少阴药也。"常用于治疗寒凝气滞之胸腹诸痛证,尿频,遗尿等。

川芎,参见活血类。

对药释义

从功效及性味上来讲,乌药与川芎同为辛温之品,且皆为止痛良药。但其作用特点各有不同。乌药,气雄性温,故快气宣通,疏散凝滞,起到行气止痛、温肾散寒的作用。川芎辛温香燥,走而不守,既能行散,上行可达巅顶,又入血分,下行可达血海。《本草汇言》认为川芎"虽入血分,又能去一切风,调一切气"常用于活血行气,祛风止痛。乌药偏于温散寒凝,川芎偏于活血行气,两者联用,一动一静,效用甚佳,可治腹痛胀满、风湿痹痛等症。且乌药归胃、肾经,而川芎归肝胆三焦经,两药配伍,在经络走行范围上亦可互补,共奏顺气、开郁、散寒、止痛之功。

主治

（1）用于盆腹腔肿瘤,胀满疼痛。
（2）用于肝癌、慢性肝炎等肝胆疾病所引发的胁肋疼痛。

西医药理

1. 乌药的抗肿瘤作用

晏润纬等对乌药根挥发油的体外抗肿瘤活性及其有效成分进行分析,结果表明,乌药根挥发油对所试肿瘤细胞均表现出明显的细胞毒性，特别是对人食管癌 Eca-109 细胞和人胃癌 SGC-7901 细胞增殖的抑制作用尤为明显[1]，表明挥发油中的多种有效成分具有抗肿瘤的作用。通过对乌药根挥发油的抗肿瘤有效成分进行分离、鉴定、筛选得到一种倍半萜类化合物——吉马酮。结果显示，吉马酮对多种人癌细胞系的增殖均具有明显的抑制作用。亦有文献报道显示，吉马酮能够通过诱导人肝癌细胞系发生 G_2/M 期细胞周期阻滞并促进细胞凋亡，而产生抗肿瘤作用[2-4]。

2. 川芎的抗肿瘤作用

参见活血章节。

郁 老 点 评

乌药辛温，温肾散寒，行气止痛，治寒凝气滞的诸痛证。我亦常用于咽膈噎感，但食下无碍的梅核气证（常与枳壳、厚朴花为伍），用于食管癌、胃癌、肝癌患者有气阻而痛者，以行气止痛。与益智仁伍用可缩泉，用于肾虚尿频，夜间遗尿及尿崩症。川芎为血中气药，为行气活血的要药，四物汤中用以补血而无滞，上治头痛头风，下治月经不调，癥瘕积聚，痈疽疮疡。我在老年肿瘤患者需要照顾心脑血管瘀阻缺血时亦常伍用。而乌药与川芎两者相伍，行气活血作用更强，且有温寒止痛之功。川芎用于放化疗期间亦有减毒增效作用。

参 考 文 献

[1] 晏润纬，花金红. 乌药根挥发油的体外抗肿瘤活性及其有效成分分析[J]. 武汉大学学报，2014，60（4）：345-348.

[2] Liu Y，Wang W.Fang B，et al，Anti-tumor effect of germacrone on huaman　cell lines through inducing G2/M cell cycle arrest and promoting apoptosis[J].Eur J Pharmacol，2013，689（1）：95-102.

[3] 梁蓉，杨平地，陈协群. 川芎嗪对白血病细胞株 HL-60 和 K562 的生长抑制反应[J]. 第四军医大学学报，1998，19（1）：108-109.

[4] 张会军，阎蕴力，张竹新，等. 川芎嗪对人小细胞肺癌 H446 细胞的增殖抑制作用[J]. 肿瘤防治研究，2003，30（6）：452-454.

百合　乌药

对药来源　《郁仁存中西医结合肿瘤学》。

单药功用

百合，最早收录于《神农本草经》。《本草述》中记载："百合之功，在益气而兼之利气。"其味甘，性寒，归肺、心经，有养阴润肺、清心安神的功效。百合性味甘寒，具有养阴润肺、清心安神之功效。其用于治疗阴虚久咳、痰中带血、虚烦惊悸、失眠多梦和精神恍惚等症[1]。

乌药，同前。

对药释义

　　百合甘微寒而质润，既善养阴润肺止咳，又善清心安神，可用于治疗由于肺燥或阴虚之久咳、痰中带血等。乌药辛行温通，上走肺脾，能疏通胸腹之气；下达肾与膀胱，能温肾散寒以除膀胱冷气，治疗寒郁气滞之证尤善。二药合用，一甘寒一温通，一润一辛，配伍使用可滋润而不腻，温补而不燥。临证郁老百合常用剂量为 10～20g，乌药常用剂量为 5～10g。

主治

　　（1）胸肺部恶性肿瘤。
　　（2）泌尿系恶性肿瘤。

西医药理

1. 百合的抗肿瘤作用

　　百合的化学成分主要有：水分、粗蛋白、淀粉[2]、蛋白质、脂肪、糖、维生素、胡萝卜素[3]、钙、镁、铁[4]、天冬氨酸、苏氨酸。多糖成分抗肿瘤活性的作用一般表现为提高宿主免疫功能，也可直接抑制杀死肿瘤细胞。螺旋藻多糖能提高荷瘤小鼠脾、胸腺指数，提高淋巴细胞转化率，促进 NK 细胞杀伤靶细胞作用，同时使淋巴细胞产生白细胞介素 2 的功能增强，使环磷酰胺致动物的白细胞降低得到改善[5]；蚕蛹多糖可抑制肿瘤，增加外周淋巴、淋巴细胞数量[6]。

2. 乌药的抗肿瘤作用

　　同前。

郁 老 点 评

　　百合养阴润肺，治肺阴虚久咳，痰中带血有效，我注意到百合还能清心安神，乌药善温胃理气止痛，且能治痉挛，所以我在临床上除用于肺癌及泌尿系肿瘤外，我的经验治梅核气有效，可能是通过调节精神系统而起效。治疗泌尿系疾病，乌药与益智仁合用缩泉丸以治疗尿崩症或小儿遗尿。百合与乌药合用一寒一温、一润一辛，补而不燥，润而不腻。

参 考 文 献

[1] 杨林莎，孙艳红，方晓艳. 中药百合的研究进展[J]. 河南中医药学刊，2002，17（1）：74-75.
[2] 钟海雁，李钟海，王纯荣，等. 卷丹营养保健粉的研制[J].经济林研究，2002，20（3）：37.
[3] 李明河. 百合药膳[J]. 中国农村医学，1991（3）：43.
[4] 吴汉斌，孙鹤年，刘文亮. 几种百合药材的化学分析[J]. 现代应用药学，1991，8（2）：15.
[5] 曲显俊，崔淑香，解砚英，等. 螺旋藻多糖抗肿瘤作用的实验研究[J]. 中国海洋药物，2000，19（4）：10.
[6] 应自忠，张慧，胡松，等. 绿茶及壳多糖抗肿瘤的实验研究[J]. 时珍国医国药，2000，11（9）：783.

第三章 化痰散结类

前胡 杏仁

对药来源 《温病条辨》之杏苏散;《证治准绳》前胡散。

单药功用

前胡为伞形科多年生草本植物白花前胡的干燥根, 苦、辛, 微寒, 归肺经, 具有降气化痰、疏散风热的作用。主外感风热, 肺热痰郁, 咳喘痰多, 痰黄稠黏, 嗳逆食少、胸膈满闷。用于风热咳嗽痰多, 痰热喘满, 咯痰黄稠。《本草纲目》曰:"清肺热, 化痰热, 散风邪。"

杏仁为蔷薇科乔木植物山杏、西伯利亚杏、东北杏的干燥成熟种子, 味苦, 性微温, 有小毒, 归肺、大肠经, 具有止咳平喘、润肠通便的作用, 可治疗咳嗽气喘、肠燥便秘等[1]。《珍珠囊药性赋》曰:"除肺热, 治上焦风燥, 利胸膈气逆, 润大肠气秘。"其止咳平喘、润肠通便之功, 已为医家所熟悉, 除此, 其祛风止痛的作用, 临床应用常被忽视, 早在《名医别录》即言杏仁"主风气去来, 时行头痛。"《普济方》载治风虫牙痛, 将杏仁针刺置灯上烧烟, 乘热放病牙上, 共反复于病牙上烧放 7 次, 可止痛。

对药释义

杏仁微温而润, 善降肺下气, 兼宣肺之功而止咳平喘;前胡微寒而散, 具有疏风降气化痰之效。两者配伍, 一温一寒, 平调阴阳;前胡散降适宜, 杏仁宣肺下气, 二药共调肺之气机, 使气机畅而咳止;前胡、杏仁功用上配合, 共奏轻宣达表、化痰理肺止咳之功。郁老常用于肺癌或者肺转移的痰热咳嗽患者, 如见咳嗽、咳痰, 痰色黄质黏症状者, 临证常用前胡剂量为 10g、杏仁 10g, 两者配伍, 屡收佳效。

主治

(1) 肺恶性肿瘤或肺转移患者伴有咳嗽有痰, 色白或黄。
(2) 恶性肿瘤兼痰热咳嗽症状者。

西医药理

1. 前胡的抗肿瘤作用

近年来白花前胡的现代研究进展较快, 仅香豆素类化合物就已分离鉴定出 40 多个, 主要为白花前胡甲素和白花前胡丙素等角型二氢吡喃香豆素类化合物;也有线性二氢吡喃香豆素类化合物、白花前胡丁素等化合物, 其主要的药理作用包括降低血压, 抗心力衰竭,平喘，抗癌等[2]。例如，常天辉等学者在研究中药白花前胡及其有效成分对缺血再灌注心肌 IL-6 水平及凋亡相关蛋白表达的影响，得出结论：白花前胡及前胡甲素在防治缺血后心肌细胞死亡上显现新靶位，原因可能与心肌缺血再灌注期间机体自身调控即早基因 IL-6、Fas、bax、bcl-2 蛋白的表达有关[3]。还有研究显示白花前胡总提取物能够明显抑制二甲苯所致的小鼠耳肿胀和蛋清所致的大鼠足肿胀。同时，白花前胡提取物对卵蛋白诱导的小鼠气道变态炎症反应也有明显的保护作用，白花前胡有良好的体内抗炎活性，对急性肺损伤具有保护作用[4]。

2. 杏仁的抗肿瘤作用

苦杏仁苷属于传统中药苦杏仁中的有效成分之一，广泛存在于蔷薇科植物果实的种子中，如杏、桃、李子、苹果、山楂等，其中尤以苦杏仁中含量较高。现代研究表明苦杏仁苷具有抗动脉粥样硬化、抗肾间质纤维化、抗肺纤维化、抗高氧诱导肺损伤、免疫抑制、免疫调节、抗肿瘤、抗炎及抗溃疡的药理作用[5]。苦杏仁苷抗肿瘤的机制主要有：影响肿瘤细胞周期，诱导细胞凋亡，细胞毒作用及通过免疫机制增强抗肿瘤活性[6]。罗志冬等学者采用电感耦合等离子体质谱法，找出苦杏仁中与抗肿瘤功效相关的金属元素，初步探究其抗癌机制。实验结果表明，苦杏仁中含有较高含量的 Mg、K、Ca、Fe、Zn 等金属元素，初步确定苦杏仁的抗癌机制与 Mg、K、Ca、Fe、Zn 等金属元素有关[7]。

郁 老 点 评

前胡、杏仁为我在临床上遇见肿瘤患者出现风热或肺热咳嗽时常用药对，两者均可降气化痰、止咳平喘，更主要是两味药均有抗肿瘤的作用，在诸多止咳化痰药中，对肺部肿瘤或肺转移癌患者用之奏效。

参 考 文 献

[1] 陈蔚文.中药学[M].北京：中国中医药出版社，2008：9.
[2] 薛俊超.白花前胡化学成分及相关药理作用的研究进展[J].海峡药学，2012，24（2）：34-35.
[3] 常天辉，刘晓阳，章新华，等.白花前胡及前胡甲素对心肌缺血再灌注大鼠 IL-6 水平及 Fas、bax、bcl-2 蛋白表达的影响[J].中国医科大学学报，2003，32（1）：1-6.
[4] 喻鹏久，吴曙光.白花前胡素类化合物抗炎活性以及分子作用机制的研究[D].广州：南方医科大学，2013：Ⅱ.
[5] 吕建珍，邓家刚.苦杏仁苷的药理作用研究进展[J].现代药物与临床，2012，27（5）：530-534.
[6] 常军、肖依文，吴文婷，等.杏仁苷抗肿瘤机理研究进展[J].药物生物技术，2014，21（6）：597-599.
[7] 罗志冬，杨欣欣，包永睿，等.抗癌中药苦杏仁中金属元素含量测定研究[J].辽宁化工，2014，43（2）：146-148.

杏仁 橘络

对药来源 《中医肿瘤学》。

单药功用

杏仁，同前。

橘络为橘的中果皮及内果皮之间的纤维束群，性味甘、苦，平，归肝、脾、肺经，功能行气通络、化痰止咳、败毒抗癌。该品适用于痰滞经络之胸痛、咳嗽、痰多。《本草纲目拾遗》：通经络滞气、脉胀，驱皮里膜外积痰，活血。

对药释义

杏仁善降肺下气，兼宣肺之功而止咳平喘；橘络行气通络，化痰止咳。杏仁宣肺下气，橘络行气通络，二药共调气机，使气机畅而咳止；橘络还有化痰止咳的作用，配合杏仁止咳平喘，共奏祛痰止咳平喘之功。郁老常用于肺癌或者肺转移的患者，如见咳嗽、胸痛、痰多症状者，临证常用橘络剂量为 5～10g，两者配伍，屡收佳效。除止咳下气外，杏仁性温，归肺、脾二经，具有消食散滞、抗炎止痛之功；橘络性平，微寒，归肝、肺、脾经，其除止咳化痰，仍具舒气通络之功，两者合用，通络止痛。郁老遵关幼波老中医之意，肝病从痰论治，常常用于肝癌、肝硬化的治疗。

主治

（1）肺恶性肿瘤或肺转移患者。

（2）肿瘤患者胸腔积液、胸部作痛者；乳腺肿瘤伴乳腺增生者。

（3）肝癌、肝硬化患者。

西医药理

1. 杏仁的抗肿瘤作用

同前。

2. 橘络的抗肿瘤作用

有学者应用乙醇加热回流提取橘络，采用硅胶柱色谱、MCI 柱及凝胶等技术从橘络乙醇提取部位中分离得到 14 个化合物，其中 8 个化合物为该种植物中首次分离得到，以前柑橘的化学成分主要为黄酮类成分为主，其次还分离得到二萜类和木脂素类成分，石油醚部位主要为挥发性成分[1]。刘诚聪选取乳腺囊性增生症患者 100 例，治疗组（50 例）予内服橘络饮合外敷乳核散治疗，对照组（50 例）予口服内消瘰疬丸治疗，均连用 3 个月，观察其临床疗效和血清性激素水平变化。结果：内服橘络饮合外敷乳核散治疗组的临床总有效率为 90.0%，高于对照组；治疗组雌二醇水平较治疗前明显降低，且明显低于对照组。结论：内服橘络饮合外敷乳核散治疗乳腺囊性增生症临床疗效确切，是目前较为理想的治疗方法[2]。还有学者临床研究发现用橘络、生姜大枣配合可治愈受寒胃痛患者[3]。

郁 老 点 评

我院关幼波老中医为肝病专家，其治肝硬化、慢性肝炎时常用橘络、杏仁为伍。他认为肝病时应从痰治，肝硬化时肝郁络滞，故以橘络行气通络、化痰止咳，故治由肝炎、肝硬化所致肝癌，用后肝区不适减轻。

参 考 文 献

[1] 李飞，蒋磊，张黎娟，等. 橘络的化学成分研究[J]. 2013 年中国药学大会暨第十三届中国药师周论文集，中国会议，2013.

[2] 刘诚聪，张春玲，宫磊，等.内服橘络饮合外敷乳核散治疗乳腺囊性增生症的疗效观察[J].中国临床研究，2013，26（2）：182-183.

[3] 于锦程.橘络治愈受寒胃痛[J].中国民间疗法，2005，13（10）：62.

白前　桔梗

对药来源　《医学心悟》之止嗽散。

单药功用

白前系萝藦科鹅绒藤属药用植物，其主要药用部位是根状茎和根，白前始载于《名医别录》，被列为中品；白前味辛、甘，性微温，入肺经，功能降气、消痰、止咳。其用于肺气壅实、咳嗽痰多、胸满喘急。不论属寒、属热，均可使用。《本草经疏》曰："白前，肺家之要药。甘能缓，辛能散，温能下，以其长于下气，故主胸胁逆气，咳嗽上气"，《本草纲目》曰："白前，长于降气，肺气壅实而有痰者宜之。若虚而长哽气者不可用。张仲景治嗽而脉沉者，泽漆汤中亦用之。"《本经逢原》曰："白前，较白薇稍温，较细辛稍平。专搜肺窍中风水，非若白薇之咸寒，专泄肺胃之燥热，亦不似细辛之辛窜。"

桔梗为桔梗科多年生草本植物桔梗的根，以其根茎结实梗直而得名，性味辛苦、平，入肺经。该品辛开苦泄，但辛而不燥，苦而不峻，开宣肺气、泻火散寒，以驱外邪，通利胸膈、以利咽喉，宣通气血、祛痰排脓，载药上行。《本草求真》曰："桔梗，按书既载能引诸药上行，又载能以下气，其义何居？盖因人之脏腑胸膈，本贵通利，一有寒邪阻塞，则气血不通，其在于肺，则或为不利，而见痰壅喘促鼻塞；其在阳明，则或风热相搏，而见齿痛；其在少阴，则困寒蔽火郁，而见目赤喉痹咽痛；久而火郁于肺，则见口疮肺痈干咳；火郁上焦，则见胸膈刺痛；肺火移郁大肠，则见下痢腹痛，腹满肠鸣。总皆寒郁于肺，闭其窍道，则清不得上行，浊因不得下降耳。桔梗系开提肺气之圣药，可为诸药舟楫，载之上浮，能引苦泄峻下之剂，至于至高之分成功，俾清气既得上升，则浊气自克下降，降气之说，理根于是。"

对药释义

白前辛甘微温，降肺气，止痰嗽；桔梗辛苦性平宣肺气，利胸膈；二药均入肺经，白前长于降气，桔梗善于宣肺。两者一升一降，升降相因，合用增强止咳之力，对于多种病因引起的咳嗽均有明显效果。止咳名方止嗽散中白前、桔梗配伍而用，是临床治疗各类咳嗽的通用之方。桔梗对新感咳嗽效佳，白前对久咳疗效较好。郁老认为桔梗性平，白前性温而不燥，二药合用，无论寒热，外感内伤，新嗽久咳皆可用之。

主治

（1）肺癌咳嗽。

（2）其他部位肿瘤伴咳嗽者。

西药药理

1. 白前的现代药理作用

刘洋等[1]研究发现，白前主要化学成分为β-谷甾醇、C24～30脂肪酸和三萜皂苷等，对呼吸系统、消化系统疾病有治疗作用，能够止咳、祛痰、止泻、抗胃溃疡，此外尚能镇痛、抗炎。沈雅琴等[2]采用常规的炎症和疼痛模型以及电刺激麻醉动物颈动脉的体内血栓形成模型，给小鼠灌胃5g/kg和15g/kg白前醇提物，能显著延长热痛刺激甩尾反应的潜伏期，减少由乙酸引起的扭体反应次数，抑制二甲苯引起的耳肿、角叉菜胶引起的足跖肿胀。证实白前有明显的镇痛和抗炎作用。

2. 桔梗的抗肿瘤作用

李盈等[3]指出桔梗的主要化学成分为皂苷类化合物三萜皂苷、黄酮类化合物、醇类化合物，主要有祛痰、镇咳、抗炎作用、能够抗肿瘤及提高免疫。其中桔梗皂苷D能够诱导A549细胞凋亡，能够对Bax、Bak和BcL-2、BcL-xL表达调控，激活caspase最终导致肺癌细胞死亡。蒋娜等[4]通过梳理相关文献，发现桔梗具有多种药理作用，能够抗肿瘤和调节免疫。其中桔梗皂苷D对人乳腺癌细胞-7的增殖及凋亡有影响，对结肠癌、宫颈癌细胞及瘤体的生长有抑制作用。

郁老点评

白前、桔梗两药成对，主一升一降调节肺气，桔梗宣肺，白前降气，止咳之力加强。在肿瘤患者，无论新久咳嗽均可用之，对肺癌、肺转移癌患者之久咳亦有效，可缓解咳嗽咳痰症状。

参 考 文 献

[1] 刘洋. 白前的现代研究与开发应用前景[J]. 西北药学杂志，2015，30（6）：769.

[2] 沈雅琴，张明发，朱自平，等. 白前的镇痛、抗炎和抗血栓形成作用[J]. 中国药房，2001，12（1）：15-16.

[3] 李盈.桔梗的化学成分及药理作用研究进展[J].食品与药品，2016，18（1）：72-74.

[4] 蒋娜.桔梗现代研究及应用特点分析[J].中医学报，2015，30（2）：260-261.

桔梗　甘草

对药来源　《金匮要略》之桔梗汤。

单药功用

桔梗，同前。

甘草为豆科植物甘草的根及根状茎，性味甘，平，入脾、胃、肺经，有和中缓急、润肺解毒、调和诸药的功效。炙用，治脾胃虚弱，食少，腹痛便溏，劳倦发热，肺痿咳嗽，心悸，惊痫；生用，治咽喉肿痛，消化性溃疡，痈疽疮疡，解药毒及食物中毒。《神农本草经》曰："主五脏六腑寒热邪气，坚筋骨，长肌肉，倍力，金疮肿，解毒。"《别录》曰："温中下气，烦满短气，伤脏咳嗽，止渴，通经脉，利血气，解百药毒。"

对药释义

桔梗宣肺祛痰，散郁利咽、排脓；甘草补中益气，泻火解毒，润肺祛痰，缓急止痛，缓和药性。甘草以泻火解毒为要；桔梗宣开肺气而散外邪，又可载甘草直奔咽喉。二药始出《伤寒论》桔梗汤，主要为少阴咽痛而设，论曰："少阴病二三日，咽痛者，可与甘草汤；不差，与桔梗汤。"后世将二药用于止咳方中，亦有很好的止咳作用。此外，二药尚有很好的排脓作用，如《金匮要略》载"咳而胸满，振寒脉数，咽干不渴，时出浊唾腥臭，久久吐脓如米粥者，为肺痈，桔梗汤主之"。郁老常用于肺癌，或放疗后出现咳嗽、咽痛等，另外，因为桔梗品性升散，郁老常提醒气机上逆者慎用，如气逆咳嗽、咳血、吐血及恶心呕吐等，其中桔梗常用剂量为10g，甘草常用剂量为6～10g。

主治

（1）肺癌伴咳嗽咽痛者。
（2）鼻咽癌、肺癌等放疗后。
（3）恶性肿瘤伴肺部感染者。

西医药理

1. 桔梗的抗肿瘤作用

同前。

2. 甘草抗肿瘤作用

甘草具有抗肿瘤作用，肿瘤出现的某个阶段中，氧自由基或活性氧会起到非常重要的作用，导致细胞膜结构的损害，严重的甚至会造成细胞的死亡。甘草中所含的黄酮类成分，经过临床验证具有有效的抗氧化效用，能够有效地对氧自由基进行清除，从而保护细胞膜免受损害，尤其是对缺血再灌注型的脑损害的保护作用尤为明显。此外，王秀梅、董著等的研究显示，甘草黄酮能够促使巨噬细胞产生细胞毒因子，以此来诱导杀伤肿瘤细胞[1]。研究表明[2]甘草酸具有抑制多种肿瘤的作用。它主要是通过对 DNA 合成限速酶以及核苷酸还原酶活性的抑制和降低，阻碍肿瘤细胞从 DNA 合成前期到合成期的移行，从而达到分化癌细胞、抑制癌细胞增殖的目的。

郁 老 点 评

桔梗与甘草常用于咳嗽、咽部不适、痰少不易咯出等症，多见于上呼吸道感染或肺部疾病，肺癌患者咳不畅，痰少者亦常用，甘草此时以泻火解毒为用，故应该用生甘草与桔梗为伍。

参 考 文 献

[1] 张利.甘草的药理作用及现代研究进展[J].中医临床研究，2014，6（10）：147-148.
[2] 王元，瞿彩云，彭雪晶.甘草及其衍生物药理作用的研究新进展[J].甘肃医药，2011，7（10）：398-401.

荔枝核　橘核

对药来源　《中医肿瘤学》。

单药功用

荔枝核为无患子科植物荔枝的干燥成熟种子，又名荔仁，形似卵，呈圆形或长圆形，表面平滑有光泽，棕色或棕红色。其性味甘涩，温，无毒，归肝肾经，具有温中、理气、止痛等功效，多用于治疗胃脘久痛、肝郁气滞、疝气疼痛、女性气滞血瘀腹痛、睾丸肿痛等。《本草纲目》曰："行散滞气。治颓疝气痛，妇女血气刺痛"，《本草备要》："辟寒邪，治胃脘痛"。

橘核为芸香科植物橘或朱橘等多种橘类的种子，干燥种子呈卵圆形或卵形。该药苦，平，无毒，入肝肾经，具有理气、散结、止痛之功效。该品主要用于治疗疝气、睾丸肿痛、乳痈、乳癖、腰痛、膀胱气痛等。《日华子本草》曰："治腰痛，膀胱气，肾疼。炒去壳，酒服良。"《本草纲目》曰："治小肠疝气及阴核肿痛"。《本草汇言》曰："橘核，舒肝，散逆气、下寒疝之要药也。"

对药释义

荔枝核、橘核二药均为子实类药物，均入肝肾经，均有理气、散寒、止痛的功用。荔枝核温中、理气、止痛，用于胃脘、乳房、睾丸、少腹胀满疼痛；橘核，行肝气，消肿散毒。郁老认为二药合用，转入肝经，直达少腹，共奏祛寒止痛、散结消肿之功效，在肿瘤患者肝肾经络有寒结、包块、疼痛等，及有疝气疼痛者均可用之。二药应用应以盐炙，此意为使二药走下焦入肝肾，加强理气散结止痛之功。

主治

（1）妇科肿瘤、睾丸肿痛等。

（2）腹内结块，如卵巢囊肿、子宫肌瘤、输卵管积水不通等。

西药药理

1. 荔枝核的抗肿瘤作用

李关宁等[1]观察了荔枝核皂苷在乳腺癌术后内分泌治疗的临床应用，通过试验组和对照组进行对比研究，发现荔枝核能降低雌激素、泌乳素水平，增强机体免疫功能，改善患者生活质量，减轻来曲唑的不良反应。张菊艳[2]研究表明荔枝核有着诸多药理作用，有抗氧化和自由基清除、抑制微生物、抗肝损伤及肝纤维化、降血糖、抑制肿瘤等作用。研究显示荔枝核水提取物对于鼻咽癌 CNE-2Z 细胞增殖的抑制作用较为明显。葛如意[3]等对荔枝核抗肿瘤机制进行研究，发现荔枝核可通过多种机制进行抗肿瘤，包括固有免疫应答机制、适应性棉衣应答机制、促细胞凋亡机制对肿瘤细胞端粒酶活性影响机制、调节激素受体水平的抗肿瘤机制、控制生长因子分泌及其受体表达的抗肿瘤机制。

2. 橘核的现代药理研究

万福根等[4]对橘核的作用进行了研究，发现橘核中主要含有多种油脂脂肪酸、柠檬苦素及类似物、蛋白质及多种矿物质，有镇痛、抗癌、抗感染、提高精子质量等多种作用。橘核单味药及复方制剂对艾滋病及宫颈癌有治疗作用，其中柠檬苦素有明显的抗癌活性。

郁 老 点 评

荔枝核温中、理气、止痛；橘核理气、散结止痛，两者合用，加强温通理气、散结止痛作用。在肿瘤患者肝肾经络有寒结、包块、疼痛等及有疝气疼痛者均可用之。

参 考 文 献

[1] 李关宁.荔枝核皂苷在乳腺癌术后内分泌治疗中的临床应用[J].现代医院，2015，15（12）：101-102.
[2] 张菊艳.荔枝核化学成分及其药理作用的研究进展[J].广东药学院学报，2014，30（6）：792-794.
[3] 葛如意.荔枝核抗肿瘤及其作用机制的研究进展[J].广东药学院学报，2012，28（6）：693-695.
[4] 万福根.中药橘核的研究进展[J].中国药业，2011，20（17）：76.

夏枯草　浙贝母

对药来源　《中医外科学》逍遥蒌贝散。

单药功用

夏枯草，始载于《神农本草经》，《神农本草经》曰："主寒热、瘰疬、鼠瘘、头疮，破癥，散瘿结气，脚肿湿痹。"夏枯草俗称牛对头，又称九重楼、铁色草、大头花、锣锤草、六月干、棒头柱等，味苦、辛、寒，归肝、胆经，有清肝明目、消肿散结等功效。该品常用于目赤肿痛、头痛眩晕、目珠疼痛，亦常用于治疗甲状腺肿大、乳腺增生、高血压、淋巴瘤等病症。

浙贝母，以前的历代文献，并未明确分列川贝、浙贝、土贝专条，至明《本草正》始于贝母条后才分列出川贝母、浙贝母。到清代《本草纲目拾遗》将川贝母、浙贝母明确分开，谓"浙贝文名象贝、叶斋石，宁波象山所出贝母，亦分为两瓣；味苦而不甘，其顶平而不突，不如川贝之像荷花蕊也。象贝苦寒解毒，利痰开宣肺气，凡肺家挟风火有痰者宜此，川贝味甘而补肺矣，治风火痰嗽以象贝为佳，若虚寒咳嗽以川贝为宜"。浙贝母味苦，寒，归肺、心经。具有清热散结、化痰止咳的功效，常用于治疗风热、痰热咳嗽；瘰疬、瘿瘤、疮痈、肺痈等。

对药释义

夏枯草苦辛而寒，入肝、胆经，既善清泻肝火，又能清热消肿散结，治疗痰火凝结常用。浙贝母苦寒清泻，入肺、心经，以清热化痰、开郁散结之功见长，为痰火壅结常用药物。郁老临证夏枯草常用剂量为 10~15g，浙贝母的常用剂量为 10~15g，二药均苦寒，相须使用共奏清热化痰散结之功。

主治

肿瘤患者痰火凝结、热毒壅盛之证。

西医药理

1. 夏枯草的抗肿瘤作用

夏枯草对多种致癌物质都有很强的抵抗作用，其作用机制可能与其具有细胞毒作用、抗肿瘤细胞增殖、作用于细胞周期、诱导细胞凋亡、抗氧化、抗自由基、上调肿瘤基因表达、直接杀伤肿瘤细胞等有关。夏枯草提取物熊果酸能明显诱导肿瘤细胞组 DNA 的分裂，达到阻止肿瘤细胞的 DNA 和 RNA 的合成。有研究发现[1]通过观察夏枯草醇提物对人脐静脉内皮细胞增殖、迁移、血管形成等的影响，认为夏枯草有显著抑制肿瘤血管新生的作用。有研究[2]则发现白毛夏枯草可以诱导肿瘤细胞凋亡。

2. 浙贝母的抗肿瘤作用

浙贝母中含生物碱，其主要成分为浙贝碱、去氢浙贝母碱。研究表明其抗肿瘤成分为鄂贝定碱、浙贝甲素和浙贝乙素[3]。浙贝母主要通过散结化痰作用起到抗肿瘤功效。研究表明浙贝母可用于治疗乳腺癌，对于实验性小鼠宫颈癌也有较为满意的疗效[4]。亦有研究表明[5]从蒲沂贝母中提取的蒲贝酮碱显示了较强的抗小鼠艾氏腹水癌（EAS，实体型）、宫颈癌（U141 实体型）及肝癌（HePA1 实体型）的活性。鄂北贝母的抗肿瘤实验结果表明：其总生物碱对小鼠移植肝实体瘤具有明显的抑制作用，口服 10mg/kg 共 8 天，肿瘤抑制率与相同剂量的 5-FU 相当。

郁 老 点 评

夏枯草能清热解毒、消肿散结，浙贝母则解毒清火、宣肺利痰散结，两药结合加强了解毒清热、化痰散结之功。在临床上，特别是肺癌患者，在未接受放、化疗时，肺内结节渐大，我常用此两味治疗，有时更加海藻 20g，以加强散结消瘿作用，这在临床上常可见到结节稳定，有时甚至有所缩小。乳腺癌、甲状腺癌复发患者，用该药加解毒抗癌中草药以增强抑瘤作用，老年伴有高血压患者如有肿瘤结节亦常用。

参 考 文 献

[1] 范飞，林薇，郑良朴，等. 夏枯草抑制肿瘤血管新生的作用[J].福建中医药大学学报，2011，21（5）：18-20.

[2] 李东，姜淼.中药白毛夏枯草水提液体外抗肿瘤研究[J].吉林中医药，2009，29（5）：434-435.

[3] 陈梅花，王慧春，朱艳媚，等.贝母的药理研究[J].安徽农学通报.2007，1（47）：103-105.

[4] 熊玮，等.贝母药理作用初步测定[J].中草药，1986，17（3）：191

[5] 肖灿鹏.几种贝母主要成分的体外抗菌活性[J].中国药科大学学报，1992，23（3）：188.

海藻 昆布

对药来源 《证治准绳》海藻玉壶汤。

单药功用

海藻，首载于《神农本草经》，别名海萝、海苔、大叶藻、大蒿子、海根菜、海草。其味苦、寒，归肝、胃、肾经，具有消痰软坚、利水消肿的功效。该品主要用于治疗瘿瘤瘰疬、睾丸肿痛；脚气浮肿及水肿。

昆布，首载于《名医别录》，别名海带、纶布、海昆布、裙带菜等。其性味咸寒，入肝、胃、肾经，具有软坚散结、消痰、利水的功效。该品常用于消散瘿瘤、瘰疬。微有利水消肿作用，须配其他利水消肿之药以增效。

对药释义

海藻味苦、寒，可消痰软坚、利水消肿。昆布咸、寒，可软坚散结、消痰利水。二药合用可加强利水消痰散结之功，郁老常用于肿瘤患者包块、结节、痰核等明显者。郁老临证海藻常用剂量为 10～20g，昆布的常用剂量为 10～15g，二药合用可抑制多种原因引起的甲状腺肿大及功能亢进，能促进炎性渗出物的吸收，并能使病态组织修复。

主治

淋巴肿瘤、肿瘤淋巴结转移者，或肿瘤患者属痰毒内结者。

西医药理

1. 海藻的抗肿瘤作用

海藻中富含海藻多糖，海藻多糖是一类多组分的混合物，具有抑制肿瘤、抗真菌、抗病毒、治疗糖尿病的效果。一般认为海藻多糖的抗肿瘤作用不是直接作用于肿瘤细胞，而是作为生物免疫反应调节剂通过增强机体的免疫功能而间接抑制或杀死肿瘤细胞，如能促进淋巴因子激活杀伤细胞（LAK）、自然杀伤细胞（NK）活性，诱导巨噬细胞产生肿瘤坏死因子等[1]。

2. 昆布的抗肿瘤作用

现代研究发现：昆布中主要成分为多糖、天然蛋白质、脂肪、纤维素、矿物质和核酸等，另含有不同比例的半乳糖、木糖、葡萄糖醛酸。昆布药理作用在很大程度上与其多糖成分有关[2]。有报道[3]昆布多糖对小鼠的抑瘤作用是通过细胞免疫和非特异性免疫而实现的。昆布多糖可使肝癌细胞 bcl-2 基因蛋白表达下降，并使肝癌细胞对 5-氟尿嘧啶、甲氨蝶呤、丝裂霉素、多柔比星、环磷酰胺的敏感性增加，药物有效时间延长[4]。亦有研究者检测了不同含量昆布多糖对 4 种大肠癌细胞的细胞生物学特性的影响，发现在高含量药物作用后，基质和同质黏附性均下降，细胞分离率增强，细胞穿过基膜的能力减弱，说明昆布多糖可使细胞的恶性表型发生变化，使其侵袭转移能力受到抑制。昆布多糖硫酸酯可以阻止肿瘤组织血管的生成，使肿瘤生长受到抑制[5]。

郁老点评

海藻、昆布是最常见的软坚散结中药，两者均为海产，性均属寒，入肝、胃、肾经，除软坚外，均有消痰利水功效，故此两味不只用于瘿瘤，对诸多肿瘤患者的结节、包块、痰核等均可用之。两者的抗癌作用主要因其所含多糖能提高机体免疫功能增强抗癌效果，其他多方面如消肿散结作用机制有待更多实验研究。

参 考 文 献

[1] 赵国华，等.活性多糖的研究进展[J].食品与发酵工业，2001，7（27）：45-48.

[2] 孙立靖，等.昆布药理作用研究概述[J].中国药业，2009，19（2）：59-60.

[3] 王庭欣，蒋东升，马晓彤，等.海带多糖对小鼠 H22 实体瘤的抑制作用[J].卫生毒理学杂志，2000，14（4）：242.

[4] 董浦江，姚榛祥.昆布多糖硫酸酯对化疗药物治疗肝癌细胞的增敏作用[J].现代医药卫生，2003，19（3）：255-256.

[5] 刘玉，丁彦青，梁莉，等.昆布多糖对大肠癌细胞生长转移能力抑制作用的研究[J].中国临床康复，2003，26（7）：3588-3589.

海藻 甘草

对药来源 《证治准绳》海藻玉壶汤。

单药功用

海藻，同前。

甘草，在《神农本草经》中已有记载。甘草属豆科甘草属，又名甜草[1]。其性甘、平，归心、肺、脾、胃经。其具有益气补中、清热解毒、祛痰止咳、调和药性、缓急止痛等功效。该品常用于心气不足的心动悸、脉结代，也用于脾气虚弱的倦怠乏力，食少便溏，痰多咳嗽、脘腹及四肢挛急作痛、热毒疮疡、咽喉肿痛及药物、食物中毒等。

对药释义

十八反中"藻戟遂芫俱战草",两药为十八反药物,配伍禁忌。但古代和现代均有不少记载反药同用的情况存在。《证治准绳》中记载治疗瘿瘤的昆布散方中甘草海藻同用;现代临床应用方面,《中华人民共和国药典临床用药须知·中药卷》(2005 年版)收载的1423 个成方制剂中有 9 个含十八反反药组合,其中内消瘰疬丸和消核片中均含甘草海藻同用。海藻,苦咸寒,具有软坚散结、消痰、利水消肿的作用。甘草,甘平,具补气益气、清热解毒、祛痰止咳、缓急止痛、调和药性之功。郁老认为海藻配甘草,软坚散结,祛邪而不伤正;甘草伍海藻,扶正而不恋邪。两者相配,相反相成,对痰气互结之证效果佳。但甘草与海藻比例应小于 1∶2,这样不但无不良反应,而且还可增强疗效。

主治

肿瘤患者具有痰结的肺癌、恶性淋巴瘤等患者。

西医药理

1. 海藻的抗肿瘤作用

同前。

2. 甘草的抗肿瘤作用

同前。

海藻 浙贝母

对药来源 《证治准绳》之海藻玉壶汤。

单药功用

海藻,同前。
浙贝母,同前。

对药释义

海藻味苦、寒，可消痰软坚、利水消肿。浙贝母苦寒清泻，以清热化痰、开郁散结之功见长，为痰火壅结常用药物。郁老临证常用海藻剂量 10～20g，浙贝母的常用剂量 10～15g。二药相须使用，可相互增效，共奏消痰散结之功。

主治

肿瘤患者痰热蕴结之证（甲状腺肿瘤尤著）。

西医药理

1. 海藻的抗肿瘤作用

同前。

2. 浙贝母的抗肿瘤作用

同前。

郁 老 点 评

此药对具清热化痰、软坚散结作用，临床上常见于甲状腺癌、肺癌、恶性淋巴瘤等患者有包块、结节等痰热蕴结之证，有抑瘤消肿，控制肿瘤发展的效果，我在临床上常加夏枯草以助化痰散结作用。

白附子　浙贝母

对药来源　《中医肿瘤学》。

单药功用

白附子为天南星科植物独角莲的干燥块茎。其性辛，温，有小毒，归胃、肝经，具有祛风痰、定惊搐、解毒散结、止痛的功效。《本草经疏》曰：白附子，性燥而升，风药中之阳草也，东垣谓其纯阳，引药势上行是已。其主心痛血痹者，风寒之邪触心，以致痰壅心经则作痛，寒湿邪伤血分则成血痹，风能胜湿，辛温散寒，故主之也。风性升腾，辛温善散，故能主面上百病而行药势也。《本草求原》曰：白附子，破胃阴以达阳，而上通心肺，引药上行，凡阳虚而风寒郁结成热者，借之以通达，可佐风药以成功，非散风之品也。

浙贝母，同前。

对药释义

浙贝母苦、寒，归肺、心经；白附子辛、温，归胃、肝经，两者皆具有解毒消肿散结之功效；浙贝母偏寒，白附子偏温，两者合用其性相互制约，使寒凉、辛温勿过，共同发挥开郁散结、解毒消肿之效。《本草求真》：白附子，为阳明经要药。按诸书皆载能治头面游风斑疵，及中风不语，诸风冷气，血痹冷痛，阴下湿痒，皆当用此调治；郁老善用白附子治疗肺癌、乳腺癌及淋巴瘤等以淋巴结肿大为主要表现的恶性肿瘤；同时又具有化痰解毒散结的功效，而淋巴瘤、淋巴结转移癌一般认为多因痰瘀互结所致，故效果显著。另外，白附子及独角莲均有毒，煎服，3～6g。研末服，0.5～1g。内服宜制用。

主治

（1）恶性淋巴瘤、肉瘤、间质瘤等。
（2）肺癌、脑瘤、乳腺癌等属痰毒阻滞者。

西医药理

1. 白附子抗肿瘤作用

（1）抑制肿瘤细胞端粒酶活性：兰海滨[1]、于晓红等[2]均采用 ELISA 法检测小鼠血清中端粒酶浓度，中药组端粒酶浓度分别与正常对照组和模型组比较，低于模型组，高于正常对照组，且有统计学差异（$P<0.05$），故 SGTR 可抑制 H22 荷瘤小鼠体内端粒酶活性。抑制端粒酶活性也是抑制癌细胞增殖的有效手段。

（2）调控细胞周期：王林美等[3]研究独角莲对人乳腺癌 MCF-7 细胞增殖和凋亡的作用，用 30g/L AEoTGE 处理 MCF-7 细胞 24h、48h、72h 后，MCF-7 细胞凋亡率分别为 8.34%、12.1%和 12.6%。其凋亡率与时间呈正相关。S 期的细胞在处理 72h 后分布显著增加，说明 AEoTGE 作用于 MCF-7 细胞株时可改变细胞的增殖周期动力学，表现为 S 期比率上升，G_2～M 期比率略有上升，G_1～S 期比率下降，从而将肿瘤细胞阻滞在 S 期和 G_2～M 期，使肿瘤细胞分裂能力下降，肿瘤增殖受到抑制，为 AEoTGE 在临床上与其他药物的联用以提高化疗效果提供了理论依据。客蕊等[4]采用血清药理学方法制备独角莲含药血清，以不同浓度的含药血清处理体外培养的 K562 白血病细胞 24h、48h、72h。采用 MTT 比色法、FCM 及 DNA 片段凝胶电泳进行实验操作。结果显示不同浓度的独角莲含药血清对 K562 细胞的增殖均有明显的抑制作用，抑制率分别为 17.98%、27.53%和 31.65%，且呈剂量依赖性，在 72h 抑制作用最强，当含药血清作用 96h 后，其抑制作用开始减弱（高剂量组在 96h 的抑制率降至 23.30%）。表明独角莲含药血清具有诱导 K562 细胞凋亡的作用，高剂量组的细胞凋亡率为（35.15±1.09）%，明显高于空白血清组（11.40±1.18）%，并呈剂量依赖性。DNA 琼脂糖凝胶电泳谱可见典型的 DNA 梯形带形成。说明独角莲含药血清能够从分子水平抑制 K562 白血病细胞增殖、促进细胞分化和诱导细胞凋亡，其作用强度与时间-浓度呈正相关。

（3）抑制肿瘤血管的生成

华东等[5]用 S-P 免疫组化法检测荷瘤小鼠血管生成因子 bFGF 表达的变化，并以光镜和透射电镜观察肿瘤组织病理形态学的变化，研究独角莲提取物对肿瘤的抑制作用。结果显示，独角莲水提物高、中、低浓度组 bFGF 表达率分别为 12.5%、25%和 12.5%，而对照组表达率为 37.5%。分析两组瘤体的染色度及阳性细胞百分比，治疗组的染色程度及阳性细胞百分比均明显低于对照组（$P<0.05$）。结果表明，独角莲水提物能够下调血管生长因子 bFGF 的表达，减少由该基因诱导的其他血管生成相关因子的表达，抑制血管内皮细

胞的增殖，从而抑制肿瘤新生血管生成。

2. 浙贝母的抗肿瘤作用

同前。

郁 老 点 评

白附子，《名医别录》为天南星科植物独角莲的块茎，又称禹白附；另有关白附系毛茛科植物黄花乌头的根块，亦称白附子，两者有别，后者功偏逐寒止痛，用于偏正头痛，寒湿痹证，白附子应用均应经过炮制，称制白附，其毒性经炮制减弱。

浙贝母、白附子两药均有抑瘤作用，一寒一温，利用其化痰散结、解毒消肿之功，应用于肿瘤临床，但临床上需辨证施用。白附子燥热伤阴，故阴虚动风、内热惊风及孕妇忌用。我有时在肿瘤患者合并外感风邪致单纯性面瘫者用之。

中药中提到贝母与乌头、川草乌、附子等同用属十八反之一。此处的附子是禹白附、独角莲，而附子为巨茛科植物乌头的子根的加工品，按制剂不同有"黑顺片"、"白顺片"、"盐附子"之称。

参 考 文 献

[1] 兰海滨.白附子混悬液对 H22 荷瘤小鼠端粒酶活性及 p16 和 bcl-2 基因表达相关性研究[D].哈尔滨：黑龙江中医药大学，2010：18-20.

[2] 于晓红，丛珊，梅蕾.白附子混悬液对荷瘤小鼠 p16、bcl-2 的表达及端粒酶活性的相关性研究[J].天津中医药，2012，29（2）：166-168.

[3] 王林美，叶博，赵振军，等.独角莲抑制乳腺癌 MCF-7 细胞增殖和诱导凋亡的作用研究[J].沈阳农业大学学报，2009，40（2）：174-177

[4] 客蕊，华东，徐英杰，等.独角莲含药血清对肿瘤细胞的增殖抑制和诱导凋亡作用的研究[J].中医药学报，2011，39（2）：37-40

[5] 华东，客蕊，刚宏林，等.独角莲提取物对 H22 肝癌小鼠移植瘤 bFGF 表达影响的研究[J].中医药信息，2011，28（2）：97-100.

白芥子　白附子

对药来源　《中医肿瘤学》。

单药功用

白芥子为十字花科植物白芥的种子，生用或炒用。其性辛，温，归肺、胃经，具有温肺化痰、利气散结、通络止痛的功效。《本草纲目》言："利气豁痰，除寒暖中，散肿止痛。治咳嗽反胃，痹木脚气，筋骨腰节诸痛。"常用于寒痰咳喘，悬饮、阴疽流注，肢体麻木，关节肿痛证等。

白附子，同前。

对药释义

白芥子性辛、温，归肺、胃经。白附子性辛，温，归胃、肝经。两者归经虽有所不同，皆性辛温，有温化之效，对于阴寒诸证皆有较好疗效，《素问·阴阳应象大论》中曰："阳化气，阴成形"，肿瘤产生的病理基础都是阳化气不及，阴成形太过，所以对于阴寒偏胜的恶性肿瘤应用白芥子、白附子有扶正祛邪之效。

主治

恶性肿瘤合并有明显寒饮、痰瘀之证。

西医药理

1. 白芥子的抗肿瘤作用

白芥子有利气散结、通络止痛的功效，不论内服、外敷均具有良好的抗肿瘤作用，但是在西医药理研究中，其中有基于白芥子抗肿瘤作用机制的研究，柯木根[1]通过基于鸡胚绒毛尿囊膜模型和盘状血管生成模型的研究发现，白芥子提取物芥子碱具有显著的抑制新生血管生成作用，能够有效抑制小鼠肉瘤 S180 细胞的生长，提高荷瘤小鼠的生命延长率，呈良好的剂量-效应关系，且无明显的毒副作用，能拮抗环磷酰胺对小鼠骨髓细胞的致突变作用，下调肿瘤细胞内凋亡抑制基因 Bcl-2 的表达，促进小鼠肉瘤 S180 细胞凋亡。吴圣曦[2]等通过另一项白芥子挥发油对肝癌 H22 移植性肿瘤的抑制作用及其机制的研究发现，白芥子挥发油显著延长 H22 荷瘤小鼠生存期并抑制肿瘤生长；上调 Bax 的表达、下调 Bcl-2 的表达。白芥子挥发油对 H22 细胞的抑制作用呈良好的剂量相关性，但高剂量组毒副作用明显，表明白芥子挥发油能够抑制 H22 荷瘤小鼠肿瘤细胞的生长，其机制可能与上调 Bax 的表达、下调 Bcl-2 的表达，进而诱导细胞凋亡有关。

2. 白附子抗肿瘤作用

同前。

> **郁老点评**
>
> 此两味均性温，故依其祛寒化凝作用，可治寒痰湿凝、痰核瘰疬、无名色块属寒性者，肿瘤的不痛不痒不热，又被认为是"阴疽肿毒"、"毒结"，应于温化。白芥子除常用于寒痰外，还常用于无名色块如皮下多发脂肪瘤，即痰滞经络之证。

参 考 文 献

[1] 柯木根. 芥子碱抑血管生成和抗肿瘤作用的初步研究[D]. 福州：福建师范大学，2008.
[2] 吴圣曦，吴国欣，何珊，等. 白芥子挥发油对小鼠肝癌 H22 移植性肿瘤的抑制作用及其机制研究[J]. 中草药，2013，44（21）：3024-3029.

半夏　陈皮　茯苓

对药来源　《太平惠民和剂局方》之二陈汤。

单药功用

半夏为天南星科植物半夏的干燥块茎。其辛、温，有毒，归脾、胃、肺经，有燥湿化痰、降逆止呕、消痞散结之功效。该品主要用于痰多咳喘，痰饮眩悸，风痰眩晕，痰厥头痛，呕吐反胃，胸脘痞闷，梅核气；生用外治痈肿痰核[1]。《药性论》有云：半夏消痰涎，开胃健脾，止呕吐，去胸中痰满，下肺气，主咳结。新生者摩涂痈肿不消，能除瘤瘿。气虚而有痰气，加而用之。

陈皮，同前。

茯苓，同前。

对药释义

半夏配伍陈皮、茯苓，其中陈皮理气健脾、燥湿化痰；半夏燥湿化痰、降逆止呕；茯苓益脾和胃、渗湿利水，三者共用，共奏燥湿化痰、健脾和胃、降逆止呕之功效，用于治疗痰湿犯肺、痰浊中阻或脾虚湿停所引起的痰多色白、胸膈满闷、恶心呕吐、肢体困倦；或头眩心悸、苔白脉滑等。《本草经读》曰：半夏盖是太阴、阳明、少阳之大药，祛痰却非专长。故仲景诸方加减，俱云呕者加半夏，痰多者加茯苓，未闻以痰多加半夏也。

主治

（1）肿瘤患者伴咳嗽痰多者，如咳嗽痰多，色白易咯，舌苔白滑或腻，脉滑等。

（2）肿瘤患者伴恶心呃逆者，如恶心呕吐，胸膈痞闷等。

西医药理

1. 半夏的抗肿瘤作用

同前。

2. 陈皮的抗肿瘤作用

同前。

3. 茯苓的抗肿瘤作用

同前。

郁 老 点 评

陈皮、半夏是对药，常用于理气燥湿消痰，更明显是其止呕吐作用，故我们在肿瘤患者做化疗时必用，以减轻化疗引起的消化道不良反应。另一药对为白术、茯苓，茯苓有淡渗利水、健脾扶中作用，且能提高细胞免疫能力，故在肿瘤患者化疗时，用以减轻化疗药对机体免疫能力的抑制，并对化疗药引起的腹泻有防治作用，故此三药配伍在肿瘤临诊中常用。

半夏 天南星

对药来源 *《经效济世方》之南星半夏丸。*

单药功用

半夏，同前。

天南星是天南星科天南星属植物，以其块茎入药，在中国已有两千多年用药历史。《中国药典》收载有天南星、异叶天南星、东北天南星3个品种。中医理论认为天南星味苦、辛，性温，有毒，具有燥湿化痰、祛风止痛、散结消肿等功效，主治顽痰咳嗽、胸膈胀闷、眩晕、中风、口眼㖞斜、癫痫及破伤风等，外用治疗疔疮肿毒、毒蛇咬伤[1]。

对药释义

半夏和天南星，皆为治痰之要药。《本草经疏》有云：半夏治湿痰多，南星主风痰多，是其异矣。《本经逢原》有云：南星、半夏皆治痰药也。然南星专走经络，故中风、麻痹以之为向导；半夏专走肠胃，故呕吐、泄泻以之为向导。张元素有云：半夏，热痰佐以黄芩，风痰佐以南星，寒痰佐以干姜，痰痞佐以陈皮、白术。多用则泻脾胃。

半夏燥湿健脾，主治湿痰，且有和中降逆之功；南星燥湿化痰，善治风痰，又能祛风定惊。二药伍用，相须为用，治痰力胜，尤以祛风痰上扰之头目眩晕、中风仆倒、口眼㖞斜、舌强言謇及癫痫惊风等病症。

主治

（1）脑瘤及脑转移瘤风痰上扰者。

（2）肺癌等肿瘤患者，伴咳嗽痰多者。

西医药理

1. 半夏的抗肿瘤作用

上海第一医学院妇产科医院自20世纪70年代开始应用半夏治疗宫颈癌，先后治疗247例，Ⅰ期有效率96.67%，Ⅱ期有效率为74.66%，Ⅲ期有效率74.21%，前期的实验发现半夏提取物的有效部位（PE）对HPV18、HPV16分别阳性的宫颈癌细胞株HeLa和CaSki的生长有明显的抑制增殖、促进凋亡的作用[2]，在此基础上，李桂玲等[3,4]进行了PE对HeLa细胞、Caski细胞促凋亡作用的机制研究，结果表明PE对体外培养的宫颈癌HeLa细胞株、Caski细胞株的生长有明显的抑制增殖及促凋亡作用，同时可以使细胞株中Bcl-2基因的表达明显减少，Bax基因的表达显著增加，Bcl-2/Bax比例下降，并由此推测这可能是PE促进HeLa细胞、Caski细胞凋亡的作用机制之一。

2. 天南星的抗肿瘤作用

近几年来临床上常用的抗癌组方药物，治疗宫颈癌、肺癌等疾病，有实验通过对小鼠移植性肿瘤的体内实验观察了天南星醇提物对小鼠肉瘤 S180 和小鼠肝癌（H22）的抑制作用及通过体外细胞培养的方法观察了天南星醇提物对小鼠脾细胞增殖的影响。结果发现天南星醇提物对体内移植的小鼠肉瘤株 S180 和小鼠肝癌细胞株（H22）具有显著的抑制肿瘤增殖活性作用，但是对小鼠脾细胞增殖无抑制作用，相反在体外实验中大剂量对脾细胞增殖有促进作用，因此推测天南星醇提物有可能是通过增强机体免疫力来实现其抗肿瘤作用的[5]。

郁 老 点 评

天南星、半夏均为天南星科同科植物，均辛温有毒，且均有抑瘤作用，两者在中医主治中又都是治痰要药。半夏主治湿痰，天南星主治风痰，半夏常在肿瘤患者呕恶时应用，而天南星具有祛风散结功效，所以此药对常用于脑瘤或脑转移瘤患者，可以减轻脑压高引起的头痛和呕吐及脑肿瘤引起的类中风症状。由于两药有毒，生用小剂量而能引起中毒，所以均已制天南星、制半夏为妥。现见有的中医用生半夏、生天南星、生附子治疗恶性肿瘤，必须久煎减毒，最好慎用，必须辨证施治，莫要把这两味药因有抑瘤作用而当成抗癌中药用于祛邪抑瘤。

参 考 文 献

[1] 国家药典委员会.中华人民共和国药典（一部）[M]. 北京：化学工业出版社，2005：78.

[2] 王滨，牛欣，韩旭华. 中西医结合药理学研究方法探讨[J]. 中华中医药杂志，2005，20（6）：356-358.

[3] 李桂玲，归绥琪，夏晴，等. 掌叶半夏提取物的有效部位对 CaSKi 的促凋亡作用机制研究[J]. 中华中医药杂志，2010，25（3）：449-452.

[4] 李桂玲，归绥琪，王莉，等. 掌叶半夏有效提取物对 HeLa 细胞的作用及机制[J]. 中国中西医结合杂志，2010，30（3）：303-307.

[5] 张志林，汤建华，陈勇，中药天南星醇提物抗肿瘤活性的研究[J]. 陕西中医，2010，31（2）：242-243.

瓜蒌　半夏

对药来源　《金匮要略》之瓜蒌薤白半夏汤、小陷胸汤。

单药功用

瓜蒌为葫芦科植物栝楼或双边栝楼的干燥成熟果实，属于常用中药材，始载于《神农本草经》。其甘、微苦、寒，入肺、胃、大肠经，具有清热涤痰、宽胸散结、润燥滑肠等功效，用于治疗肺热咳嗽、痰浊黄稠、胸痹心痛、结胸痞满、乳痈、肺痈、肠痈肿痛、大便秘结等病症[1]。《本草衍义补遗》有云："栝楼实，《本草》言治胸痹，以味甘性润，甘能补肺，润能降气。胸有痰者，以肺受火逼，失降下之令，今得甘缓润下之助，则痰自降，宜其为治嗽之要药也。"

半夏，同前。

对药释义

半夏、瓜蒌均为化痰药。瓜蒌清热化痰、理气散结；半夏化痰散结、降逆消痞；两者伍用，有清热化痰、宽胸散结之功效，用于治疗痰热互结所致之胸脘痞闷、按之则痛；或痰热壅肺之气逆、咳痰黄稠、苔黄腻、脉滑数等。《医学衷中参西录》有言："栝楼，能开胸间及胃口热痰，故仲景治胸结有小陷胸汤，栝楼与连、夏并用。"

主治

（1）肿瘤患者伴心下痞满者，如自觉心下胃脘部满闷堵塞，按之却柔软不痛的表现等。

（2）肺癌患者伴有痰黄难咳者，如咳嗽、痰黄稠、咯吐不爽等。

西医药理

1. 瓜蒌的抗肿瘤作用

现代实验研究　1∶5 瓜蒌煎剂在体外能杀死小鼠腹水癌细胞。瓜蒌皮的体外抗癌效果较瓜蒌仁强，子壳和脂肪油均无效。自瓜蒌皮醚浸出液中得到的类白色非晶体性粉末也有体外抗癌作用。动物实验发现，瓜蒌对肉瘤比对腹水癌细胞作用强，对腹水癌作用不明显，也不稳定[2]。瓜蒌在体外可直接抑制 HeLa 细胞，而对巨噬细胞则有促进和损伤双向作用。在给药浓度较高和时间较长时，都能引起巨噬细胞损伤。在给药浓度为 125mg/ml 对 HeLa 细胞抑制率达 100%时，对巨噬细胞作用由促进转为轻度损伤状态[3]。栝楼素在无细胞体系中对蛋白质生物合成有明显抑制，而对完整细胞毒性很低，与单克隆抗体缀合制备免疫毒素可用于肿瘤的治疗[4, 5]。

2. 半夏的抗肿瘤作用

同前。

郁 老 点 评

瓜蒌有化痰导浊下气之功，且宽胸散结。临诊常用于肺热咳嗽，痰黄稠浊者均可，特别是有便秘的患者，因其有润燥滑肠之效。乳痈、肺痈、肠痈均可用之，对乳腺癌常用。治疗胸痹心痛常伍通阳之薤白（瓜蒌薤白汤），与半夏、薤白配伍，用于痰浊胶结所致的胸痹作痛。半夏有燥湿化痰的作用，故用于肺癌痰湿型较好。我院首位院长张菊人在《菊人医话》中提到瓜蒌与郁金为伍治便结有效。

参 考 文 献

[1] 滕勇荣，王连侠，张永清.瓜蒌药理研究进展[J].齐鲁药事，2010，29（7）：417-419.

[2] 上海市化工"七·二一" 工人大学有机系中草药组.栝楼的研究Ⅳ，栝楼药理作用的初步研究[J].医药工业，1975，（7）：17.

[3] 秦林，高伟良.瓜蒌对子宫颈癌细胞和巨噬细胞的影响[J].山东中医学院学报，1995，19（6）：414-416.

[4] Derocq JM，Lau rent G，Casellas P，et al. Rational for these lection of ricin A-chain anti-Timmunot oxins formature Tcell depleti on[J].Tran splantat ion，1987，44（6）：763-769.

[5] 王润华，郑硕，沈信奋.栝楼素的纯化及其免疫毒素的制备[J].生物化学杂志，1993，9（5）：586-590.

瓜蒌　浙贝母

对药来源　《医学心悟》之贝母瓜蒌散。

单药功用

瓜蒌，同前。

浙贝母，同前。

对药释义

贝母、瓜蒌均为化痰药。贝母苦、寒，归肺、心经，擅长宣肺清热、化痰止咳、开郁散结。其主治风热或痰热咳嗽，咽喉肿痛，肺痈，瘿瘤，疮痈肿毒。瓜蒌味甘微苦、性寒，归肺经，质润散降，具有清热润肺化痰、宽胸散结、解渴利肠、消肿的功效。该品主治痰热咳嗽，肺痿干咳，胸痹，结胸，消渴，便秘，痈肿疮毒。两药相伍可以润燥化痰、消肿散结。正如《医学心悟》卷3所言"燥痰涩而难出，多发于肺，肺燥则润之，贝母瓜蒌散"。郁老在临床中常用于肺癌患者具有痰多色黄者，也常用于伴淋巴结转移者。

主治

（1）肺癌患者伴燥痰咳嗽者，如为反复咳嗽、咳黄痰，伴有口干、咽痛、便秘、尿赤、身热或伴有喘息等。

（2）肿瘤患者伴有局部结节肿块者。

西医药理

1. 瓜蒌的抗肿瘤作用

同前。

2. 浙贝母的抗肿瘤作用

同前。

郁老点评

此两味合用，主要加强其化痰散结、清热消肿作用，故在肺癌患者具有痰多、黄痰等肺热者均可用之，亦可用于有淋巴结转移或有结节肿块的患者。研究称浙贝母尚有对耐药肿瘤细胞的逆转耐药作用，故在肺癌、甲状腺癌中常用。有医者喜用川贝母，其与浙贝母作用不同，又昂贵，所以我在治疗中，一般均以浙贝母为主。

瓜蒌　枳实

对药来源　《万病回春》之瓜蒌枳实汤。

单药功用

瓜蒌，同前。

枳实，同枳壳、厚朴条。

对药释义

瓜蒌清热化痰、宽胸散结、润肠通便；枳实破气散痞、泻痰消积。二者相伍为用，有破气散结、泻痰消痞、润肠通便之功效，郁老临床用于治疗痰气互结中阻之心下痞满、咳喘、胸痛、痰黄稠难咯以及腑气不通之腹胀腹痛、大便秘结等。

主治

（1）肺癌患者胸闷、痰多及大便不畅者。

（2）肿瘤患者伴心下痞满者，如自觉心下胃脘部满闷堵塞，按之却柔软不痛的表现等。

西医药理

1. 瓜蒌的抗肿瘤作用

同前。

2. 枳实的抗肿瘤作用

同枳壳、厚朴条。

郁老点评

枳实为破气消积之峻药，用于积滞内停、痞满胀痛、泻痢后重、腑气不通等，为承气药中主药之一，与瓜蒌相伍，破气、消痰除痞，通便排浊之力更胜。枳实与瓜蒌、薤白伍用，可治胸阳不振、痰阻结胸，但是气虚脾弱者慎用。枳实不只攻下，而且又有固脱作用，对胃下垂、子宫脱垂、肛脱及血压下降、虚脱亦有固脱作用。枳实炒制之后，可微温其寒，缓其峻烈之性，寒证、热证均可斟酌。

葶苈子　大枣

对药来源　《金匮要略》之葶苈大枣泻肺汤。

单药功用

葶苈子首见于《神农本草经》，功能泻肺平喘、利水消肿。其性味辛、苦，大寒，入肺、膀胱经，具有泻肺降气、祛痰平喘、利水消肿、泄逐邪的功效。《本草经疏》曰："葶苈，为手太阴经正药，故仲景泻肺汤用之，亦入手阳明、足太阳经。肺属金，主皮毛，膀胱属水，藏津液，肺气壅塞则膀胱与焉，譬之上窍闭则下窍不通，下窍不通，则水湿泛溢为喘满、为肿胀、为积聚，种种之病生矣。辛能散，苦能泄，大寒沉阴能下行逐水。"

大枣为鼠李科落叶乔木枣的干燥成熟果实。其甘，温，归脾、胃经，具有补中益气、养血安神、缓和药性的功效。《神农本草经》中云："主心腹邪气，安中养脾，助十二经。平胃气，通九窍，补少气，少津液，身中不足，大惊，四肢重，和百药。"该品能够补中益气，调补脾胃，减少烈性药物不良反应，保护正气。

对药释义

葶苈子味辛苦，性大寒，归肺、膀胱经，具有泻肺平喘、利水消肿之功效。葶苈大枣泻肺汤出自《金匮要略》，由葶苈子、大枣组成，两药联合可泻肺行水，下气平喘，为泻肺的峻剂。主治痰涎壅盛、咳喘胸满、肺实气闭的实证。此外，葶苈子一般用30g，有腹泻之弊，故加用大枣。

主治

（1）肿瘤患者伴悬饮（胸腔积液）。

（2）治肺痈咳嗽脓血，喘嗽不得睡卧。

（3）治上气咳嗽，长引气不得卧，或周身水肿。

西医药理

1. 葶苈子的抗肿瘤作用

马梅芳等[1]实验通过建立H22荷瘤小鼠动物模型，观察抑瘤率、生命延长率、肝体比、肺体比、胸腺指数、脾指数以及用药前后的体重变化等指标，对其体内抗肿瘤作用进行了研究。实验结果显示：与给药前相比，顺铂组体重降低最为明显（$P<0.01$），提示顺铂在应用过程中不良反应较大。与荷瘤对照组相比，南葶苈子组、北葶苈子组瘤重减轻有显性差异（$P<0.05$）。顺铂组、顺铂+南葶苈子组、顺铂+葶苈子组瘤重减轻有极显著性差异（$P<0.01$）。提示葶苈子确有一定的体内抑瘤作用，但是效果不明显（抑瘤率<20%）；与顺铂合用，有增强顺铂抑瘤作用的趋势，并能一定程度地对抗顺铂所致的肺体比、体比增高、胸腺指数、脾指数降低等不良反应，增加荷瘤小鼠的平均体重，延长荷瘤小鼠的平均生存时间。

2. 大枣的抗肿瘤作用

大枣能提高人体免疫力，并可抑制癌细胞。药理研究发现，红枣能促进白细胞的生成，降低血清胆固醇、提高血清白蛋白，保护肝脏。红枣中还含有抑制癌细胞，甚至可使癌细胞向正常细胞转化的物质[2]。孙秀娥等[3]对大枣多肽裂解液抗肿瘤作用机制进行初步实验，结果显示：大枣多肽裂解液对肉瘤（S180）、肝癌（Hep）、胃癌（MFC）细胞荷瘤小鼠肿瘤生长具有明显的抑制作用，其中对S180作用显著，较低剂量即可显示明显作用，延长S180荷瘤鼠生存时间；同时可增加吞噬指数α、廓清指数K及胸腺系数；对体外淋巴细胞转化功能亦有增强作用。

郁 老 点 评

葶苈子能泻肺平喘，利水消肿，故常用于胸腔积液之悬饮，逐瘀化痰，大枣相伍以缓其峻性，且有益气养血之功，为葶苈大枣泻肺汤主药，在临床上遇有大量胸腔积液患者，咳喘甚著者常加用泻白散之桑白皮、地骨皮以增泻肺消水之效。

参 考 文 献

[1] 马梅芳，李芳.葶苈子对昆明种小鼠移植 H22 肝癌移植瘤抑瘤作用的研究[J]. 中华中医药学刊. 2014，32（2）：385-386.

[2] 郏为东. 大枣的营养保健作用及贮藏加工技术[J]. 食品信息与技术，2004，25（12）：10.

[3] 孙秀娥，曹柏营，昌友权，等. 大枣多肽裂解液抗肿瘤作用研究[J].食品科学.2008，29（11）：597-600.

川贝　枇杷叶

对药来源　《中国药典》之川贝枇杷糖浆。

单药功用

川贝是一种临床常用中药材，是百合科植物川贝母、暗紫贝母、甘肃贝母、梭砂贝母的干燥鳞茎，其性甘、苦，微寒，归心、肺经，有润肺散结、止咳化痰的功效。川贝具有镇咳、祛痰、平喘、镇静、镇痛等功能，临床上可用于治疗急性气管炎、支气管炎、肺结核等病症[1]。

枇杷叶为蔷薇科植物，其叶是一种常用中药，形状为卵圆形或椭圆形，上表面较光滑，呈红棕色、黄棕色或灰绿色，下表面有绒毛，全年皆可采收。气微、味微苦，微寒，归肺、胃经，能够清肺止咳、降逆止呕。其用于肺热咳嗽、气逆喘急、胃热呕逆、烦热口渴[2]。

对药释义

川贝具有清热、润肺、化痰、止咳之功效，枇杷叶清肺降气、止咳和胃，两药相合，气顺则火降，热清则痰自消，痰消则火无所附，诸症自可解除，所以川贝配伍枇杷具有清热、润肺止咳、平喘、理气化痰的治疗效果。

主治

（1）肺癌患者伴咳喘痰多者。

（2）肿瘤患者具有肺热咳嗽、气逆喘急、烦热口渴者。

西医药理

1. 川贝的抗肿瘤作用

研究显示去氢贝母碱能抑制人骨髓白血病细胞株 HL-60、NB4、U937 的增殖，IC_{50} 为

7.5μmol/L、15.2μmol/L 和 17.4μmol/L，均未引起细胞凋亡。但异平贝母碱无抑制 3 种肿瘤细胞株增殖的作用，提示去氢贝母碱分子中的酮基是抑制细胞增殖活性的关键基团，HL-60 细胞株对去氢贝母碱最敏感，经过去氢贝母碱分子处理的 HL-60 细胞其成熟期的细胞形态特征为后髓细胞和伴有粒细胞分化的嗜中性粒白细胞[3]。

2. 枇杷的抗肿瘤作用

研究显示枇杷提取物中的乌苏酸、科罗索酸在体外对人前列腺癌 PC-3 细胞和小鼠黑色素瘤 B16-F10 细胞具有很好的抑制作用，齐墩果酸、2α，3α，19α，23-四羟基齐墩果酸对 PC-3 细胞也有一定的抑制作用，枇杷三萜类物质中乌苏烷型的抗癌活性强，随着浓度的增加而增强，齐墩果烷型的抗癌活性相对较低[4]。

郁 老 点 评

川贝、枇杷叶性味均为味苦微寒，能清肺止咳，祛痰平喘。川贝尚有润肺、镇静作用，枇杷叶有降逆止呕作用，两者相合，对肺热痰咳治疗有效，故在肺癌患者常用。其他肿瘤患者有肺热咳喘者亦可用之，但川贝价格较贵，增加患者经济负担，我常用浙贝替之。

参 考 文 献

[1] 艾霞，徐恩亚.中药川贝对小鼠急性毒性和致突变性的研究[J]. 安徽农业科学，2014，42（9）：2615-2616.
[2] 冯航.枇杷主要药效成分及药理作用研究进展[J].西安文理学院学报：自然科学版，2015，18（2）：14-16.
[3] 颜晓燕，彭成.川贝母药理作用研究进展[J]. 中国药房，2011，22（31）：2963-2965.
[4] 陈欢. 枇杷叶化学成分及抗癌活性的研究[D]. 北京：北京化工大学，2012.

第四章 活血类

鸡血藤 莪术

对药来源 《中医肿瘤学》。

单药功用

鸡血藤为豆科植物密花豆的干燥藤茎，首载于《本草纲目拾遗》。该品苦、微甘，性温，归肝、肾经，具有活血补血、调经止痛、舒筋活络之功效。该品可用于治疗月经不调，血虚萎黄，麻木瘫痪，风湿痹痛等。《饮片新参》曰："去瘀血，生新血，流利经脉。治暑痧，风血痹症。"

莪术为姜科多年生草本植物蓬莪术、广西莪术或温郁金的干燥根茎，首载于《药性论》。其辛、苦，温，归肝、脾经，具有破血行气、消积止痛的作用。该品治疗血瘀气滞诸证，尤为治疗癥瘕积聚之要药；治疗食积脘腹胀痛证。《本草图经》曰："治积聚诸气，为最要之药。"

对药释义

鸡血藤活血补血，莪术破血行气，两者相配伍活血破血力度增大，使瘀血去则新血生，同时鸡血藤具有补血的作用，善治气滞血瘀伴血虚的癥瘕积聚。鸡血藤调经止痛，舒筋活络，莪术消积止痛、两者均有止痛的作用，配伍后止痛力度加强，范围扩大，可明显缓解患者气滞血瘀、食积不化、风湿痹病等痛证。郁老常用于恶性肿瘤患者气滞血瘀证者，临证鸡血藤要大剂量使用，一般鸡血藤 30g，莪术 10g 配伍治疗，屡收佳效。

主治

（1）恶性肿瘤伴或不伴有血虚的血瘀气滞患者。
（2）肿瘤患者伴瘀血、食积、风湿痹病疼痛证者。

西医药理

1. 鸡血藤的抗肿瘤作用

鸡血藤的提取物中含有黄酮类、缩合鞣质、甾体等成分。现代药理研究发现，鸡血藤具有抗肿瘤、抗凝血、改善造血、抗病毒等作用，而其抗肿瘤作用主要是通过促进细胞死亡、抑制细胞增殖等方式实现，南楠等研究认为其抗肿瘤作用主要通过 3 个方面完成，包括细胞凋亡和自噬、肿瘤细胞周期阻滞和抑制肿瘤转移[1]。唐勇等学者采用 MTT 法，观察鸡血藤黄酮类组分体外对人肺癌（A549）和人大肠癌（HT-29）细胞系的生长抑制率；应用流式细胞术检测肿瘤细胞周期的改变。采用小鼠移植性 Lewis 肺癌模型，观察鸡血藤黄酮类组分体内的抑瘤效应及对荷瘤小鼠造血功能的影响。结论：鸡血藤黄酮类组分具有直接抗肿瘤作用，细胞周期阻滞是其药效作用机制之一。该组分无骨髓抑制作用，对红细胞生成有一定促进作用[2]。富琦等通过体内实验研究鸡血藤提取物（SSCE）的抗肿瘤作用及对造血功能的影响。结论：SSCE 具有抗癌、刺激造血的双重作用，与化疗药合用可减轻其骨髓抑制作用[3]。可见鸡血藤在抗癌解毒，促进化疗后造血功能的恢复中起到重要的作用。

2. 莪术抗肿瘤作用

研究发现莪术油是中药莪术的主要有效成分，能有效抑制子宫癌、乳腺癌、肝癌、肺癌、胃癌等多种肿瘤细胞的生长，莪术油是一个药理活性强的药物，抗肿瘤是莪术油最主要的药理活性成分和指标性成分，莪术醇、β-榄香烯、莪术二酮和吉玛酮是莪术油的主要活性成分和指标性成分[4]。莪术醇抗肿瘤机制包括抑制血管生成，抑制核酸代谢，影响细胞分化，诱导细胞凋亡，直接杀伤肿瘤细胞，抑制血管生成，增强免疫原性，诱导细胞凋亡等多样性[5]。莪术中所含挥发油主要为萜类物质，具有较好的抗肿瘤、抗病毒、免疫调节等作用[6]。莪术除了抗肿瘤作用外，也有研究表明具有抗血小板聚集、抗菌、抗病毒、抗化疗、抗白血病、治疗婴儿腹泻、促进机体免疫力、改善胃动力等作用[7]。

郁 老 点 评

鸡血藤是我在肿瘤临床中最常用的活血补血药，也是我最早配合化疗时所用的"升血汤"中的主药之一。早年曾有报道，鸡血藤可用于活血，同时有养血补血作用，故我应用于预防化疗所致的血象下降，肿瘤患者常有气虚血瘀，鸡血藤活血作用温和，能祛瘀血，补新血。我科近年来从鸡血藤中提取出有抗肿瘤作用的鸡血藤提取物（SSCE），也证明它对造血功能有作用，如肿瘤患者瘀血证较明显时，我选用莪术与之相搭，以增强活血化瘀作用。我在肿瘤治疗中选用活血药的原则是既有活血化瘀作用，又有抗肿瘤作用，同时还无免疫抑制作用，因为有一些活血药具有免疫抑制作用，这对肿瘤患者是不利的。

参 考 文 献

[1] 南楠，张甘霖，王笑民，等.鸡血藤抗肿瘤作用研究现状[J].中华中医药杂志，2014，29（8）：2563-2564.

[2] 唐勇，何薇，王玉芝，等.鸡血藤黄酮类组分抗肿瘤活性研究[J].中国实验方剂学杂志，2007，13（2）：51-54.

[3] 富琦，罗晓琴，唐勇，等.鸡血藤提取物体内抗肿瘤效应及对造血功能的影响[J].中国中医药信息杂志，2008，15（12）：29-30.

[4] 曾建红，黄凤香，廖迎，等.莪术油的含量测定和抗肿瘤作用的新进展[J].肿瘤药学，2012，2（1）：19-21.

[5] 秦铁城，文海斌，陈珮，等.莪术醇抗肿瘤研究进展[J].现代中西医结合杂志，2013，22（18）：2043-2045.

[6] 梁广，黄志锋，李校望，等.莪术油的药理学及临床应用研究进展[J].中国医院药学杂志，2006，26（12）：1541-1543.

[7] 钟锋，顾健，张亮亮，等.莪术药理作用的现代研究进展[J].中国民族民间医药，2010，19（13）：67-68.

鸡血藤 首乌藤

对药来源 《中医肿瘤学》。

单药功用

鸡血藤，同前。

首乌藤又名夜交藤，首载于《何首乌传》，为蓼科植物何首乌的干燥藤茎。其甘，平，归心、肝经，具有养血安神，祛风通络的作用。该品可用于治疗失眠多梦，身痛，痹痛及皮肤瘙痒等。《本草从新》曰："补中气，行经络，通血脉，治劳伤。"《本草正义》曰："治夜少安寐。"

对药释义

鸡血藤能补血活血，首乌藤善养心血安神，两药配伍达养血活血安神之功；鸡血藤善舒筋活络，首乌藤功擅祛风通络，且鸡血藤、首乌藤均为藤类，二药配伍，共奏通经活络之用。郁老常用于恶性肿瘤患者血虚失眠、身痛证者，临证鸡血藤、首乌藤均常用较大剂量30g治疗，疗效极佳。

主治

恶性肿瘤患者血虚失眠、身痛者。

西医药理

1. 鸡血藤的抗肿瘤作用

同前。

2. 首乌藤的现代药理研究。

研究表明首乌藤黄酮（FCPM）可显著降低血清及组织 MDA 含量，提高小鼠的血清及组织的 SOD、GSH-PX 和 CAT 活力，表明 FCPM 具有显著的体内抗氧化活性[1]。还有研究表明首乌藤总黄酮具有抑菌作用，首乌藤总黄酮对金黄色葡萄球菌、肠炎沙门菌、鼠伤寒杆菌、李斯特杆菌的最小抑菌浓度（MIC）分别为 6.25%、12.5%、12.5%、3.125%；对枯草芽孢杆菌、蜡状芽孢杆菌、大肠杆菌的抑菌作用较不明显。pH 和紫外光对首乌藤总黄酮的抑菌性均有一定程度的影响[2]。有学者研究首乌藤外用对动物迟发超敏反应的影响后，得出结论：首乌藤具有较好的治疗皮炎湿疹及抗过敏的外用功效，具有收湿止痒功能[3]。

郁老点评

两者均系藤类，鸡血藤活血补血，首乌藤养血安神，两者相配有养血活血安神之功，用于血虚失眠患者。首乌藤还常配伍炒酸枣仁以加强安神之力，对失眠有效。

参 考 文 献

[1] 戴成国，王纪平，肖扬，等.首乌藤黄酮的体内抗氧化作用研究[J].陕西师范大学学报，2011，39（4）：75-78.
[2] 杨闻，段玉峰，王蓓蓓，等.首乌藤总黄酮的抑菌活性研究[J].食品工业科技，2012，33（9）：111-113.
[3] 苗明三，于舒雁.首乌藤外用对动物迟发超敏反应的影响[J].中药药理与临床，2014，30（3）：101-104.

鸡血藤　川芎

对药来源　《中医肿瘤学》。

单药功用

鸡血藤，同前。

川芎为伞形科多年生植物川芎的干燥根茎，首载于《神农本草经》，该品气浓香，味苦、辛，少有麻舌感，微回甜；性温，归肝、胆、心包经，具有活血行气、祛风止痛的作用。该品可用于治疗血瘀气滞诸证，尤善为妇科活血调经之要药，治疗头痛，风湿痹痛等。《神农本草经》曰："川芎其性善散，又走肝经，气中之血药也。芎、归俱属血药，而芎之散动尤甚于归，故能散风寒，治头痛。"

对药释义

鸡血藤活血补血，川芎活血行气，二药配合运用善治一切气滞血瘀导致的癥瘕积聚；鸡血藤善于调经止痛，川芎善于疏风止痛，两者配伍可增强止痛力度。郁老常用两者治疗恶性肿瘤兼气滞血瘀证患者，临证川芎常用剂量为6～10g，两者配伍，屡收佳效。

主治

（1）恶性肿瘤具有气滞血瘀证的患者；或伴有心脑血管病的老年肿瘤患者。
（2）气滞血瘀而致疼痛的肿瘤患者。

西医药理

1. 鸡血藤的抗肿瘤作用

同前。

2. 川芎的现代药理作用研究

川芎为中医常用的活血化瘀药，含有挥发油（以苯酞及其二聚体类成分为主）、生物碱、有机酸及多糖等成分。川芎及其化学部位、单体成分对心脑血管系统、神经系统、呼吸系统等多个系统具有改善血管内皮功能及冠状动脉血流量，降低血流阻力及血压，抗氧自由基、抗炎、抗癌、抗血小板聚集、抗血栓形成，保护神经等多方面的药理作用[1]。新型川芎嗪衍生物能明显抑制 HeLa 细胞的增殖，抗癌活性显著高于其合成前体；且对MDCK 细胞的毒性明显小于顺铂[2]。苯酞类和酚酸类是川芎主要活性成分，而川芎嗪在药材中含量甚微,不是川芎的主要活性成分,不能作为川芎质量控制的指标成分;川芎药理作用广泛,苯酞类成分的心脑血管系统的作用尤为显著;川芎活性成分多以原型快速吸收入血[3]。有学者探讨川芎抑制血管内皮细胞凋亡的分子机制后,得出结论:川芎可能是通过调节 Bcl-2 和 Caspase-3 基因的表达,影响 Caspase 凋亡信号传导系统,抑制血管内皮细胞的凋亡,达到治疗的作用,这可能是川芎抑制血管内皮细胞凋亡的分子机制之一[4]。

郁 老 点 评

鸡血藤为补血活血药,对行气活血作用有限,川芎为行气活血药,有止痛作用,常用于老年肿瘤患者伴有心脑血管供血不全之气虚血瘀证或气滞血瘀证,与配伍莪术不同,莪术为活血祛瘀,具有抗癌作用,而川芎则主要为行气活血止痛。

参 考 文 献

[1] 金玉青,洪远林,李建蕊,等.川芎的化学成分及药理作用研究进展[J].中药与临床,2013,4(3):44-47.

[2] 王鹏龙,徐昕,李国梁,等.新型川芎嗪衍生物的合成及其抗癌活性研究[J].西北药学杂志,2014,29(1):58-64.

[3] 张晓琳,徐金娣,朱玲英,等.中药川芎研究新进展[J].中药材,2012,35(10):1709.

[4] 接传红,高健生,柴立民.川芎对血管内皮细胞 Bcl-2、Caspase-3 基因表达的影响[J].中国中医眼科杂志,2007,17(2):90-92.

川芎 桂枝

对药来源 《金匮要略》之温经汤。

单药功用

川芎,同前。

桂枝,同前。

对药释义

桂枝辛温通阳,温经散寒,祛风通络,川芎辛温香窜,走而不守,善于活血祛风,行气止痛,为血中气药。两者相伍集温、通、行于一体,具有祛风寒、温经脉、利关节、止痹痛之功,该配伍体现了"血气虚者,喜温而恶寒,寒则凝涩不流,温则消而去之"之法则。该品主治风寒湿痹,痛经;寒凝经脉者。

主治

(1)肿瘤患者伴风寒湿痹者,如关节不利,关节冷痛、麻木拘挛等。

(2)患者伴有痈肿疮毒者,如皮肤红肿明显,疼痛剧烈,轻者无全身症状;重者可有发热恶寒,头痛恶心等。

西医药理

1. 川芎的抗肿瘤作用

同前。

2. 桂枝抗肿瘤作用

同前。

郁 老 点 评

川芎活血行气，可上、下三焦并走，伍桂枝之温阳散寒通络，故常用于肿瘤患者肢凉怕冷的寒凝证。在临床上，我们常用于乳腺癌术后、放疗后的上肢肿胀，或化疗引起的手足冷凉，在乳腺癌内分泌治疗中由药物引起的关节冷痛、关节不利、麻木等时亦常用之。

川芎 赤芍

对药来源 《太平惠民和剂局方》之四物汤。

单药功用

川芎，同前。

赤芍，同柴胡、芍药条。

对药释义

赤芍苦寒，具有活血通经、散瘀消结、行滞止痛之功效；川芎辛散温通，具有芳香走窜之效，既能活血化瘀，又能行气，为血中之气药，二药配对既增活血化瘀之功，又借气行、血行之力使行血破滞之功倍增。临床常相伍用于瘀血经闭、痛经、月经不调；血痹；痈肿疮毒。《本草汇言》曰：川芎，上行头目，下调经水，中开郁结，血中气药。同归、芍，可以生血脉而贯通营阴。郁老常用两者配伍治疗肿瘤患者血瘀疼痛，其中赤芍常用剂量为10g。

主治

（1）肿瘤患者伴有瘀血疼痛者，表现局部有时隐隐刺痛，时痛时好，痛不可忍者。

（2）肿瘤患者伴有痈肿疮毒者，表现皮肤红肿明显，疼痛剧烈，轻者无全身症状；重者可有发热恶寒，头痛恶心等。

西医药理

1. 川芎的抗肿瘤作用

同前。

2. 赤芍的抗肿瘤作用

骆莹滨等[1]以肺癌细胞为对象研究赤芍水提物抗癌机制时采用镜下观察、细胞计数仪和流式细胞术检测细胞的生长状况，结果表明赤芍水提物可以显著阻滞肺癌细胞周期，抑制癌细胞的增长。潘正刚[2]利用S180荷瘤小鼠建立实体瘤模型，设置空白对照研究赤芍对荷瘤小鼠免疫器官的影响，结果发现实验组小鼠脾指数比对照组明显升高，抑瘤率显著提高，提示赤芍对小鼠肿瘤的抑制作用主要为增强荷瘤小鼠的免疫功能。

郁 老 点 评

川芎、赤芍合用增加活血化瘀功效，且行气活血止痛，故多用于肿瘤患者有血瘀疼痛者。这两味药中川芎嗪及赤芍素均有抗肿瘤作用，在老年肿瘤患者伴有胸痹，心供血不全及介入支架术后防止再凝再堵有效，故临床中常用此药对，在妇科需活血调经时亦常用。

参 考 文 献

[1] 骆莹滨，吴建春，方志红，等.赤芍水提物对肺癌细胞的抑制效应研究[J].中国医药导报，2014，36（11）：21.

[2] 潘正刚.赤芍抑制骨肿瘤作用的研究[J].现代养生，2014，30（2）：52.

旋覆花 茜草

药对来源 《金匮要略》之旋覆花汤。

单药功用

旋覆花，同前。

茜草：为茜草科植物茜草的干燥根及根茎。其味苦，性寒，归肝经。其既能凉血止血，又能活血行血，可用于血热妄行或血瘀脉络之出血证，血瘀经络闭阻诸证等。《本草纲目》曰："茜根，气温行滞，味酸入肝而咸走血，手足厥阴血分之药也，专于行血活血。"

对药释义

《伤寒杂病论》中载"旋覆花汤"组成为"旋覆花、新绛、葱茎"，主治"肝络气血瘀滞日久所致疼痛及出血类疾病"。《金匮要略》曰："肝着，其人常欲蹈其胸上，先未苦时，但欲饮热，旋覆花汤主之"。梁·陶弘景称绛为茜草，谓新绛为新刈之茜草，后世多从。茜草主入肝经，功专活血化瘀、通络止痛，旋覆花亦可通利血脉，两者配伍，主治肝络气血瘀滞所致的诸痛症；茜草还能凉血止血，旋覆花镇降气逆，用治肝络郁滞化火、火热迫血妄行导致的吐血、呕血、咳血等症。旋覆花、茜草都具有抗肿瘤作用，两药配伍使用，郁老常用于治疗肝癌、胃癌、肺癌等肿瘤患者伴有胸胁疼痛、胃脘痞闷、呕血、吐血等症。

主治

（1）肿瘤患者伴有胸胁、胃脘疼痛者。

（2）肿瘤患者伴有吐血、呕血、咳血等上消化道或呼吸道出血者。

西医药理

1. 旋覆花的抗肿瘤作用

同前。

2. 茜草的抗肿瘤作用

茜草对多种肿瘤细胞均有细胞毒作用，如对宫颈癌、肺癌、胃癌、白血病均有抑制作用。茜草具有诱导细胞凋亡的作用，其作用机制可能与下调 Bcl-2 基因有关[1]。茜草还可以通过升高白细胞及免疫调节作用来达到抗肿瘤的作用。王艳双等研究发现，茜草可能是通过下调端粒酶催化单位（hTERT）基因，抑制端粒酶活性，达到抗肿瘤的目的[2]。

参 考 文 献

[1] 王艳双，罗速.茜草蒽醌诱导肝癌 SMMC-7721 细胞凋亡及其分子机制的研究[J].中国中药杂志，2010，35（6）：763-767.

[2] 王艳双，罗速.茜草蒽醌对 SMMC-7721 肝癌细胞的抑制作用及分子机制[J].山东医药，2009，49（48）：36-38.

桃仁　红花

药对来源　《医宗金鉴》之桃红四物汤。

单药功用

桃仁：为蔷薇科植物桃或山桃的干燥成熟种子，味苦、甘，性平，归心、肝、大肠经，能活血祛瘀、润肠通便、止咳平喘。其味苦，可入心肝血分，祛瘀力强，为治疗多种瘀血阻滞病症的常用药；活血祛瘀以消痈，常配伍清热解毒药，用治肺痈、肠痈等证；富含油脂，润燥滑肠，可用于肠燥便秘证；味苦能降肺气，治疗咳嗽气喘。《本草经疏》曰："桃仁，性善破血，散而不收，泄而无补。过用之及用之不得其当，能破血下行不止，损伤真阴。"常用于肝癌、肠癌、胃癌、胰腺癌、乳腺癌等肿瘤的治疗中。该品有毒，不可过量，孕妇忌用，便溏者慎用。

红花：为菊科植物红花的干燥花，味辛，性温，归心、肝经，为活血祛瘀、通经止痛之要药。《本草汇言》曰："红花，破血、行血、和血、调血之药也。"临床常用治肝癌、胃癌、肠癌、乳腺癌、食管癌等属瘀血凝结阻滞、疼痛明显者，可缓解癌性疼痛，减轻化疗神经毒性。红花活血祛瘀力强，孕妇忌用，有出血倾向、血小板低下者慎用。

对药释义

桃仁、红花配对源自清代吴谦《医宗金鉴》中的"桃红四物汤"，二药配伍，是活血化瘀经典而常用药对之一。桃仁、红花均具有活血祛瘀、通经止痛之功，且都入心、肝经，入心则可散血中之滞，入肝则可理血中之壅，相须为用，活血通经、祛瘀消癥之力更强，适用于全身各处瘀血，且都有抗肿瘤作用，常用于治疗各种实体肿瘤，如肺癌、肝癌、乳腺癌、肠癌、卵巢癌及癌性疼痛等。对瘀血凝滞、肿块引起的疼痛尤为适宜，对肿瘤骨转移出现的骨骼肢体疼痛也有疗效。

主治

（1）肿瘤患者肿块明显，癌性疼痛，属气滞血瘀证者。
（2）肿瘤患者骨转移伴有骨骼疼痛者。

西医药理

1. 桃仁的抗肿瘤作用

桃仁的主要成分有脂肪油类、苷类、蛋白质和氨基酸、挥发油、甾体及其糖苷等。桃仁及其提取物对于免疫系统具有双向调节的作用。针对免疫低下的状况，桃仁能提高机体的免疫功能；而对于免疫亢进所引起的炎症反应，桃仁则具有一定的调节免疫、抑制机体炎症反应的作用。桃仁总蛋白能促进荷 S180 肉瘤小鼠的 IL-2、IL-4 分泌，使 $CD4^+/CD8^+$ 值上升，抑制体内肉瘤的生长，并能作用于肿瘤细胞的 G_1 期及 S 期，诱导细胞凋亡[1]。利用基因芯片技术，发现从中分离出的单体桃仁蛋白 A 能上调溶菌酶、LPS 结合蛋白干细胞因子等基因的表达，并能抑制细胞周期蛋白 B1、组织蛋白酶 D 等基因的表达[2]。

2. 红花的抗肿瘤作用

红花的化学成分主要包括黄酮类、生物碱类、聚炔类、亚精胺类、木脂素类、倍半萜类、有机酸类、甾醇类、烷基二醇类、多糖类及其他成分等。红花的有效成分红花多糖（SPS）有抗凝血、抗氧化、降血压、抗癌、免疫调节等多种药理活性[3]。SPS 能够抑制小鼠肿瘤组织 CD44、MMP-9、AMF mRNA 和 nm23-H1 的表达，进而抑制肿瘤的转移[4]；SPS 也能抑制人乳腺癌细胞 MCF-7 增殖[5]。SHi 等[6]研究 SPS 的抗肿瘤活性对小鼠 T739 肺癌中的 CTL 和 NK 细胞毒性的影响，发现红花多糖有抗肿瘤的作用，其抗肿瘤的机制可能与提高 CTL 和 NK 细胞的毒性有关。红花水煎液对小鼠的非特异性免疫和细胞免疫功能均有明显的增强作用，可提高血清溶血素浓度及提高植物血凝素刺激下的淋巴细胞转化率[7]。

郁 老 点 评

桃仁、红花为常见药对，两者均为活血化瘀药，具有极强的破血、行血之功，红花尚有和血、调血作用，此药对应与养血生血方四物汤、益气生血方、当归补血汤等合用以防破血太甚。另外必须注意某些活血破瘀药的免疫抑制作用，以免引起肿瘤患者本已低下的免疫功能更低，故临床上应辨证，只有血瘀证明显的肿瘤患者具有适应证者才用。桃仁破血伤阴，不宜久用。

参 考 文 献

[1] 吕跃山，王雅贤，运晨霞，等.桃仁总蛋白对荷瘤鼠 IL-2、IL-4 水平的影响[J].中医药信息，2004，21（4）：60-61.

[2] 刘英，李雅杰，朱丽影.用基因芯片研究桃仁蛋白 A 对小鼠纤维肉瘤基因表达的影响[J].中成药，2004，26（5）：398-401.

[3] 马新博，宫汝飞.红花多糖提取工艺及抑癌药理作用研究进展[J].重庆医学，2014，43（3）：364-366.

[4] 梁颖.红花多糖对肿瘤转移相关基因表达影响的实验研究[D].哈尔滨：黑龙江中医药大学，2012：4.

[5] 陶冀.红花多糖抑制人乳腺癌细胞 MCF-7 增殖及对其转移能力的影响[D].哈尔滨：黑龙江中医药大学，2012：4.

[6] Shi X，Ruan D，Wang Y，et al.Anti-tumor activity of safflower polysaxx-haride（SPS）and effect on cytotoxicity of CTL cells，NK cells of T739 lung cancer in mice[J].China Journal of Chinese Materia Medica，2010，35（2）：215-218.

[7] 张宇，郑为超.花黄素抗炎作用机制研究概况[J].江苏中医药，2010，42（9）：77-79.

元胡　川楝子

对药来源　《太平圣惠方》之金铃子散、《济生方》橘核丸。

单药功用

元胡：元胡在历代本草中通称延胡索、玄胡，元胡为罂粟科植物延胡索和齿瓣延胡索的块茎。元胡性温，味辛苦，入心、脾、肝、肺经。《本草纲目》《开宝本草》《汤液本草》等历代中医文献记载其具有活血、利气、止痛的功效，尤以镇痛作用显著。与白术、芍药、贝母等并称"浙八味"，为大宗常用中药。《开宝本草》，元胡性温，味辛、苦，入心、脾、肝、肺，是活血化瘀、行气止痛之妙品，尤以止痛之功效而著称于世。李时珍在《本草纲目》中归纳元胡有"活血、利气、止痛、通小便"四大功效，并推崇元胡"能行血中气滞，气中血滞，故专治一身上下诸痛"。

川楝子，别名金铃子、川楝实，为楝科落叶乔木川楝树的成熟果实。《本草纲目》记载该药性味苦寒，有小毒，并有酸味；入肝、胃、小肠经。《中国药典》（2010 年版）记载其功能主治为疏肝泄热、行气止痛、杀虫，用于肝郁化火，胸胁、脘腹胀痛、疝气疼痛、虫积腹痛[1]川楝子苦寒沉降，主要入肝经，疏泄肝热，行气止痛，治气郁而有热之证尤宜。

对药释义

元胡辛苦性温，入肝经，能行血中气滞以达行气活血止痛之功。川楝子入气分，长于疏肝理气，泻肝火。二药相配，疏肝行气之力显著，并可活血，气行则血行，清泻肝火。郁老临证常用元胡 15g，川楝子 10g，两者合用，可用于肝郁有热，心腹胁肋诸痛，时发时止。

主治

肿瘤患者气滞血瘀导致的诸疼痛之证。

西医药理

1. 元胡的抗肿瘤作用

元胡的主要活性成分为异喹啉生物碱。迄今为止，已从元胡中分得生物碱近二十个，其类型分属原小檗碱型、原阿托品碱型、阿朴菲型、苯并菲啶型等异喹啉型生物碱。元胡提取物中的脂溶非酚性生物碱组分对肝肿瘤细胞 SMMC-7721 有较强的杀伤能性，IC_{50} 约为 35μg/ml。研究显示[2]，元胡总碱对 HepG2 细胞有显著的增殖抑制作用，且呈剂量-效应关系，其半数抑制浓度为（26.61±1.2）μg/ml；HepG2 细胞经元胡总生物碱处理 24h、48h 后，15 种 microRNAs 发生变化，尤以 let-7a 表达的上调和 mir-221、mir-222 表达的下调最明显，推测其机制可能与 miRNA let-7a、mir-221、mir-222 调控的靶基因有关。还有研究发现[3]，元胡及黄连素可能通过抑制血管内皮生长因子引发的基质金属蛋白酶-2（MMP-2）的表达，从而抑制血管内皮生长因子（VEGF）引发的人脐静脉内皮细胞的血管新生，提示其具有潜在抗肿瘤作用。将元胡提取物与毛姜黄（Rhizoma Curcumae）提取物合用，可以提高元胡提取物对肿瘤细胞的增殖抑制[4]，且当毛姜黄提取物与元胡提取物以 3∶2 配合时，对肿瘤细胞的增殖抑制活性最强，以 3∶2 得到的混合提取物，能显著减少细胞的侵袭能力，减少细胞色素 C 的释放，且其作用显著好于单味药材提取物，混合提取物不影响细胞周期。此外，元胡提取物能够抑制乳腺癌细胞 MDA-MB -231 转移、侵袭，并抑制基质金属蛋白酶-9（MMP-9）mRNA 的表达。此外，元胡生物碱中的延胡索乙素可以抑制肿瘤细胞上 P-糖蛋白的活性（表达），提示其具有逆转肿瘤细胞多药耐药的可能[5,6]。

2. 川楝子的抗肿瘤作用

川楝子中主要成分是三萜类、挥发油、黄酮类、脂肪酸、酚酸类和多糖等化合物。近年来，我国学者对川楝素的抗肿瘤作用进行了广泛的研究，发现川楝素具有诱导细胞分化、抑制多种肿瘤细胞增生和凋亡作用，具有广谱抗肿瘤效果，是一个有希望的抗癌候选药物。它能够抑制多种人源肿瘤细胞如 PC3 细胞（前列腺癌），SMMC-7721，Hep3B 和 BEL7404 细胞（肝癌），SH-SY5Y 和 U251 细胞（中枢神经系统肿瘤），K562 和 HL-60 细胞（白血病细胞），U937 细胞（组织淋巴瘤细胞），A-549 细胞（肺癌），MDA-MB-468 细胞（乳腺癌），PC12 细胞（肾上腺髓质嗜铬细胞瘤）等细胞的增殖，且这种抑制作用呈时间依赖和浓度依赖关系，有较低的 IC_{50} 值，最低浓度达到 5.4×10^9mol/L[7]。另外，有文献报道，从川楝子中提取纯化的可溶性多糖 pMTPS-3 具有较好的抗肿瘤作用[8]。川楝子抗肿瘤作用可能是与其能够阻滞细胞周期、诱导细胞凋亡相关[9]。

郁 老 点 评

元胡以其行气活血止痛的效果明显，故肿瘤临床上常用。疼痛是癌症患者常见症状之一，由于气滞毒瘀，在肝、胆、胰腺癌及癌症骨转移时，均能出现疼痛，均可应用元胡、川楝子疏肝泄热、行气止痛，故亦常用于肝、胆、胰、乳腺、卵巢、子宫等癌患者，以增强舒肝止痛效果。两者合用，则行气止痛效果增强，为我在临床常用药对。文献报道，有实验研究显示两药具有抗肿瘤作用，也可作为全方抗肿瘤效力的组成部分。

参 考 文 献

[1] 孙毅坤，雷海民，魏宁漪，等. 川楝子挥发油化学成分的 GC-MS 分析[J]. 中国中药杂志，2004，29（5）：475-477.

[2] Zhang GF，Xie L，Hu WJ，et al. Inhibited influence on human liver cancer cell line HepG2 and effect on its microRNA expression profile by Rhizoma corydalis [J]. Journal Nanjing TCMUniv（南京中医药大学学报），2009，25（3）：181-183.

[3] Gao JL，Shi JM，Lee SM，et al. Angiogenic pathway inhibition of Corydalis yanhusuo and berberine in human umbilical vein endothelial cells[J]. Oncol Res，2009，17（11-12）：519-526.

[4] Gao JL，He TC，Li YB，et al. A traditional Chinese medicine formulation consisting of Rhizoma Corydalis and Rhizoma Curcumae exerts synergistic anti-tumor activity[J]. Oncol Rep，2009，22（5）：1077-1083.

[5] Gao JL，Shi JM，He K，et al.Yanhusuo extract inhibits metastasis of breast cancer cells by modulating mitogen-activated protein kinase signaling pathways[J]. Oncol Rep，2008，20（4）：819-824.

[6] Zhang XL，Cao GX，Yu HX，et al. Reversal effect of tetrahydropalmatine on multidrug resistance of human breast cancer cells MCF-7 [J]. Pharmacology and Clinics of Chinese Materia Medica（中药药理与临床），2006，26（5）：313-313.

[7] Jianming Ju，Zhichao Qi，Xueting Cai，et al. The apoptotic effects of toosendanin are partially mediated by activation of deoxycytidine kinase in HL-60 cells[J]. PloS One，2012，36（7）：789-796.

[8] He Y J，Wang J，Liu X L，et al. Toosendanin inhibits hepatocellular carcinoma cells by inducing mitochondria-dependent apoptosis [J]. Planta Med，2010，13（3）：1447-1451.

[9] 刘小玲，王进，张伶，等. 川楝素提取物诱导 K562 细胞凋亡的实验研究[J]. 重庆医科大学，2010，41（3）：426-431.

元胡　白屈菜　徐长卿

对药来源　《中医肿瘤学》。

单药功用

元胡，同前。

白屈菜，最早记载于《救荒本草》，别名地黄连、牛金花、土黄连、八步紧、断肠草、雄黄草等。其味苦，性凉，有毒；全草入药具有镇痛、止咳、利尿、解毒的功效，常用于治疗胃痛、腹痛、肠炎、痢疾、慢性支气管炎、百日咳、咳嗽、黄疸、水肿、腹水、疥癣疮肿、蛇虫咬伤[1]。

徐长卿，始载于《神农本草经》，别名蓼刁竹、满山香、迫遥竹、一枝香、竹叶细辛、对节莲、一线香等。全草入药，性温，味辛，有行气止痛、祛风湿、止痹痛的功效，可治疗风湿性关节炎、荨麻疹、湿疹、牛皮癣、跌打损伤、寒气腹痛、中暑等疾病[2]。《神农本草经》称其主"瘟疾，邪恶气，瘟疟"；《肘后方》记其能治"注车注船"之候；《名医别录》谓："益气"。

对药释义

元胡辛散苦泄温通，功善活血、行气、止痛，且止痛力显著，能治血瘀气滞诸痛。白屈菜苦寒，具有镇痛、止咳、利尿、解毒的功效。徐长卿辛香行散温通，既善祛风止痛、活血通络，又能祛风止痒，还可解蛇毒，治毒蛇咬伤等。三药均有止痛之功，郁老常两药或三药合用治疗癌性疼痛甚者。又三味药辛散苦寒并济，可有效控制"癌毒"，起到抑制肿瘤作用。临证郁老元胡常用剂量为 15～30g，白屈菜常用剂量为 15g，徐长卿常用剂量为 10～15g。

主治

（1）恶性肿瘤毒邪内蕴重症。

（2）恶性肿瘤伴有剧烈疼痛者。

西医药理

1. 元胡的抗肿瘤作用

同前。

2. 白屈菜的抗肿瘤作用

白屈菜含多种化学成分，其中大多数成分为生物碱成分。白屈菜根茎中生物碱的量最高，在茎形成期，根茎、根和叶中所含生物碱分别可达 15%、12%、10.5%[3,4]。研究发现[5]白屈菜红碱作用于人肝癌细胞 SMMC-7721 48h 后对癌细胞具有明显的杀伤作用，说明白屈菜红碱能抑制 SMMC-7721 人肝癌细胞的增殖。亦有研究表明[6]白屈菜红碱能抑制人胃癌 BGC823 细胞的增殖并诱导其凋亡，而且诱导的凋亡呈周期依赖性。有研究者发现[7]白屈菜红碱能选择性抑制蛋白激酶 C（PKC）A、B 亚型。

3. 徐长卿的抗肿瘤作用

徐长卿含有丹皮酚、肉珊瑚贰元、去酰牛皮消贰元、茸毛牛奶藤贰元、去酰萝摩苷元、乙酸、桂皮酸、氨基酸、黄酮苷等成分[8]。研究者[9]观察到徐长卿多糖灌胃给药对小鼠移植性腹水癌 H22 和 EAC、实体瘤 S180 生长具有抑制作用。有试验发现[10]，水提取物质量浓度为 80g/L 和 40g/L 时，在体外细胞培养中能使 Bel-7407 细胞的生长受到抑制。

郁 老 点 评

元胡为止痛常用药，功能行气活血止痛，白屈菜具镇痛解毒功效，徐长卿祛风止痛、活血通络，故两者或三者合用于癌症患者诸痛证，轻者用两味，重者三味合用，止痛效果好。

参 考 文 献

[1] 韦祖巧，邹翔，曲中原，等.白屈菜化学成分和药理作用的研究进展[J]. 中草药，2009（s），40：39-40.

[2] 国家药典委员会. 中华人民共和国药典（2000）一部[s]. 北京：化学工业出版社，2000：235.

[3] 国家中医药管理局. 中华本草[M]. 上海：上海科学技术出版社，1999.

[4] Zhang W J, You C X, Wang C F, et al. One new alkaloid from Chelidoniummajus L.Natural Product

Research，2014，28（21）：1873-1878.

[5] 黄馨慧，罗明志，齐浩，等.龙胆苦苷等 6 种中草药提取物对 SMMC-7721 人肝癌细胞增殖的影响[J].
西北药学杂志，2004，19（4）：166-1681.

[6] 宗永立，刘艳平.白屈菜红碱对人胃癌 BGC823 细胞的增殖抑制和凋亡诱导作用[J].中草药，2006，
37（7）：1054-1056.

[7] 乔俏，李光，陈延治，等.PKC 抑制剂对人胰腺癌细胞的放射增殖效应[J].中华放射医学与防护杂志，
2005，25（5）：435-436.

[8] 扬进，郁建平，周欣.徐长卿煎煮过程中的化学变化研究[J].贵阳中医学院学报，2001，23（3）：48-50.

[9] 林丽珊，蔡文秀，许云禄，等.徐长卿多糖抗肿瘤活性研究[J].中药药理与临床，2008，24（5）：40-42.

[10] 张桂芳，吴丽敏，李彦博，等.徐长卿水提物抗肝瘤作用初探[J].中华中医药学刊，2007，25（8）：
1723-1724.

虎杖　　熟军

对药来源　《中医肿瘤学》。

单药功用

虎杖，微苦，微寒，归肝、胆、肺经，具有清热解毒、利胆退黄、祛风利湿、散瘀定痛、止咳化痰的功效。《滇南本草》中云："攻诸肿毒，止咽喉疼痛，利小便，走经络。治五淋白浊，痔漏，疮痈，妇人赤白带下。"常用于治疗关节痹痛，湿热黄疸，经闭，癥瘕，咳嗽痰多，水火烫伤，跌扑损伤，痈肿疮毒等。

熟军，又名熟大黄、制军，取小块的生大黄，用黄酒拌匀，放蒸笼内蒸制，或置罐内密封，坐水锅中，隔水蒸透，取出晒干。其性味苦寒，归手少阳三焦经，兼入足阳明胃经、手阳明大肠经，具有泻热通肠、凉血解毒、逐瘀通经的功效。熟军泻下力缓，临床上常用于泻火解毒，治疗火毒疮疡等。酒制功善活血，且善清上焦血分之热；炒炭常用于凉血止血。

对药释义

虎杖和熟军，均为清热解毒药，但两者作用有别。虎杖味微苦，性微寒，归肝、胆、肺经，具有利湿退黄、清热解毒、活血通经、散瘀止痛、止咳化痰的功效。该品用于湿热黄疸，淋浊，带下，风湿痹痛，痈肿疮毒，经闭，癥瘕，肺热咳嗽。熟军性味苦寒，具有泻热通肠、凉血解毒、逐瘀通经之效。该品用于实热便秘，积滞腹痛，泻痢不爽，湿热黄疸，血热吐衄，目赤，咽肿，肠痈腹痛，痈肿疔疮，瘀血经闭，上消化道出血。其泻下力缓。两者联用，共奏清热解毒之功。

主治

（1）用于痈疮肿毒，烧烫伤，毒蛇咬伤。

（2）用于湿热黄疸淋浊，带下。

（3）用于乳腺及肝胆肿瘤。

（4）用于肿瘤患者之肺热咳嗽证。

（5）用于肿瘤患者之胃肠积热，大便秘结证。

西医药理

1. 虎杖的抗肿瘤作用

虎杖具有抗多种肿瘤细胞的作用。于柏艳等[1]报道，虎杖提取物可以诱导 A549 细胞凋亡，将细胞阻滞在 G_0/G_1 期，还发现虎杖提取物干预后，Caspase-3、Caspase-8、Caspase-9 表达增强，Ki-67、p21ras 蛋白随提取物浓度表达均降低（与对照组比较，$P < 0.01$）。戴关海等[2]研究成果表明，虎杖提取物及虎杖含药血清对 Hep G2 细胞均有很好的抑制作用，其抑制率随着药物浓度增加而相应增高。虎杖有效成分白藜芦醇抑制活性突出且广泛，对多种肿瘤细胞均有杀伤作用，对肿瘤的起始、促进、发展 3 个阶段均有抑制作用，可作为天然的化学防癌剂。

虎杖还具有保肝降酶的作用，虎杖具有明显的肝保护作用，其研究主要集中在急性肝损伤和非酒精性脂肪肝（NAFLD）两个方面。胡宗礼等[3]报道虎杖煎剂能明显对抗四氯化碳引起的大鼠肝损伤，显著降低血清 AST、ALT 含量，其作用机制与抑制 TNF-α 表达，提高 Bcl-2/Bax 比值相关，且药物本身对肝脏无明显损伤作用。另有研究报道，虎杖有效成分白藜芦醇可明显拮抗二甲基亚硝胺诱导的大鼠肝纤维化[4]。

2. 熟军的抗肿瘤作用

肿瘤细胞的恶性增殖涉及多种调控途径，而大黄素能通过多靶点抑制其增殖。Pooja T 等[5]发现大黄素通过抑制 Wnt 信号通路发挥抑制结直肠癌细胞作用，它既能下调 TCF/LEF 转录活性，亦能抑制其下游靶点 β-catenin、TCF7L2、cyclin D1、c-Myc、snail、vimentin、MMP-2、MMP-9，同时还下调 Wnt 共激活物 P300 并上调其抑制物 HBP1 表达。另外，鉴于趋化因子在肿瘤迁移侵袭中的重要作用，大黄素亦可通过抑制趋化因子受体 CXCR4 进而下调趋化因子 CXCL12 的表达，终致肝癌细胞迁移侵袭能力下降[6]。

郁 老 点 评

虎杖微苦微寒，清热解毒，利胆退黄，散瘀定痛，所以我在肝胆恶性肿瘤、胰腺癌、胃癌等治疗中均用之。因虎杖不但有抑瘤功效，且有缓泻作用，与熟军相伍，对有便秘证候的肿瘤患者用之，既有清热解毒抗癌抑瘤作用，又能达到润肠通便的目的，但如果患者无便秘者，则在用此药对解毒抗癌清热利胆时要佐以健脾利湿的白术、茯苓以防腹泻便溏。

参 考 文 献

[1] 于柏艳, 孙抒, 杨万山, 等. 虎杖提取物对人肺癌 A549 细胞株抑制增殖和诱导凋亡作用的研究[J]. 中成药, 2010, 32（11）：1972.

[2] 戴关海, 杨锋, 童晔玲, 等. 虎杖提取物抗人肝癌细胞株 Hep G-2 作用的实验研究[J]. 中国中医药科技, 2009, 16（5）：376.

[3] 胡宗礼，黄晓萍. 虎杖方剂对四氯化碳致大鼠肝损伤的保护作用研究[J]. 时珍国医国药，2009，20
（3）：657.

[4] 单中杰，郭亮，侯箐岚，等. 白藜芦醇对人肾细胞癌 786-0 细胞周期、凋亡及 PDCD5mRNA 表达的影
响[J]. 郑州大学学报，2012，47（2）：182.

[5] Pooja T，Karunagaran D. Emodin suppresses Wnt signaling in hu-man colorectal cancer cells SW480 and
SW620[J]. Eur J Phar-macol，2014，742：55.

[6] Manu K A，Shanmugam M K，Ong T H，et al. Emodin suppres-ses migration and invasion through the
modulation of CXCR4 ex-pression in an orthotopic model of human hepatocellular carcinoma[J]. PLo S
ONE，2013，8（3）：e57015.

土鳖虫　虎杖

对药来源　《中医肿瘤学》。

单药功用

土鳖虫，又称地鳖虫，民间有多种称谓，如土元、土鳖子、地乌龟等。野生者在夏、秋季捕捉，人工饲养者随时捕捉，捕到后用沸水烫死，晒干或烘干。最早记载于《神农本草经》中，其性寒，味咸，有微毒，归肝经，具有散血瘀、接骨续筋、消肿止痛、下乳通经等功效。

虎杖，同前。

对药释义

土鳖虫咸寒，有微毒，可散血瘀。虎杖微寒微苦，可利湿退黄、散瘀止痛。二药均性寒，归肝经，可散瘀止痛。郁老临证常用于肝癌属湿热内蕴、瘀毒互结者，土鳖虫剂量为 10g，虎杖的常用剂量为 10～15g，两者共用，可起到祛瘀止痛作用，使瘀血得去，新血得生。

主治

肝、胆、胰腺肿瘤属湿热内蕴、瘀毒互结患者。

西医药理

1. 土鳖虫的药理作用

土鳖虫活性成分的研究，主要见于中华真地鳖，偶见于冀地鳖和金边土鳖。土鳖虫的主要活性成分包括多种活性蛋白（酶）、氨基酸、不饱和脂肪酸、微量元素、生物碱和脂溶性维生素等。有研究者[1]研究了土鳖虫提取液对家兔抗凝血作用的影响，结果表明，土鳖虫提取液在家兔体内、外均能使血浆白陶土部分凝血酶时间、凝血酶原时间及凝血酶时间延长，其作用随土鳖虫提取液浓度的增加而增强，抗凝活性不依赖于抗凝血酶，推测土鳖虫提取液可能直接对凝血酶发挥作用。亦有研究表明[2]，土鳖虫溶栓酶（即纤溶活性成

分）各剂量组均能明显延长小鼠凝血时间、大鼠凝血酶原时间，降低大鼠血纤维蛋白原含量，增加血凝块溶解率，延长大鼠颈动脉血栓形成的时间，缩短大鼠体外血栓长度，减轻血栓的湿重及干重，可见土鳖虫溶栓酶具有抗凝血和溶栓作用。

2. 虎杖的药理作用

同前。

郁 老 点 评

土鳖虫咸能软坚、化瘀消肿，是治肝硬化常用药；虎杖清热解毒、散瘀止痛、利湿消黄作用好，故两者结合常用于肝胆癌、胰腺癌，两药均以入肝经为主，故除用于肝癌外，肝硬化、肝炎亦可应用。

参 考 文 献

[1] 贺卫和，成细华，徐爱良.土鳖虫提取液对家兔抗凝血作用的实验研究[J].湖南中医学院学报，2003，23（2）：7-9.

[2] 王征，陈晓光，吴岩.土鳖虫溶栓酶抗凝血及抗血栓作用的实验研究[J].中国实验诊断学，2007，11（9）：1143-1145.

土鳖虫 穿山甲

对药来源 《中医肿瘤学》。

单药功用

土鳖虫，同前。

穿山甲入药部位为胎生动物穿山甲的鳞甲，味咸，性微寒，入肝、胃经，具有活血散结、通经下乳、消痈溃坚之效。其主血瘀经闭，癥瘕，风湿痹痛，乳汁不下，痈肿，瘰疬。其用于经闭癥瘕，乳汁不通，痈肿疮毒，关节痹痛，麻木拘挛。《滇南本草》曰："治疥癞痈毒，破气行血，胸膈膨胀逆气，治膀胱疝气疼痛。"《医学衷中参西录》曰："穿山甲，味淡性平，气腥而窜，其走窜之性，无微不至，故能宣通脏腑，贯彻经络，透达关窍，凡血凝血聚为病，皆能开之。"

对药释义

二药均为血肉有情之品、入肝经。土鳖虫咸寒，有微毒，行善走窜，破血通经，重中之轻品。穿山甲性咸，微寒，性善走窜，内通脏腑，外透经络，功善活血散瘀，重中之重品。二药共用治疗血瘀重症。郁老临证常用于肿瘤带瘤患者，包块明显，瘀毒蕴结，常用剂量为土鳖虫10g，穿山甲为6～10g。

主治

肿瘤患者血瘀重症，肝癌、乳腺癌尤著。

西医药理

1. 土鳖虫的抗肿瘤作用

同前。

2. 穿山甲的抗肿瘤作用

穿山甲含蛋白质、硬脂酸、胆甾醇、脂肪族酰胺、游离氨基酸、环二肽、挥发油、生物碱及微量元素等有效成分。现代药理研究表明穿山甲对肿瘤的影响包括一定程度抑制肿瘤生长，使细胞亚群、细胞活性增高，提高晚期癌症患者生存质量及免疫功能，减少患者恶心呕吐、白细胞减少、血小板减少等化疗不良反应。临床研究用于治疗肺癌、乳腺癌、白血病等恶性肿瘤均有报道[1]。近几年的研究表明穿山甲具有扩张血管、促进血液循环、抗癌、抗心律失常及促进核酸代谢等作用；现代临床常用于妇科瘀滞之不孕症、乳腺小叶增生、乳腺炎、卵巢囊肿等多种疾病[2]。现代药理表明穿山甲中的甲片具有减低血液黏度，延长凝血时间，升高白细胞，消肿排脓等药理作用。临床用于治疗妇科疾病、前列腺疾病、儿科疾病均有较好疗效[3]。

郁 老 点 评

土鳖虫与穿山甲合用，均咸能散结、活血消癥，为肿瘤临床中祛邪法之一，即肿瘤患者包块明显、癥积瘀结，需予攻坚破癥散结者用之，常用于肝癌、腹腔恶性肿瘤及乳癌等患者，因穿山甲很贵，所以我在临床上很少用，以免增加患者负担。

参 考 文 献

[1] 王英，楼建国，楼敏华，等.穿山甲蛋白提取物对人白血病 K562 细胞增殖与凋亡影响[D]. 杭州：浙江大学，2010：1-28.
[2] 周宗元，王建，马骁.穿山甲的研究进展[J].中药与临床，2014，5（1）：54-56.
[3] 王妍，张国民，哈伟.穿山甲应用及炮制研究进展[J].中国现代中药，2015，3（17）：280-284.

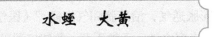

水蛭　大黄

对药来源　《金匮要略方论》之大黄䗪虫丸。

单药功用

水蛭，是一种吸血环节动物，咸苦，平，有毒，入肝、膀胱经，具有破血逐瘀消癥的功效。《神农本草经》云："主逐恶血、瘀血、月闭，破血瘕积聚，无子，利水道"。常用于治疗月经闭止、癥瘕腹痛、蓄血、损伤瘀血作痛、痈肿丹毒等。

大黄，别称将军，是多种蓼科大黄属的多年生草本植物的合称，一般从粗短的根茎种植。该品性味苦寒，归胃、大肠、肝、脾经，具有泻下攻积、清热泻火、止血、解毒、活血化瘀、清泻湿热的功效。《本草新编》中云："大黄性甚速，走而不守，善荡涤积滞，调中化食，通利水谷，推陈致新，导瘀血，滚痰涎，破癥结，散坚聚，止疼痛，败痈疽热毒，消肿胀，俱各如神。"其用于实热便秘，积滞腹痛，泻痢不爽，湿热黄疸，血热吐衄，目赤，咽肿，肠痈腹痛，痈肿疔疮，瘀血经闭，跌打损伤，上消化道出血等。

对药释义

大黄大苦大寒，泻下力强，具有较强的凉血功效，还具有很好的活血化瘀功效，临床应用较多，常用来治疗血瘀经闭，产后瘀阻等。水蛭咸苦入血，性平小毒，本品破血逐瘀之力强，与大黄同具有逐瘀通经之功，故相须为用。

主治

（1）用于肿瘤患者月经不通、瘀滞作痛等实证。

（2）用于肿瘤患者大便燥结，积滞泻痢，以及热结便秘、壮热苔黄等热证。

西医药理

1. 水蛭的抗肿瘤作用

李小菊[1]研究发现水蛭能通过改善肿瘤缺氧微环境抑制肿瘤血管生成来发挥抗肿瘤作用，其机制可能是通过降低缺氧诱导因子-1a（HIF-1a）蛋白水平和mRNA（基因）的表达，以及降低由HIF-1a所介导的靶基因血管内皮生长因子（VEGF）mRNA的表达来实现的。肖移生等[2]研究水蛭提取物对人白血病HL-60细胞的体外抑制作用，结果发现：浓度高于0.1mg/ml的水蛭提取物对HL60有抑制作用，且呈时间和剂量依赖性；水蛭提取物作用HL60细胞48h的半数抑制浓度为1.4mg/ml；另外水蛭提取物也具有诱导HL60细胞凋亡作用。黄红坤等[3]研究菲牛蛭提取物对肿瘤细胞增殖的抑制作用，证明了菲牛蛭提取物对6种以上肿瘤细胞的增殖均具有抑制作用。

2. 大黄的抗肿瘤作用

同前。

> **郁 老 点 评**
>
> 水蛭是中药中破血逐瘀的重剂，其水蛭素抗凝血作用很强，过去民间常用生水蛭吸血治疗脑中风（脑栓塞）。大黄之用力猛，清热解毒，荡涤积滞而泻下，酒制熟军则性缓，此药只适用于肿瘤病情进展，癥结积滞严重，血瘀疼痛明显的实证患者，正虚体弱者慎用，有出血倾向者忌用。

参 考 文 献

[1] 李小菊，卢宏达，陈卫群，等. 水蛭抑制肿瘤血管生成的作用及其机制 [J]. 肿瘤防治研究，2013，40（1）：46-50.

[2] 肖移生，廖夫生，赵志冬，等. 水蛭提取物对人白血病 HL60 细胞体外抑制作用研究 [J]. 江西中医学院学报，2013，25（4）：63-66.

[3] 黄红坤, 郑佳琳, 王诺, 等. 菲牛蛭提取物体外抗肿瘤活性的研究 [J]. 时珍国医国药, 2014, 25 (12): 2870-2872.

蒲黄　五灵脂

对药来源　《太平惠民和剂局方》之失笑散。

单药功用

蒲黄始载于《神农本草经》, 别名为蒲厘花粉、蒲花等。其性甘辛, 凉, 入肝、心经, 具有化瘀、止血、利尿的功效。《本草汇言》记载: "蒲黄, 性凉而利, 能洁膀胱之原, 清小肠之气, 故小便不通, 前人所必用也。至于治血之方, 血之上者可清, 血之下者可利, 血之滞者可行, 血之行者可止。凡生用则性凉, 行血而兼消; 炒用则味涩, 调血而且止也。"

五灵脂, 始载于宋《开宝本草》。《开宝本草》曰: "心腹冷痛, 小儿五疳, 辟疫, 治肠风, 通利气脉, 女子月闭。"其为鼯鼠科动物复齿鼯鼠的粪便, 性苦、甘、温, 归肝、脾经, 具有化瘀止血、活血止痛的功效。该品苦泄温通, 专入肝经血分, 善于活血化瘀止痛, 为治疗瘀滞疼痛之要药。该品炒用, 既能活血散瘀, 又能止血。故可用于瘀血内阻、血不归经之出血, 如妇女崩漏经多, 色紫多块, 少腹刺痛, 既可单味炒研末, 温酒送服, 如《永类钤方》五灵脂散; 又可配伍其他药同用, 如《玉机微义》五灵脂丸, 以该品与神曲同用; 临床常配伍三七、蒲黄、生地等药用。

对药释义

五灵脂苦咸甘温, 入肝经血分, 功擅通利血脉, 散瘀止痛; 蒲黄甘平, 行血消瘀, 炒用并能止血, 两者相须为用, 为化瘀散结止痛的常用组合, 即"失笑散"。郁老临证常用蒲黄 10g, 五灵脂 10g, 两者合用, 共奏祛瘀止痛、推陈出新之功, 使瘀血得去, 脉道通畅。

主治

(1) 肿瘤患者血瘀毒结者。

(2) 肿瘤导致的诸类瘀血疼痛症状。

西医药理

1. 蒲黄的药理作用

蒲黄可通过提高机体免疫力的方式起到抗肿瘤的作用。动物实验表明, 蒲黄可使大鼠胸腺、脾脏明显萎缩, 并抑制免疫应答反应。蒲黄还能显著抑制体液及细胞免疫。初步认为蒲黄具有糖皮质激素样作用, 而对外周血白细胞总数和中性粒细胞吞噬功能无明显影响, 故与一般免疫抑制药相比有一定优越性[1]。另有报道称, 灌胃给予蒲黄能提高大鼠巨噬细胞吞噬率, 提高血清溶菌酶活性, 有助于动物皮下胆固醇肉芽肿中脂质的吸收, 促进动脉粥样硬化病变的消退。

2. 五灵脂的抗肿瘤作用

五灵脂中含有：坡模醇酸、托马酸-3-氧-顺-对香豆酸酯、托马酸-3-氧-反-对-香豆酸酯、马斯里酸-3-氧-反-对-香豆酸酯、2-羟基乌苏酸、马斯里酸、乌苏酸、加可酸、欧斯咖啡酸、托马酸。20 世纪 90 年代又从其中分离到三对节酸，五灵脂三菇酸Ⅰ、Ⅱ、Ⅲ[2-3]。有研究[4]对野生和家养复齿鼯鼠所产五灵脂的活血化瘀及抗炎作用进行比较，通过角叉菜胶致大鼠足肿胀模型和大鼠血瘀证模型，实验结果表明各给药组在给药后家养五灵脂作用时间持久，可以明显降低足跖肿胀度。

郁 老 点 评

失笑散为古方之一，蒲黄与五灵脂相合祛瘀止痛效好，能行血消瘀，炒蒲黄又能止血，我常用于妇科肿瘤疼痛或腹腔恶性肿瘤伴疼痛者，但血虚无瘀者当忌。《本草经疏》称："一切劳伤发热，阴虚内热，无瘀血者禁用。"故我在临床上慎用。

参 考 文 献

[1] 江苏医学院.中药大辞典[M]. 上海：上海科学技术出版社，1986：24571.

[2] Atsushi Numata，Peiming Yang，hika Tak ashi，et al.Cytotoxic triterpenes from a Chinese medieine[J]，Goreishi.Chem.Pharm Bull，1989，37（3）：648-651.

[3] Atsushi Numata，Chika Takahashi，Tamie Miyamoto，et al.New triterpenes from a Chinese medieine[J]，Goreishi.Chem.Pharm.Bull，1990，38（4）：942-944.

[4] 王岚，李春，杨连菊，等.野生与家养五灵脂药效学比较研究. 中国实验方剂学杂志，2013，19（7）：268-271.

第五章　抗癌解毒类

拳参　白花蛇舌草

对药来源　《中医肿瘤学》。

单药功用

拳参又名草河车，始载于《本草图经》，为蓼科多年生草本植物拳参的干燥根茎。其味苦、涩，性微寒，归肺、肝、大肠经，具有清热解毒、凉血止血、凉肝息风的作用。该品可治疗痈肿瘰疬、毒蛇咬伤，湿热泻痢，血热出血，热病神昏，惊痫抽搐等[1]。《中药志》曰："清热解毒，散结消肿。治热病惊痫，手足抽搐，破伤风，痈肿瘰疬，蛇虫咬伤。"

白花蛇舌草始载于《广西中药志》，为茜草科一年生草本植物白花蛇舌草的干燥全草。其味微苦、甘，性寒，归胃、大肠、小肠经，具有清热解毒、消痈、利湿通淋的作用，可用于治疗疮痈肿毒，咽喉肿痛，热淋，解蛇毒等。《广东中药》曰："消肿解毒，驱风，止痛，消炎。主治蛇伤、癌症及盲肠炎、痢疾等症。"

对药释义

拳参具有清热解毒、凉血消痈、散结消肿之功，治疮痈瘰疬、毒蛇咬伤；白花蛇舌草功善清热解毒、消散痈肿，为治疗外痈、内痈的常用之品，两者配伍清热解毒消肿之功增强，目前常用于各种癌症而见热毒内盛者。郁老临证常用大剂量的草河车15g，白花蛇舌草剂量为30g，两者配伍，相须为用，屡收佳效。

主治

各种癌症而见热毒、癌毒内蕴的患者。

西医药理

1. 拳参的抗肿瘤作用

近年来，研究表明蓼科蓼属植物在抗肿瘤作用方面具有良好的效果。Intisar A 等通过细胞毒性实验和人肝癌细胞（HCCLM3）抗癌活性实验发现其酚类物质的含量与抗癌活性存在一定的剂量关系；苏峰平等发现该植物对 HeLa 细胞、SGC7901 细胞的抑制效果较好；毛脉酸模中的白藜芦醇及其苷能抑制乳腺癌细胞系 MCF-7 细胞的增殖，对人和小鼠的白细胞的增生也有明显的抑制作用[2]。刘晓秋等学者在研究中发现拳参对金黄色葡萄球菌、大肠杆菌、枯草芽孢杆菌、变形杆菌、产气杆菌、铜绿假单胞菌和肺炎链球菌均表现为一定的抑菌活性，单体中的没食子酸的抑菌性最强[3]。还有研究表明拳参水提取物能显著减少由于醋酸（H^+）所引起的腹腔深部大面积较持久的疼痛刺激，还能显著提高热板法致痛小鼠痛阈值，提高了点刺激法的致痛小鼠的镇痛率[4]。此外，还有多项研究表明拳参具有保护心脑血管、镇静中枢、促进 T 淋巴细胞增殖，提高血清溶血素水平及血清 IL-2 水平增强免疫力的作用[5]。

2. 白花蛇舌草的抗肿瘤作用

白花蛇舌草中已经发现的化学成分主要有萜类、黄酮类、蒽醌类、甾醇类等，其中萜类主要有三萜类和环烯醚萜类，药理研究结果显示白花蛇舌草最主要的活性是抗癌、抗氧化和抗炎等作用。白花蛇舌草在临床上常用于治疗多种癌症，尤其对食管癌、乳腺疾病作用明显，其主要活性部位为水提物和醇提物，主要有效成分为萜类等成分[6]。还有研究表明白花蛇舌草中多糖成分和总黄酮成分都有增强机体免疫功能的作用，其中多糖可显著促进溶血素形成，使脾脏以及胸腺增重并且能有效提高吞噬能力[7]。此外，白花蛇舌草能够影响体内白细胞，刺激 T 淋巴细胞、B 淋巴细胞、中性粒细胞、单核细胞等产生各类细胞因子，同时，各类细胞因子又能刺激各类免疫细胞的增殖、活化，进一步增强机体免疫效应，清除病变细胞或病菌，达到抗菌、抗炎、抗肿瘤及增强免疫活性的作用[8]。

郁老点评

拳参与白花蛇舌草是我临床上最常用的两味抗肿瘤药，均具有清热解毒、消痈散结功能，现代药理研究亦证明此两药除均有抗肿瘤作用外，还能增强机体的免疫力，是肿瘤患者控制病情进展的有效药物，且毒性极小，可长期应用，在不带瘤的肿瘤患者康复期，我亦用之作为预防复发和转移的驱邪扶正药物。两者相伍，增强效果。

参 考 文 献

[1] 陈蔚文.中药学[M]. 北京：中国中医药出版社，2008：113-114.

[2] 沈冰冰，王敏，罗娟，等. 蓼属药用植物的化学成分及其药理活性研究进展[J]. 湖南中医药大学学报，2015，35（7）：63-70.

[3] 刘晓秋，李维维，李晓丹，等.拳参提取物及单体化合物的体外抑菌活性初步研究[J]. 中药材，2006，29（1）：51-53.

[4] 曾靖，单钟爱，钟声，等.拳参水提取物镇痛作用的实验观察[J].中国临床康复，2005，9（6）：80-81.

[5] 张齐雄，曹蓓.中药拳参生物活性研究进展[J].亚太传统医学，2012，8（7）：195-196.

[6] 纪宝玉，范崇庆，裴莉昕，等.白花蛇舌草的化学成分及药理作用研究进展[J]. 中国实验方剂学杂志，2014，20（19）：235-240.

[7] 陈浩，许军，严明，等.白花蛇舌草中多糖与总黄酮的免疫调节作用[J]，中兽医学杂志，2008，（2）：4-6.

[8] 陈秀珍，潘荣斌，朱大诚.白花蛇舌草对白细胞影响的研究进展[J].中药材，2014，37（2）：353-355.

拳参　石上柏

对药来源　《中医肿瘤学》。

单药功用

拳参，同前。

石上柏又名大叶菜、深绿卷柏、地侧柏、梭罗草等，是唇形科植华鼠尾草的全草，始载于《本草纲目》，谓其"主骨痛，大风，痈肿"。该品性凉，味甘、微苦、涩，归肺、胃、肝经，具有清热解毒、祛风除湿的作用，主咽喉肿痛、目赤肿痛、肺热咳嗽、乳腺炎、湿热黄疸、风湿痹痛、外伤出血。

对药释义

拳参具有清热解毒、凉血止血、凉肝息风之功，治疮痈瘰疬、毒蛇咬伤；石上柏功善清热解毒、祛风除湿，两者配伍为治疗热毒内结之疮痈肿毒伴有疼痛、出血等症状的常用之品，配伍后清热解毒止痛之功增强；拳参具有凉肝息风的作用，可治疗热病神昏、惊痫抽搐等症。郁老临证常用治疗恶性肿瘤患者热毒瘀滞较重，伴或不伴有神昏、惊痫抽搐等症。临证石上柏常用剂量为15～30g，与拳参配伍，屡收佳效。

主治

（1）热毒瘀滞较盛，伴或不伴有神昏、惊痫抽搐等症的恶性肿瘤患者。
（2）尤善用于治疗鼻咽癌、肺癌、消化道癌、妇科肿瘤等。

西医药理

1. 拳参的抗肿瘤作用

同前。

2. 石上柏的抗肿瘤作用

现代研究表明石上柏具有较好的抗癌作用，能增强机体代谢和网状内皮系统功能，具有"扶正祛邪"的双重作用，临床上可用于治疗绒毛膜上皮癌、肺癌、鼻咽癌、宫颈癌及多种感染性炎症[1,2]。赵倩等学者从石上柏醋酸乙酯部分分离得到了11个化合物，主要为黄酮类化合物，认为石上柏的主要药效成分为黄酮类化合物；石上柏醋酸乙酯部位对HeLa细胞和Hep G2细胞具有体外抑制作用，对小鼠S180细胞实体瘤也有抑制作用[3]。景艳探讨石上柏对人鼻咽癌YW03细胞的生长抑制作用，发现随着石上柏浓度的增加和作用时间的延长，TWO3细胞生长抑制率显著升高；石上柏能诱导人鼻咽癌TWO3细胞周期阻滞于S期，其机制可能与下调Bcl-2表达和上调Bax的表达有关[4]。临床学者发现运用单味石上柏治疗顽固性难治性干咳具有较好的临床效果[5]。还有研究报道通过运用石上柏治疗4例真性红细胞增多症观察得出：此药能缓慢地使血红蛋白及红细胞数逐步降于接近正常[6]。

郁 老 点 评
石上柏常用于鼻咽、口腔、舌、食管、肺等部位以鳞状上皮细胞癌为主的肿瘤，与拳参伍用共奏抑瘤抗癌之效。

参 考 文 献

[1] 黎霜，黄可龙.深绿卷柏的研究进展[J]. 时珍国医国药，2010，21（10）：2637-2639.

[2] 戴卫波,梅全喜,曾聪彦.石上柏化学成分、药理作用及临床应用研究进展[J].药学专论,2011,20(2):15-16.

[3] 赵倩,王彩霞,李艳玲等.石上柏化学成分及生物活性的研究[J].中草药,2013,44(23):3270-3275.

[4] 景艳,唐安洲,刘津.石上柏提取物抑制鼻咽癌TWO3细胞增殖的实验研究[J].中药材,2009,32(12):1864-1866.

[5] 董超.石上柏治疗顽固性难治性干咳31例[J].中国民间疗法,2013,21(11):65.

[6] 韩继诚.石上柏配合治疗真性红细胞增多症4例报告[J].暨南大学学报,1993,14(4):118-119.

黄药子 当归

对药来源 《中医肿瘤学》。

单药功用

黄药子为薯蓣科植物黄独的块茎。其性苦,寒,有毒,归肺、肝经,具有化痰散结消瘿、清热解毒的功效。《开宝本草》曰:主诸恶肿疮瘘,喉痹,蛇犬咬毒,取根研服之,亦含亦涂。常用于瘿瘤、疮疡肿痛,咽喉肿痛,毒蛇咬伤证等。正如《药性论》曰:"治水气浮肿,下小便,治嗽逆上气,项下瘤瘿。"然而,其有毒,误吃引起口、舌、喉等处烧灼痛,流涎,恶心,呕吐,腹痛,腹泻,瞳孔缩小,严重的出现昏迷、呼吸困难和心脏麻痹而死亡。

当归,同前。

对药释义

黄药子苦、寒,有毒,归肺、肝经,具有攻散之功,易于耗伤正气,而见肝肾阴虚、痰瘀互结之证;当归甘、温,归肝、心、脾经,具有活血补血之功,既可扶助正气、补阴益血,又可活血消瘀,两药搭配,消除黄药子苦寒伤阴之弊,而对于黄药子的化痰散结功效具有辅助作用。

主治

(1)甲状腺肿瘤。

(2)肺癌、肝癌等属痰毒者。

西医药理

1. 黄药子的抗肿瘤作用

黄药子具有化痰散结消瘿、清热解毒的功效,其在临床上具有广泛的应用,在临床药理研究中,郑彬[1]等通过研究黄药子醇提取物对人胃癌MGC-803细胞的凋亡实验发现,黄药子醇提物高浓度组和低浓度组MGC-803细胞的生长速度明显减缓,G_1期细胞比例降低,S期和G_2/M期比例增高;与空白对照组相比,高浓度组和低浓度组细胞的凋亡率明显升高($P<0.01$),增殖、侵袭能力显著下降,高浓度组和低浓度组细胞相比促进凋亡和抑制FABP-5表达的作用更明显。表明黄药子醇提物可加快人胃癌MGC-803细胞的凋亡,

抑制其增殖力和侵袭能力，并对 FABP-5mRNA 和蛋白的表达起到抑制作用，提示此机制可能使其参与了抗肿瘤的作用。另外陈翔[2]等通过动物实验观察黄药子醇提物对人胃癌细胞系裸鼠移植瘤的抑瘤作用，实验结果显示黄药子高剂量组瘤体积和体质量明显小于模型对照组。5-Fu 组和黄药子低、高剂量组三者对瘤体积的抑制率分别为 25.00%、17.86%和 39.29%，对瘤体质量的抑制率分别为 37.50%、25.00%和 43.75%。表明黄药子醇提物对裸鼠胃癌移植瘤模型有明显的抑瘤作用。赵艳[3]等通过动物实验研究黄药子对甲状腺癌细胞 SW579 Survivin 基因和蛋白表达的影响，研究结果显示中、高剂量药物组细胞 Survivin mRNA 表达明显低于空白对照组，中、高剂量药物组细胞 Survivin 的蛋白表达明显低于空白对照组，表明黄药子能明显下调人甲状腺癌细胞 SW579 Survivin mRNA 和蛋白表达，诱导其细胞凋亡。黄药子在临床应用中剂量过大会有肝毒性，而用当归与之配伍后可减少肝毒性的发生，刘树民[4]等研究发现黄药子通过诱导 P450 酶系 CYP1A2 和 CYP2E1mRNA 的表达，导致肝中毒，而当归配伍黄药子后抑制 mRNA 表达拮抗肝中毒。

2. 当归的抗肿瘤作用

同前。

郁老点评

此药对不太常用，黄药子具有伤肝作用，用量无法增加，且不能久用。在临床上，多用于甲状腺癌未手术者，因古籍记载其治疗"石瘿"有效，值得提出的是古代医学家临床经验是用黄药子酒中浸泡时日，然后频频饮酒，以不醉为度（参见郁仁存《中医肿瘤学》），而现代研究证明黄药子的抗肿瘤作用是它的醇提物，即溶于酒中的成分，为此深感古代医学家之用药的科学性。将之与当归伍用，取其能养血保肝、减轻黄药子的伤肝不良反应。

参 考 文 献

[1] 郑彬，孙峰. 黄药子醇提物对人胃癌细胞凋亡及 FABP-5 表达的影响[J]. 中国临床药理学与治疗学，2016，21（3）：252-258.

[2] 陈翔，吴曙辉，袁杰，等. 黄药子醇提物对人胃癌裸鼠移植瘤的生长和血清 IL-8 及 sICAM-1 表达的影响[J]. 湖南中医杂志，2013，29（7）：123-125.

[3] 赵艳，褚晓杰，朴宏鹰，等. 黄药子对甲状腺癌细胞株 SW579Survivin 基因和蛋白表达的影响[J]. 中国中医药科技，2012，19（4）：320-321.

[4] 刘树民，张琳，李颖，等. 黄药子与当归配伍对大鼠肝脏 CYP1A2、CYP2E1 基因 mRNA 表达的影响[J]. 中药药理与临床，2006，22（z1）：97-98.

牛蒡子　黄芩

对药来源　《中医肿瘤学》。

单药功用

牛蒡子首载于《名医别录》，为菊科两年生草本植物牛蒡的干燥成熟果实。其味辛、苦，性寒，归肺、胃经，具有疏散风热、宣肺祛痰、利咽透疹、解毒消肿的作用。该品可用于治疗风热表证，温病初起，麻疹不透，风疹瘙痒，痈肿疮毒，丹毒，痄腮，喉痹等[1]。《景岳全书》曰："味苦辛，降中有升。治风毒斑疹诸瘘，散疮疡肿毒喉痹及腰膝凝寒痹滞之气，以其善走十二经而解中有散也。"《药性论》曰："除诸风，去丹毒，主明目，利腰脚，又散诸结节、筋骨烦热毒。"

黄芩为清热燥湿代表药物，首载于《神农本草经》，为唇形科多年生草本植物黄芩的干燥根。其味苦，性寒，归肺、胃、大肠经，具有清热燥湿、泻火解毒、止血、安胎的作用。该品治疗湿热证，肺热咳嗽，热病烦渴，寒热往来，咽痛，疮痈，血热出血证，胎动不安等[1]。《神农本草经》曰："主诸热黄疸，肠澼，泄利，逐水，下血闭，（治）恶疮，疽蚀，火疡。"

对药释义

牛蒡子宣肺祛痰利咽、解毒消肿，黄芩善泻火解毒、清热消肿，两者均为苦寒药物，配伍可增强对热盛咽喉肿痛的治疗作用；牛蒡子宣肺祛痰，且能升能降、疏散风邪，擅长治疗上部风痰，黄芩善泻火而清上焦肺热，治疗痰热咳嗽，两者配伍治疗风热痰咳的范围加大和力度增强；牛蒡子为植物果实，具有通便作用，黄芩燥湿逐水，两者相配，通利二便。郁老临证常两者配伍治疗多种恶性肿瘤兼咽痛、咽喉感染、咽部水肿等，尤善用于热毒壅结的咽部肿瘤；临证牛蒡子常用剂量为10～15g，黄芩常用剂量为10g，两者配伍，屡收佳效。

主治

（1）咽喉肿瘤。

（2）肿瘤患者伴咽喉肿痛等。

（3）肿瘤患者属风痰热证者，如颅内肿瘤出现颅内高压伴头痛症状。

（4）肺癌伴肺热痰盛、痰黄者。

西医药理

1. 牛蒡子的抗肿瘤作用

牛蒡子是临床常用中药，具有抗肿瘤、抗病毒、抗炎、降血糖等多种药理作用。现代研究表明，木脂素类成分是牛蒡子中的主要抗肿瘤活性成分，具有很强的细胞毒性[2]；牛蒡苷元对小鼠皮肤癌大鼠肺癌、肝癌有显著的抑制活性，对白血病模型大鼠的抑制活性尤强[3]。牛蒡子主要抗肿瘤作用机制包括：抑制肿瘤细胞增殖、诱导肿瘤细胞凋亡、直接细胞毒作用、抗肿瘤细胞转移、免疫增强作用、诱导分化作用及抗突变作用等[2]。王焕勤等研究发现牛蒡子苷元可增强顺铂对H460细胞凋亡的诱导作用，因而，牛蒡子苷元可能在基于铂制剂抗非小细胞肺癌治疗中具有临床应用价值[4]。还有研究表明[5]牛蒡子的不同溶剂提取物均具有抗氧化活性。

2. 黄芩的抗肿瘤作用

黄芩的有效成分主要是黄酮类化合物，目前已分离出三十多种，有黄芩苷元、黄芩苷、汉黄芩素、汉黄芩苷、二氢黄芩苷等。还有14种氨基酸、挥发油豆甾醇等[6]。Wang等发现汉黄芩素和黄芩黄素具有明显的抗细胞增殖效能，能够明显抑制乳腺癌 MCF-7 细胞生长[7]。王英俊等[8]用不同浓度的黄芩苷处理结肠癌细胞株 SW-1116 后发现 50μmol/L、100μmol/L、200μmol/L 黄芩苷能够诱导结肠癌细胞株 SW-1116 凋亡，凋亡率与剂量呈正相关，并随药物浓度和作用时间而变化。Ye F 等[9]先前已经通过实验证明黄芩提取物对体外培养的肝癌细胞株有抑制其生长的作用。此外，黄芩提取物对脑癌、前列腺细胞也具有抑制作用[10]。

郁 老 点 评

牛蒡子具有宣肺祛痰、解毒消肿、利咽透疹等功效，又具有抗肿瘤作用，故常用于肺癌、喉癌、鼻咽癌等，而黄芩是传统清上焦及肺热的良药，两者合用于肺癌具有肺热结毒者效好。

参 考 文 献

[1] 陈蔚文.中药学[M]. 北京：中国中医药出版社，2008：9.

[2] 张兴德，张彩琴，刘启迪.牛蒡子抗肿瘤活性成分及作用机制研究进展[J].中国现代中药，2012，14（12）：12-16.

[3] 陈世雄，陈靠.牛蒡根化学成分及活性研究进展[J].食品与药品，2010，12（7）：281-284.

[4] 王焕勤. 牛蒡子苷元增强非小细胞肺癌药物敏感性的机制研究[D].郑州：郑州大学，2014：18-21.

[5] 尹丹丹，温新宝，袁保刚.牛蒡子提取物的抗氧化活性研究[J].西北农林科技大学学报，2011，39（4）：201-204.

[6] 李萍.黄芩的现代研究进展[J].内蒙古中医药，2015，34（8）：107-108.

[7] Wang CZ, Li XL，Wang QF，et al.Selective fraction of Scutellaria baicalensis and its chemopreventive effects on MCF-7 human breast cancer cells[J].Phytomedicine，2010，17（1）：63.

[8] 王英俊，付莉，华海婴. 黄芩苷诱导结肠癌细胞株 SW-1116 凋亡的研究[J]. TCM Res，2007，20（6）：22.

[9] Ye F，Xui L，Yi J，et al. Anticancer activity of Scutellaria baicalensia and its potential mechanism[J]. J Altern comple-ment Med，2002，8（5）：567.

[10] 马立，龙汉安.黄芩抗肿瘤作用的研究进展[J].泸州医学院学报，2011，34（2）：200-201.

金荞麦　冬凌草

对药来源 《中医肿瘤学》。

单药功用

金荞麦首载于《新修本草》，为蓼科多年生草本植物金荞麦的干燥根茎及根块，味辛、苦，性微寒，归肺、脾、胃经，具有清热解毒，排脓祛瘀的作用。该品可治疗肺痈吐脓，肺热咳嗽，痈肿疮疖，咽喉肿痛。尤善治疗肺痈咳痰浓稠腥臭或咳吐脓血为其所长。

冬凌草又名冰凌草，为唇形科多年生香茶菜属植物碎米桠，以全株入药。其性味苦、甘、微寒，归肺、脾、胃经。冬凌草有良好清热解毒、活血止痛、抗肿瘤作用，主治咽喉肿痛、扁桃体炎、癥瘕瘿瘤等。

对药释义

金荞麦苦寒，清热解毒，排脓祛痰；冬凌草苦寒，清热解毒，活血止痛，两者配伍清热解毒作用增强，尤善治疗热毒壅盛之恶性肿瘤患者；金荞麦治疗肺痈咳痰浓稠腥臭或咳吐脓血，冬凌草活血止痛，可增强排脓血的作用；且二药均可治疗咽喉肿痛，配伍后疗效大增；两药性寒，皆归脾、胃经，金荞麦治疗瘰肿疮疖，冬凌草活血止痛，主治癥瘕瘿瘤，两药合用可治疗食管、胃及肝脏肿瘤。郁老临证常用两者配伍治疗肺恶性肿瘤，伴或不伴有咳吐脓血，咽喉肿痛的患者。常用金荞麦的剂量为 10~30g，冬凌草剂量为 15~20g，两者配伍，屡收佳效。

主治

（1）肺恶性肿瘤尤其伴有咳吐脓血，咽喉肿痛的患者。
（2）食管癌、贲门癌、肝癌等恶性肿瘤。
（3）头颈部肿瘤放疗后出现口舌干燥，咽喉肿痛者。

西医药理

1. 金荞麦的抗肿瘤作用

金荞麦其根茎提取物具有抗肿瘤活性，并已研制成功用于治疗肺癌的国家中药二类新药威麦宁[1]。体外细胞直接杀伤法实验证明，其提取物金荞麦 E 对肺腺癌细胞（GLC）、宫颈鳞癌细胞（HeLa）、胃腺癌细胞（SGC-7901）、鼻咽鳞癌细胞（KB）等人癌细胞有明显的杀伤作用，随着药物质量浓度的增高，杀伤效应、抑制作用都明显增强[2,3]。研究表明金荞麦通过增强机体免疫力，直接抑制肿瘤细胞生长，抑制肿瘤细胞侵袭、转移，诱导肿瘤细胞凋亡，抑制肿瘤血管生长等多种方式达到抗肿瘤的作用[1]。金荞麦含有多种成分，药理作用除抗肿瘤外，还包括抗菌、镇咳、祛痰、抗炎、抗氧化、增强免疫功能、H_1 受体阻断作用等[4]。

2. 冬凌草的抗肿瘤作用

近年来冬凌草以其出色的抗癌功能，享有"紫杉醇第二"的美誉。冬凌草尤其是以冬凌草甲素为代表的化学成分，对于多种肿瘤细胞有一定的抑制作用。冬凌草甲素具有潜在的有效抗乳腺癌的作用，诱导乳腺癌细胞 Bcap37 发生凋亡，可能与 Survivin 和 GADD34 相关[5]。冬凌草甲素对人卵巢癌 SKOV3 细胞具有明显的增殖抑制及诱导凋亡作用，可能与下调 Bcl-2、Survivin，上调 Bax 的表达有关[6]。冬凌草甲素可诱导膀胱癌 T24 细胞凋亡，有明显的抗肿瘤作用[7]。冬凌草甲素对 Eca-109 细胞有明显的增殖抑制作用和放射增敏作用，其增敏机制可能与增加食管癌干细胞的放射敏感性有关[8]。冬凌草甲素可以抑制人多发性骨髓瘤 U266 细胞增殖并诱导其凋亡，发挥其抗肿瘤作用，为多发性骨髓瘤新的靶向治疗方案选择提供理论依据[9]。冬凌草甲素可能通过抑制 STAT3-HKII 通路诱导 HepG2 细胞凋亡[10]。冬凌草除对肝癌、胆囊癌、肺腺癌、胰腺癌、乳腺癌、卵巢癌、膀胱癌、食管癌有显著的抑制作用，还可以抗脑缺血，抗炎、抗菌[11]。

郁老点评

金荞麦、冬凌草两味是多年来我在临床上最常用的抗癌中药组合，主要根据其抗肿瘤作用的研究，同时根据中药性味功能均有清热解毒、排脓消炎、活血祛瘀等作用，在癌症患者临证中常用，特别用于肺癌、食管癌、膀胱癌、宫颈癌、鼻咽癌等。最早研究报道，冬凌草素对食管鳞癌有效，故我常以治鳞癌为主的癌症，因其具有较好的抑瘤抗炎作用，故在活跃的癌症进展期用之，对控制病情进展有益。

参 考 文 献

[1] 陈豪，何丽君，林丽芳.金荞麦抗肿瘤机制研究进展[J].海峡药学，2014，26（4）：41-42.

[2] 孟凡虹，包群，高倬，等.金E体外抗癌作用的初步研究[J].癌症，1994，13（3）：265-266.

[3] 梁明达，贾伟，陈昆昌，等.金荞麦根体外抗癌作用的研究[J].云南医药，1991，12（6）：364-369.

[4] 盛华刚，朱立俏，林桂涛.金荞麦的化学成分与药理作用研究进展[J].西北药学杂志，2011，26（2）：156-157.

[5] 余越美，严巧灵，章康健，等.冬凌草甲素诱导乳腺癌Bcap37细胞凋亡的探索[J].浙江理工大学学报，2013，30（3）：376-381.

[6] 李娜，金平，张春洁.冬凌草甲素诱导人卵巢癌SKOV3细胞凋亡及其机制[J].肿瘤防治研究，2013，40（1）：36-41.

[7] 赵冬，刘红耀，赵唤.冬凌草甲素对膀胱癌T24细胞增殖的抑制作用[J].中国当代医药，2013，20（14）：4-8.

[8] 陈琦，吴清明，程静，等.冬凌草甲素对食管癌干细胞放射增敏作用的研究[J].中国现代医学杂志，2012，22（29）：57-60.

[9] 段浩清，李绵洋，高丽，等.冬凌草甲素对多发性骨髓瘤抗肿瘤的机制研究[J].中国实验血液学杂志，2014，22（2）：364-369.

[10] 王天晓，刘迎滑，时小燕.冬凌草甲素下调STAT3-HKII通路诱导Hep G2细胞凋亡的研究[J].中国药理学通报，2014，30（3）：397-402.

[11] 郭琳，程永现，白明.冬凌草现代研究分析[J].中医学报，2015，3（30）：412-414.

肿节风　菝葜

药对来源　《中医肿瘤学》。

单药功用

肿节风为金粟兰科草珊瑚的干燥全草，味辛，性温，归心、肝经，具有祛风除湿、活血散瘀、清热解毒的功效。《分类草药性》谓其"治一切跌打损伤，风湿麻木，筋骨疼痛"。现代研究证明，肿节风具有抑制肿瘤、抗菌、抗病毒、促进骨折愈合、抗胃溃疡等作用。该品常用于食管癌、胃癌、胰腺癌、肝癌等肿瘤患者伴有关节疼痛的治疗中，并可用于缓解癌性疼痛。

菝葜为百合科植物菝葜的干燥根茎，味甘、微苦，性平，归肝、肾经，具有祛风利湿、解毒散瘀之功效。《别录》曰："主腰背寒痛，风痹，益血气，止小便利。"临床广泛应用于风湿性关节炎、跌打损伤、胃肠炎、疔疮痈肿等。现代药理研究证明，菝葜具有抗炎镇痛、免疫抑制、降血糖、抗诱导突变、抗肿瘤等作用，常用于治疗肝癌、膀胱癌、肾癌等肿瘤患者伴有关节疼痛者。

对药释义

肿节风、菝葜都具有清热解毒、活血散瘀的功效，且都入肝经，郁老常用于治疗胃、肝、胆、胰恶性肿瘤。肿节风为全草，可走行四肢，祛风除湿；菝葜为根茎，善行腰及下肢经络，祛风利湿，两者配伍，可用于周身关节疼痛尤其是风湿性关节疼痛者。作为胃癌患者首选两味药物，取其清热解毒抗癌、活血散瘀止痛作用，肝、胆、胰等中焦癌症均用。曾有肿节风治疗胰腺癌有效的经验，故胰腺癌时亦作首选。用量均 15～30g。

主治

（1）肝、胆、胰腺恶性肿瘤患者。
（2）肿瘤患者伴有关节疼痛尤其是风湿性关节疼痛者。

西医药理

1. 肿节风的抗肿瘤作用

现代药理研究表明肿节风具有抗肿瘤、抗菌、抗病毒、调节机体免疫力等作用。肿节风的主要成分有黄酮类、香豆素类、有机酸类、内酯、挥发油及微量元素等。李晴[1]等应用肿节风片治疗结直肠癌术后化疗患者，结果可明显改善患者的细胞免疫功能。肿节风与化疗药联用，可起到减毒增效的作用，降低对血液及免疫系统的毒副作用。肿节风挥发油通过诱导人胃癌细胞株（SGC-7901）发生凋亡，对人胃癌细胞有抑制和灭杀作用，其提取物可诱导人肝癌细胞株（HepG-2）发生细胞凋亡，改变细胞周期分布，从而抑制细胞增殖及端粒酶活性[2,3]。肿节风提取物能诱导鼻咽癌细胞凋亡，其作用具有时间和浓度依赖性，同时可改变癌细胞周期分布，具有抗癌细胞增殖的作用[4]。肿节风可减轻化疗药物对骨髓系统的抑制，加速骨髓的巨核系统造血功能的恢复，从而减少化疗后血小板减少；同时有改善血液循环及增强免疫力的药理作用，每日静脉滴注肿节风注射液 10ml 连用 15 天，可显著缓解肿瘤患者疼痛，这与肿节风提高机体免疫力有关[5]。

2. 菝葜的抗肿瘤作用

菝葜具有多方面的生物活性，其有效成分具有抗炎镇痛、活血化瘀、免疫抑制、抗氧化和抗肿瘤等多种药理作用。文朝阳[6]等将 S180 腹水瘤小鼠随机分空白对照组、对照组、治疗组和预防给药组，用复方菝葜灌胃，观察复方菝葜对 S180 荷瘤鼠血液中超氧化物歧化酶（SOD）和脂质过氧化物（LPO）的影响。结果表明复方菝葜有增加荷瘤鼠血液中 SOD 活性、降低 LPO 含量的作用。由此推断复方菝葜可能是通过提高体内 SOD 活性、清除体内自由基来延长荷瘤鼠生存时间的。徐淑珍[7]等亦采用 MTT 法，对菝葜不同提取部位和单体化合物进行了抗肿瘤作用的筛选研究。结果表明：菝葜乙酸乙酯提取物中黄酮类成分具有明显的抗肿瘤作用，并从中筛选到一个有效单体，鉴定为山奈酚-7-0-β-D-葡萄糖苷。

参 考 文 献

[1] 李远，赵中流.肿节风化学成分药理作用及质量控制的研究概况介绍[J].中国药事，2008，22（11）：1005.

[2] 李晴，郑立君.肿节风对结直肠癌术后化疗患者免疫功能的影响[J].上海医药，2008，29（9）：420-421.

[3] 朱晓莹，龙昶文，梁永赞，等.肿节风复方对肝癌细胞 HepG2 作用效果观察[J].广西医学，2012，34（12）：1597-1599.

[4] 康敏，唐安洲，梁钢，等.肿节风提取物抑制鼻咽癌细胞增殖的实验研究[J].广西医科大学学报，2008，25（3）：347-349.

[5] 韦波，王仁生，秦俭，等.肿节风水提取物减轻放射性口干的临床疗效观察[J].广西医科大学学报，2009，26（2）：206-207.

[6] 文朝阳，丰平，丁相海，等.复方菝葜抑瘤机理的实验研究[J].北京中医，2001，20（4）：44-45.

[7] 徐淑珍.菝葜化学成分及其资源品质研究[D].武汉：湖北中医学院，2006.

半枝莲　白花蛇舌草

药对来源　《中医肿瘤学》。

单药功用

半枝莲为唇形科植物半枝莲的干燥全草，又名痛经草、紫连草等，性寒，始载于《药镜拾遗赋》："半枝莲解蛇伤之仙草。"其味辛、苦，归肺、肝、肾经，功能清热解毒、散瘀止痛、利尿消肿。该品可用于治疗阑尾炎、肝炎、胃痛、乳腺炎等，外用治痛疖，跌打肿痛等症，临床中多用于治疗胃癌、肝癌、食管癌等癌症。

白花蛇舌草，同前。

对药释义

白花蛇舌草、半枝莲二药均具有清热解毒、利尿消肿、活血止痛功效，长期的临床经验表明，两者以药对的形式用于治疗癌症、炎症等疗效明确，且优于单味药的使用。

主治

（1）乳腺癌、胃癌、肝癌、食管癌等癌症。

（2）癌性胸腔积液腹水。

西医药理

1. 半枝莲的抗肿瘤作用

半枝莲抗肿瘤作用主要是通过抑制肿瘤细胞增殖、免疫调节、抗肿瘤血管生成、抑制肿瘤细胞的端粒酶活性、抗氧化来实现。Gao J[1]等发现半枝莲总黄酮提取物通过线粒体途径诱导人肝癌 MHCC97-H 细胞凋亡。Xu H[2]等研究显示半枝莲提取物具有增加低剂量 5-Fu 对 Bel-7402 细胞凋亡诱导效应的作用，其机制是引起细胞中与凋亡相关蛋白的改变：提高 Caspase-3 活性，增强 P53、bax 的表达，并下调 bid、Bcl-2 的表达。Yang X[3]等报道称半枝莲多糖可能通过调控 c-Met 信号通路抑制肺癌 D-95 细胞的增殖。

2. 白花蛇舌草的抗肿瘤作用

同前。

郁老点评

半枝莲又名韩信草、并夹草，能清热解毒、化瘀消肿、利尿。白花蛇舌草性苦、甘、凉，清热解毒、散结消肿、利湿通淋，两者相伍，用于瘀毒结聚的癥瘕痞块。这两味中药很早就被筛选有抗肿瘤的作用，在肿瘤治疗上，也早有通用，以互相增效。白花蛇舌草在有抑瘤作用的同时，还能显著增强机体的免疫力，另有抗炎消肿的作用，可用于多种急性感染，半枝莲除抑瘤作用外，对许多难控制的细菌感染均有抑制作用。此药对在肿瘤临床中最常用，治疗各类癌症的基本组药。但我在临床上也发现半枝莲有降低白细胞及缓泻作用，肿瘤患者白细胞低下（化疗时）及有便溏等则少用或不用。（更多药理可参阅拙著《中医肿瘤学》下册，科学出版社，1983）。

参 考 文 献

[1] Gao J，Lu WF，Dai ZJ，et al.Induction of apoptosis by total flavonoids from Scutellaria barbata D.Don in human hepatocarcinoma MHCC97-H cells via the mitochondrial pathway[J].Tumour Biology，2014，35（3）：2549-2559.

[2] Xu H.Scutellaria barbata D.Don extract synergizes the antitumor effects of low dose 5-fluorouracil through induction of apoptosis and metabolism[J].Phytomedicine International Journal of Phytotherapy& Phytopharmacology，2013，20（10）：897-903.

[3] Yang X，Yang Y，Tang S，et al.Anti-tumor effect of polysaccharides from Scutellaria barbata D.Don on the 95-D xenograft model via inhibition of the C-met pathway[J].Journal of Pharmacological Sciences，2014，125（3）：255-263.

半边莲　半枝莲

对药来源　《中医肿瘤学》。

单药功用

半边莲，最早见于《本草纲目》，别名急解索、细米草、蛇舌草、半边花、水仙花草、镰么仔草等。其性味甘、淡、寒，归心、小肠、肺经，具有清热解毒、利水消肿的功效。该品主要用于治疗大腹水肿，面足浮肿，痈肿疔疮，蛇虫咬伤，晚期血吸虫病腹水，是《中国药典》收载的常用中药。

半枝莲，同前。

对药释义

半边莲淡寒，既能清解热毒、解蛇毒，治热毒疮痈、蛇毒咬伤，又能利水消肿，治疗大腹水肿。半枝莲辛苦寒，既善清热毒、解蛇毒、泄热通便，治热毒疮痈、毒蛇咬伤。又能活血、凉血而止血，还能利水消肿，治疗大腹水肿。临证郁老将二药合用，增强清热解毒作用，治疗肿瘤毒邪蕴结重症，或腹水患者。半边莲常用剂量为 15～30g，半枝莲常用剂量为 15～30g。

主治

（1）肿瘤患者热毒内蕴重症。

（2）肿瘤患者伴有腹水。

西医药理

1. 半边莲的抗肿瘤作用

半边莲中含有生物碱、黄酮、香豆素等化学成分。近年来，不少学者通过各种药理实验证明半边莲具有抗肿瘤、镇痛消炎、抑制 α-葡萄糖苷酶、抗心肌缺血再灌注等药理作用。木犀草素是半边莲中主要有效成分之一，可以显著增敏 Bexarotene 对人宫颈癌细胞 HeLa 的抗增殖作用且用药浓度很低[1]。卵巢癌细胞株 HO-8910PM 经木犀草素处理后，体外侵袭、运动能力呈剂量依赖性下降，HO-8910PM 细胞 MMP-9 的分泌下降；ERK2 蛋白表达明显降低，但是 TIMP-1、NM23 基因 mRNA 的水平无明显变化。这提示木犀草素体外剂量依赖性地抑制卵巢癌细胞 HO-8910PM 的转移能力，可能与木犀草素抑制 MMP-9 的分泌及下调 ERK2 的表达有关[2]。

2. 半枝莲的抗肿瘤作用

同前。

郁老点评

半枝莲、半边莲均为传统的抗肿瘤用药，两药均能清热解毒、利水消肿，广泛应用于各种各类肿瘤患者具热毒者。在肝癌、卵巢癌患者常有大量腹水，半边莲常用之有效。据我的经验半枝莲有缓泻作用，故有脾虚泄泻者不用，在健脾止泻等扶正中药支持下，也可用半枝莲抗癌。另外，经验提示半枝莲有降低白细胞作用，所以，在化疗时或白细胞低下者少用或不用。

参考文献

[1] 王洪燕，全康，蒋燕灵，等.木犀草素抗肿瘤细胞增殖及增敏抗肿瘤药物作用研究[J].浙江大学学报：医学版，2010，39（1）：30-36.

[2] 肖大凯，覃燕梅，莫丽儿，等.木犀草素对卵巢癌细胞株转移能力的影响[J].中国病理生理杂志，2006，22（6）：1199-1202.

山慈菇　浙贝母

对药来源　《郁仁存中西医结合肿瘤学》。

单药功用

山慈菇，为中医常用抗癌中药，始载于《本草拾遗》，别名金灯花、毛慈菇、冰球子等。其性味甘、微辛，性寒，有小毒，归肝、胃、肺经，具有清热解毒、化痰散结等功效。《本草纲目》记载山慈菇的花捣碎成散，用水煎服可以治疗血淋、膀胱及阴茎涩痛；《证类本草》记载山慈菇的叶捣成膏状，和蜜搅匀贴在创口上可以治疗乳房肿块等。临床上常用于治疗淋巴结核、乳腺癌、食管癌、胃癌、甲状腺癌、乳腺癌等恶性肿瘤及蛇、虫、狂犬咬伤[1]。

浙贝母，同前。

对药释义

山慈菇辛寒，有小毒。功善解毒清热、消痈散结，可治疗痈疽、瘰疬、癥瘕痞块等。浙贝母苦寒清泻，以清热化痰、开郁散结之功见长，为痰火壅结常用药物。郁老临证常用山慈菇剂量为 10～15g，浙贝母的常用剂量为 10～15g。二药均有较强的清热解毒、散结消痈功效，合用可相须增效，治疗各类肿瘤毒邪内蕴、痰热壅结之证。治疗食管癌常与急性子、制半夏、土鳖虫等配合应用，治疗淋巴肿瘤常与海藻、昆布、夏枯草等配合应用。

主治

肿瘤患者毒邪内蕴、痰热壅结之证。

西医药理

1. 山慈菇的抗肿瘤作用

山慈菇的两个品种杜鹃兰和独蒜兰的化学成分陆续被进行了研究，独蒜兰主要为二氢菲类和联苄类化合物；杜鹃兰主要为菲类、苷类和芳香类化合物。研究者[1]从杜鹃兰假鳞茎乙醇提取物中分离出的 cirrhopetalanthrin 对人结肠癌（HCT-8）、肝癌（Be17402）、胃癌（BGC-823）、肺癌（A549）、乳腺癌（MCF-7）和卵巢癌（A-2780）细胞表现出非选择性中等强度的细胞毒活性，其 IC_{50} 依次为 11.24μmol/L、8.37μmol/L、10.51μmol/L、17.79μmol/L、12.45μmol/L、3.22μmol/L，这和山慈菇的传统抗肿瘤药效是相吻合的。

2. 浙贝母的抗肿瘤作用

同前。

郁 老 点 评

山慈菇、浙贝母合用具清热解毒、化痰散结作用，相须为用，增强散结效果，常用于肿瘤患者有瘰疬、结节、肿块等证候，在头颈部肿瘤、肺癌、乳腺癌、淋巴癌等常用。过去曾报道山慈菇中提取出秋水仙碱在乳癌术前应用，术后病理见到肿瘤细胞坏死的消瘤作用，乳腺癌肿块也见小。临床上肿瘤患者毒邪内蕴、痰热壅结者均可用之。

参 考 文 献

[1] Xia W B，Xue Z，Li S，et al. Chemical constituents from tuber of Cremastra appendiculata[J].China J Chin

Mater Med，2005，30（23）：1827-1830.

海藻　大枣

对药来源　《郁仁存中西医结合肿瘤学》。

单药功用

海藻，同前。

大枣，作为药用，始载于《神农本草经》，列为上品，后在《伤寒论》《金匮要略》《本草纲目》中多有阐述。其味甘平，性温，归心、脾、胃经，具补中益气、养血安神之功，因其助十二经而和百药，故在中医临床遣方用药中属中高频率使用的常用中药。该品常用于脾虚食少，乏力便溏，妇人脏躁等症；具有调节免疫、抗肿瘤、抗氧化、修复肝损伤、抗疲劳等作用，对造血功能及肠道运动等也有改善作用[1]。

对药释义

海藻味苦、寒，可清热消痰、软坚散结，为消散瘿瘤、瘰疬常用药。大枣甘温，为补中益气，养血安神之药，以治脾气虚证及血虚萎黄等证，并可以缓和药性和矫味。二药一苦寒一甘温，一清泻一缓解，合用可起相须作用，大枣可缓和海藻苦寒药性，并增强其功效。临证郁老海藻常用剂量为10～20g，大枣为6～8枚。

主治

（1）甲状腺肿大及功能亢进。

（2）甲状腺肿瘤。

（3）淋巴结肿大。

西医药理

1. 海藻的抗肿瘤作用

同前。

2. 大枣的抗肿瘤作用

大枣中富含三菇酸、皂苷、生物碱、黄酮及糖苷类等成分。大枣中含有的三菇酸类物质所表现出的细胞毒性，具有对肿瘤细胞高度选择性的特点。对荷瘤 BALB/c 裸鼠注射不同剂量大枣多糖注射液，每日 0.05g/kg、0.15g/kg、0.25 g/kg，发现大枣多糖对 S-180 瘤细胞具有一定的杀伤作用，且呈剂量依赖性[2]。大枣多糖有抗肿瘤作用，同时可以引起宫颈癌细胞的凋亡以及诱导白血病 T 细胞凋亡；通过 MTT 比色法，证实大枣多糖对肿瘤细胞的增殖有抑制作用；分析 DNA 片段，证明了大枣提取物可以诱导肿瘤细胞凋亡[3,4]。

郁老点评

海藻如前所述，有清热化痰、软坚散结作用，常用于痰核、瘰疬等包块、结节。大枣平补，益气养血，对正气虚损、气血双亏、食少乏力等患者有扶正作用，我在临床中常用于贫血及放、化疗时血象低下者，有时用海藻，避用反药甘草，也常以大枣替代，此亦扶正祛邪药对也。

参 考 文 献

[1] 陈熹，李玉洁，杨庆，等.大枣现代研究开发进展与展望[J].世界科学技术—中医药现代化，2015，17（3）：687-690.

[2] 张仙土，付承林，陈灵斌，等. 大枣多糖对 S-180 瘤细胞杀伤性实验研究[J]. 中国现代医生，2012，50（12）：20-21.

[3] Vahedi F，NajafiM F，Bozari K. Evaluation of inhibitory effect and apoptosis induction of Zyzyphus jujube on tumor cell lines，an in vitro preliminary study.Cytotechnology，2008，56（2）：105-111.

[4] 罗莉，玉崧成，王金水，等. 大枣多糖结构及药理活性的研究进展[J]. 安徽农业科学，2010，38（30）：16860-16861.

藤梨根　虎杖

对药来源　《中医肿瘤学》。

单药功用

藤梨根，为猕猴桃科植物猕猴桃植物的根，性味酸、涩，凉，入胃、膀胱经，具有清热解毒、清热利湿、防瘤抗癌、祛风除湿、利尿止血、解毒消肿的功效。一般用来治疗腹部肿瘤的清热解毒药，尤其对于胃肠道方面的癌症应用更多。

虎杖，同前。

对药释义

藤梨根性味酸、涩、凉，可清热解毒，清热利湿，防肿瘤抗癌，祛风除湿，利尿止血，解毒消肿，主治消化不良、呕吐、风湿痹痛、消化道癌肿及黄疸等症。虎杖亦是清热解毒、利胆退黄、祛风利湿、散瘀定痛之良药，两者联用，可用来治疗腹部肿瘤的清热解毒药，尤其对于肠胃道方面的癌症应用更多。

主治

（1）用于肿瘤患者伴消化不良、呕吐、风湿痹痛、风湿骨痛等。

（2）用于消化道肿瘤、肝胆类肿瘤患者。

西医药理

1. 藤梨根的抗肿瘤作用

卫培峰等[1]对瘤体种植后存活的裸鼠注射藤梨根乙醇提取物，结果显示藤梨根提取物对裸鼠人胃癌原位种植肿瘤的体积、瘤重、抑瘤率均有影响，而对照组（5-Fu组）荷瘤鼠胃壁均有肿瘤生长。经方差分析，藤梨根提取物组原位肿瘤体积、瘤重较于 5-Fu 组明显降低，具有统计学意义。表明藤梨根提取物确有抑制实验性大鼠胃癌生长和转移的作用。张丽等[2]通过 MTT 法检测藤梨根正丁醇提取物的抗癌作用，发现提取物对人食管癌 Eca-109 细胞的生长抑制作用随着药物浓度的升高和作用时间的延长而增强，其生长抑制率可达到 87.2%，提示藤梨根正丁醇提取物能有效抑制人食管癌 Eca-109 细胞的生长。

2. 虎杖的抗肿瘤作用

同前。

郁 老 点 评

藤梨根与虎杖均为消化道肿瘤常用的清热解毒、抑瘤除湿之中药，但两者均有缓泻作用，多用于食管、胃、大肠等部位癌症及肝胆系统癌症患者大便不畅或便秘者，已有便溏者少用。

参 考 文 献

[1] 卫培峰，焦晨莉，张英. 藤梨根对实验性大鼠胃癌抑制作用的实验研究[J]. 陕西中医，2005，26（8）：850-851.

[2] 张丽，国宏莉，田林，等. 藤梨根提取物对人食管癌细胞生长抑制作用的研究[J]. 中药材，2007，30（5）：564-566.

全蝎　蜈蚣

对药来源　《眼科临证笔记》之天麻搜风汤。

单药功用

全蝎，为钳蝎科动物东亚钳蝎的干燥体，辛，平，有毒，归肝经，具有息风镇痉、攻毒散结、通络止痛的功效。该品常用于治疗小儿惊风，抽搐痉挛，中风口歪，半身不遂，破伤风，风湿顽痹，偏正头痛，疮疡，瘰疬等。

蜈蚣，是一种有毒腺的、掠食性的陆生节肢动物，咸、辛，温。有毒，归肝、脾、肺经，具有息风镇痉、攻毒散结、通络止痛的功效。《本草纲目》中云："治小儿惊厥风搐，脐风口噤，丹毒，秃疮，瘰疬，便毒，痔漏，蛇伤。"该品可治疗小儿惊风，抽搐痉挛，中风口㖞，半身不遂，破伤风，风湿顽痹，疮疡，瘰疬，毒蛇咬伤等。

对药释义

全蝎、蜈蚣为虫类药物中能息风、镇痉、止痛、散结之要药。两药作用基本相同，同种之异者，全蝎偏于辛平，蜈蚣偏于辛温。临床用此二味药物配伍，除治疗癫痫、头痛、面瘫、震颤麻痹等神经系统疾病，疗效突出以外，还有活血破瘀作用，故可用于各种痞块、肿瘤，临床常用于治疗脑瘤、肺癌等各种恶性肿瘤，效果佳。郁老常用剂量：全蝎为3～

5g，蜈蚣为2~3条。

主治

（1）脑癌及脑转移患者。

（2）肿瘤患者伴有头痛、骨痛等。

（3）用于风湿顽痹及痉挛抽搐者。

西医药理

1. 全蝎的抗肿瘤作用

杨慧等[1]研究表明，东亚钳蝎毒在体外能显著抑制白血病细胞株 HL-60 及 K562 的生长并诱导其凋亡，其机制之一可能是促进 Caspase-3 和 P53 基因表达的上调。有研究认为，蝎毒抗肿瘤的作用机制可能与蝎毒如下性质有关：①抑制细胞线粒体脱氢酶活性，导致细胞代谢率降低，细胞缺氧生长抑制甚至因代谢紊乱而死亡。②SVC 与癌细胞 DNA 特异结合造成 DNA 断裂，从而影响 DNA 复制；阻断 G_0 或 G_1 期向 S 期的进程，造成 G_1 期细胞堆积，影响细胞的细胞周期，从而有效控制肿瘤细胞的增殖。③抑制肿瘤细胞 γRNA 活性，降低 AgNOR 蛋白含量，减慢瘤细胞增生。④抑制端粒酶逆转录酶基因表达而抑制端粒酶的活性、诱导细胞凋亡[2]。

2. 蜈蚣的抗肿瘤作用

近年来研究表明蜈蚣对多种肿瘤有效，如肺癌、肾癌、结肠癌、肝癌、卵巢癌活性，其抗肿瘤作用应该是通过多靶点、多途径、多层次，并且由多种机制协同作用来实现的。作用机制主要有抑制肿瘤细胞增殖、诱导细胞凋亡、阻滞或者干扰细胞周期、增强机体免疫功能、抗新生血管生成等几个方面。邬晓东[3]用鳖甲蜈蚣汤治疗原发性肝癌，取得一定疗效。丰哲[4]等用蜈蚣为主药加减联合三阶梯止痛方法治疗转移性骨肿瘤疼痛，发现加服中药后的综合疗效、止痛效果及生存质量的改善均优于观察前，差异有显著性或非常显著性意义（$P<0.05$，$P<0.01$），表明能较好地缓解转移性骨肿瘤疼痛，提高生存质量，而且未见明显毒副作用。

郁老点评

全蝎与蜈蚣均系动物类的中药，有毒，属以毒攻毒法，两者配伍均入肝经，治肝风内动之痉挛抽搐，疮疡瘰疬，偏正头痛。因而我用于脑肿瘤及脑转移瘤，无法手术或放化疗后均可用之，可减少癫痫及抽搐发作，又有抑瘤抗癌作用。用量都不大，全蝎用 5g，蜈蚣 2~3 条。此两味制剂均需制备，全蝎均为淡盐水浸后煮制再阴干或晒干，蜈蚣用酒润后，微火焙干入药，酒制后既减其毒力又缓其悍性，以适用于需要用药时间较长者。

参考文献

[1] 杨慧，任文英，付月君，等.东亚钳蝎毒诱导 K562 细胞凋亡的实验研究[J].中国现代药物应用，2008，2（2）：21-22.

[2] 朱灵，韦晓谋，杨春旭，等.蝎毒对人肝癌细胞 Bel27404 凋亡及端粒酶逆转录酶基因的作用[J].广西医学，2008，30（2）：158-160.
[3] 邬晓东.鳖甲蜈蚣汤治疗原发性肝癌验案 2 则[J].山东中医杂志，2003，22（1）：52-531.
[4] 丰哲，王大伟，黄有荣，等.中医药治疗转移性骨肿瘤疼痛 30 例疗效观察[J].新中医，2006，38（1）：36-381.

僵蚕 全蝎 蜈蚣

对药来源 《眼科临证笔记》之天麻搜风汤。

单药功用

僵蚕，辛、咸，性平，入肺、肝经，具有祛风定惊、化痰散结的功效。《神农本草经》中云："主小儿惊痫、夜啼，去三虫，灭黑，令人面色好，男子阴疡病"。该品主要用于惊风抽搐，咽喉肿痛，颌下淋巴结炎，面神经麻痹，皮肤瘙痒等病症。

全蝎，同前。

蜈蚣，同前。

对药释义

蜈蚣辛温有毒，入肝经。性善走窜，辛能发散，温能疗结，故功善搜风解痉，攻毒散结，通络止痛。张锡纯认为，蜈蚣"走窜之力最速，内而脏腑，外而经络，凡一切疮疡诸毒皆能消之"。全蝎，《神农本草经》曰："味甘辛，有毒，然察其用，应是辛多甘少，气温，入足厥阴经。"《医学衷中参西录》言："蝎子……善入肝经……其性虽毒，专善解毒。"因此具有息风止痉、解毒散结、通络止痛之功效。僵蚕味辛、咸，性平。辛能发散，咸能软坚，故功善祛风化痰，散结通络，此药气味俱薄，能升能降。升可入肺，降可入肝，故能宣降肺气，平肝息风。《本草纲目》言："散风痰结核、瘰疬……痰疟癥结。" 三者性能有异，各具专功，蜈蚣与全蝎皆有息风镇痉、解毒散结、通络止痛之功效，二药常相须为用。然全蝎更偏于疏络止痛；蜈蚣力猛性燥，善走窜通达，息风镇痉功效较强。僵蚕因风而僵，故与风同类，化痰散结，最善祛风镇风，亦可作表散风热的引药，使邪气透表而出。故三药配伍，各彰其显。

主治

（1）用于痉挛抽搐患者。
（2）用于疮疡肿毒，瘰疬，结核等。
（3）用于风湿顽痹，顽固性头痛等。
（4）用于风热头痛、目赤、咽肿或风疹瘙痒。

西医药理

1. 僵蚕的抗肿瘤作用

程杏安等以 B16-F10 小鼠黑素瘤细胞和 A375 人黑色素瘤细胞为模型，对僵蚕内证实存在的麦角甾醇、β-谷甾醇、棕榈酸、赤藓醇、甘露醇、胡萝卜苷和尿嘧啶等7种化合物的抗肿瘤活性研究进行初步研究，结果表明前3种化合物的抗肿瘤活性明显，而后4种化合物对2种肿瘤细胞的抑制作用不明显。麦角甾醇、β-谷甾醇是甾体类化合物，大量研究表明麦角甾醇和β-谷甾醇具有显著的抗肿瘤活性，酵母中提取的麦角甾醇对乳腺癌细胞有较强的抑制作用[1]，巴西菇中提取的麦角甾醇能显著抑制胃癌、肝癌细胞生长[2]。β-谷甾醇能够通过抑制肿瘤细胞增殖而抑制结肠癌、乳腺癌、肺癌、前列腺癌和肝癌细胞等的发生或发展[3]。

2. 全蝎的抗肿瘤作用

同前。

3. 蜈蚣的抗肿瘤作用

同前。

郁老点评

此药在肿瘤临床中常有搜风止抽、攻毒散结之效，对具有顽固性肿块、癌痛、癥积者可用。我们在脑神经系统肿瘤及脑转移癌时亦常用。转移性骨肿瘤疼痛时亦用。

参 考 文 献

[1] Subbiah MT，Abplanalp W. Ergosterol（major sterol of baker's and brewer's yeast extracts）inhibits the growth of human breastcancer cells in vitro and the potential role of its oxidation products[J]. Int J Vitam Nutr Res，2003，73（1）：19-23.

[2] 高虹，史德芳，杨德，等. 巴西菇麦角甾醇抗肿瘤活性及作用机理初探[J]. 2011，30（6）：35-39.

[3] WOYENGO T A，RAMPRASATH V R，JONES P J. Anticancer effects of phytosterols[J]. Eur J Clin Nutr，2009，63（7）：813-820.

僵蚕　地龙

对药来源　《郁仁存中西医结合肿瘤学》。

单药功用

僵蚕，同前。

地龙，又被称为蚯蚓，始载于《神农本草经》，该药物性味咸，寒，归肝、脾、膀胱经，主要具有清热止痉、平肝息风、平喘、通络、利尿的功效[1]。近年来，国内外对地龙的活性成分及药理作用等方面进行了研究。发现地龙富含多种氨基酸、核酸成分，具有降压、抗血栓、抗心律失常、抗癌、增强免疫、抗溃疡、解热镇痛、抗肝纤维化、保护肝脏等作用[2]。

对药释义

僵蚕味咸辛、性平，既能息风止痉，且兼可化痰，可治多种原因引起的惊痫抽搐，对惊风、癫痫挟痰热者尤宜。亦可软坚散结，治疗痰核、瘰疬等证。地龙咸寒，性善走窜。

其清热力强，善清热息风止痉，治疗高热抽搐、惊痫。二药均属于息风止痉药，入肝经。僵蚕为血肉有情之品，化痰息风之力强；地龙功善走窜，相须合用可增强化痰止痉之效，且使药效直达病所。临证郁老僵蚕常用剂量为10g，地龙常用剂量为10g。

主治

（1）惊风、癫痫等风痰内蕴之证。

（2）瘿瘤、瘰疬等证。

（3）脑部肿瘤。

西医药理

1. 僵蚕的抗肿瘤作用

同前。

2. 地龙的抗肿瘤作用

地龙体内富含蛋白质，以干体计高达56%～66%，为大豆的1倍半，稻谷的6倍。地龙蛋白质中含有多种氨基酸，其中亮氨酸和谷氨酸的含量最高。地龙的脂类部分含硬脂酸、棕榈酸[2]。地龙具有比较强的抗癌作用，主要表现在对胃癌、食管癌、鼻咽癌、肝癌等癌症进行治疗等几个方面。相关实验研究结果显示，地龙的提取物可以对多种癌细胞产生不同程度的抑制效果[3]。

郁老点评

僵蚕除祛风定惊作用外，有化痰软坚散结之效，故常用于痰核、瘰疬、肿瘤结节等，地龙除清热息风外，尚有平喘通络作用，我常用于肺癌之痰嗽及食管癌之噎塞等证。因其有缓解平滑肌痉挛的作用，可扩张支气管及食管，两者合用，可增强化痰解痉效果，此药对亦常用于脑瘤或脑转移以防惊痫抽搐发作。

参考文献

[1] 詹秀琴, 戴启刚, 樊文玲.地龙生物活性部位经膜分级分离后降压作用的比较研究[J].生物学通报, 2010, 45（9）：24-26.

[2] 刘亚明, 郭继龙, 刘必旺, 等. 中药地龙的活性成分及药理作用研究进展[J]. 山西中医, 2011, 27（3）：44-45.

[3] 洪丰颖, 李小励, 尹友生.地龙对肾小球疾病患者血浆一氧化氮的影响（附52例分析）[J]. 福建医药杂志, 2005, 27（6）：143-144.

急性子　威灵仙

对药来源　《中医肿瘤学》。

单药功用

急性子为凤仙花科植物凤仙的种子，微苦、辛，温，有小毒，归脾、肝经，具有败毒抗癌、散瘀消肿、破血软坚、消积的功效。《本草正义》中云："治外疡坚块，酸肿麻木，阴发大症。研末熬膏贴患处，极能软坚消肿。"该品常用于治疗癥瘕痞块，经闭，噎膈等。

威灵仙是毛茛科植物威灵仙、棉团铁线莲或东北铁线莲的干燥根及根茎，味辛，性温，归肝、胆、心包经，具有祛风除湿、通络止痛的功效。《开宝本草》中云："主诸风，宣通五藏，去腹内冷滞，心膈痰水，久积癥瘕，痃癖气块，膀胱宿脓恶水，腰膝冷疼，疗折伤。"该品用于风湿痹痛，肢体麻木，筋脉拘挛，屈伸不利，骨哽咽喉等疾病。

对药释义

急性子微苦、辛，温，有小毒，归脾、肝经，功能败毒抗癌、散瘀消肿、破血软坚、消积。该品用于癥瘕痞块，经闭，噎膈。威灵仙气温，味微辛咸。善走而不守，宣通十二经络。辛泄气，咸泄水，故风湿痰饮之病，气壮者服之有捷效。该品主治风、湿、痰壅滞经络，祛风除湿，与威灵仙合用，可通络止痛，消痰水，散癖积，常用于食管癌等消化道肿瘤的治疗。郁老常用剂量：急性子为8～10g，威灵仙为15～30g。急性子有小毒，长期应用少数病例可出现喉干、恶心、食欲不振等症，减量或停药后2～3日即可消失。由于该品攻破力较强，对晚期肿瘤体质虚弱者当慎用。

主治

（1）肿瘤患者伴痰饮积聚者。

（2）消化道肿瘤患者伴噎膈、痞块等，如食管癌。

（3）用于血瘀经闭、骨鲠、疮疡等。

西医药理

1. 急性子的抗肿瘤作用

以人肺癌A549细胞株为实验对象，从急性子中分离得到双萘呋喃-7，12-酮类化合物balsaminoneA和balsaminoneB体外抑制肿瘤细胞生长的作用及对细胞周期的影响研究，结果表明其对人肺癌A549的生长具有较为显著的抑制作用，其生长抑制率随化合物浓度的提高而增强，具有明显量效关系[1]。

2. 威灵仙的抗肿瘤作用

威灵仙含白头翁素和皂苷等化学成分，其中总皂苷部位显示出较好的抗癌活性[2]。威灵仙总皂苷对体外培养的肉瘤（腹水型）细胞有杀伤作用，给药浓度越大，作用越强，对小鼠移植肉瘤S180有一定抑制作用。

郁 老 点 评

急性子、威灵仙两味药合用是我多年来用于食管癌噎膈症的常用药。急性子是凤仙花科一年生草本植物凤仙花的种子，花名凤仙花，梗名透骨草。急性子能降气行瘀，散结消肿。《本草从新》中提到治噎膈骨鲠，该品具有明显的食管开通作用。威灵仙治癥瘕积聚，一切冷痛，且治鱼骨哽喉，说明其亦具有食管开通作用。《本草从新》亦指出治诸骨鲠颇验。所以我用之治食管癌、因其可舒张平滑肌故对食管狭窄有益。我们把这药对用于食管癌患者，对控制肿瘤、缓解噎膈有效。

参 考 文 献

[1] 裴慧，钱士辉.急性子中 balsaminoneA 和 balsaminoneB 对人肺癌 A549 细胞生长及周期的影响[J].中国药师，2012，15（2）：262-264.
[2] 邱光清，张敏，杨燕军，等.威灵仙总皂甙的抗肿瘤作用[J].中药材.1997，22（7）：351-352.

土鳖虫 木鳖子

对药来源 《中医肿瘤学》。

单药功用

木鳖子为葫芦科植物木鳖的成熟种子。用时去壳取仁，捣碎，或制霜用。其性苦、微甘，凉、温，有毒，归肝、脾、胃经，具有攻毒疗疮、消肿散结的功效。《本草纲目》言："治疳积痞块，利大肠泻痢。"该品常用于疮疡肿痛，瘰疬，乳痈，痔疮肿痛，干癣，秃疮、筋脉拘挛证等。然"胃虚、大肠不实、元真亏损者，不可概投"（《本草汇言》），另外，还有"忌猪肉"（《医林纂要》）的记载。

土鳖虫为鳖蠊科昆虫地鳖或冀地鳖雌虫干燥体，别名地鳖虫、土元、地乌龟、蟅虫，以江苏的产品最佳。其性咸，寒，有小毒，归肝经，具有破血逐瘀、续筋接骨的功效。《本草纲目》言："行产后血积，折伤瘀血，重舌，木舌，小儿腹痛夜啼。"该品常用于跌打损伤，筋伤骨折，瘀肿疼痛、血瘀经闭，产后瘀滞腹痛，癥积痞块证等。

对药释义

土鳖虫咸，寒，有小毒，入肝经血分，能破血逐瘀而消积通经，常用于经产瘀滞之证及积聚痞块。木鳖子苦、微甘，有毒，归肝、脾、胃经，《本草经疏》云：木鳖子，为散血热、除痈毒之要药。夫结肿恶疮，粉刺䵟黯，肛门肿痛，妇人乳痈等证，皆血热所致。折伤则血亦瘀而发热。甘温能通行经络，则血热散，血热散则诸证无不瘳矣。其止腰痛者，盖指湿热客于下部所致，而非肾虚为病之比也，用者详之。两者皆具有活血祛瘀、消肿散结的功效，具有攻散之性，两者皆入肝经，同用可加强消肿散结的功效。

主治

恶性肿瘤属瘀毒内结者，尤其是肝恶性肿瘤、妇科肿瘤。

西医药理

1. 木鳖子抗肿瘤作用

木鳖子性苦，微甘，凉，有毒，具有攻毒疗疮、消肿散结的功效，临床上常用其治疗各种肿瘤，对于木鳖子提取物肿瘤临床方面的研究，于向艳[1]等进行了研究木鳖子单体化合物对羟基桂皮醛对黑素瘤 B16 细胞体内生长的抑制作用的实验，发现经过 20μmol/L 对羟基桂皮醛处理 B16 细胞 48h 后，细胞数量减少，呈典型分化形态，对羟基桂皮醛治疗组的肿瘤体积和质量均明显低于模型组，与模型组相比，治疗组小鼠肿瘤组织中 Tyr 和 p-P38 蛋白的表达水平升高，MMP-9、S-100B 和 p-ERK 蛋白表达水平则明显降低，治疗组小鼠肝和肺无明显组织形态学改变，模型组小鼠肺部有肿瘤转移，由此发现对羟基桂皮醛对黑素瘤 B16 细胞具有明显的生长抑制作用。孟琳懿[2]等运用人胃癌细胞株 SGC7901 和 MKN-28 细胞株来检测木鳖子提取物的抗癌活性，通过 MTT 实验发现，木鳖子提取物可以显著抑制 SGC7901 和 MKN-28 细胞的存活率且呈剂量和浓度依赖性。孟琳懿[3]的另外一项关于木鳖子提取物对乳腺癌细胞的抑制作用研究，发现木鳖子提取物对乳腺癌细胞 MDA-MB-231 具有抑制其增殖的作用，其抑制作用具有剂量依赖性，并表示木鳖子提取物可能是通过下调人乳腺癌 MDA-MB-231 细胞中 PI3K/Akt 和 NF-κB 信号传导来诱导 G_2/M 的阻滞和凋亡的。赵连梅[4]等通过 MTT 法检测木鳖子水提取物和木鳖子醇提取物对人黑色素瘤 B16、肺癌细胞 A549、乳腺癌细胞 MDA-MB-231、食管癌细胞 TE-13，以及正常人外周血淋巴细胞生长的影响，发现木鳖子醇提取物（25～300mg/L）对 B16、A549、MDA-MB231 和 TE-13 细胞增殖均有明显的抑制作用，对正常人外周血淋巴细胞的增殖没有明显影响。木鳖子水提取物（25～300mg/L）对 A549、TE-13、MDA-MB231、PBMC 的生长没有明显影响，仅对 B16 细胞的增殖有较弱的抑制作用，且各浓度组抑制率均小于相同浓度的木鳖子醇提取物，经木鳖子醇提取物处理后，B16 细胞显示典型的凋亡形态变化，凋亡率明显增高，G_0/G_1 期细胞明显增加，S 期、G_2/M 期细胞减少，表明木鳖子醇提取物体外对人肿瘤细胞增殖有明显的抑制作用，其抗肿瘤机制可能与阻滞肿瘤细胞周期和诱导凋亡有关。

2. 土鳖虫的抗肿瘤作用

邹玺[5]等通过研究土鳖虫体外对人胃低分化腺癌 BGC823 细胞抗肿瘤活性，其采用 MTT 法测定了土鳖虫水提物和醇提物对人胃低分化腺癌 BGC823 细胞增殖的抑制作用，采用生长曲线测定法检测土鳖虫醇提物对体外培养肿瘤细胞的细胞毒作用，结果发现土鳖虫水提物不能抑制体外培养的肿瘤细胞，而醇提物能显著抑制人胃低分化腺癌 BGC823 细胞增殖，药物作用 48h 时抑制率最高，并有较好的剂量依赖关系。张薇[6]等通过 MTT 法观察土鳖虫含药血清对肝癌 HepG-2 细胞增殖的抑制作用及其对细胞凋亡和细胞周期的影响，结果发现土鳖虫含药血清可明显抑制肝癌 HepG-2 细胞体外增殖，20%土鳖虫含药血清作用 72h 后抑制率高达 56.728%，抑制率呈浓度依赖关系，而通过流式细胞仪检测细胞凋亡发现肝癌 HepG-2 细胞以坏死居多，细胞周期多阻滞于 $G_0～G_1$ 期。葛钢锋[7]等同样通过 MTT 法研究土鳖虫醇提取物对体外培养 HepG2 和 SGC-7901 细胞增殖的影响及其对 HepG2 细胞的诱导凋亡作用，发现土鳖虫醇提取物对 HepG2 和 SGC-7901 细胞的增殖具有明显的抑制作用，其半数抑制浓度分别为 0.90μg/ml 和 0.11μg/ml，并可诱导 HepG2 肿瘤细胞的凋亡，呈一定的量效关系，表明其具有较强的体外抗肿瘤活性。

郁老点评

这两味药都具有活血祛瘀、消肿散结功效，常作为祛邪药物应用于具有包块或肿瘤的患者，特别是肝、胆及腹腔肿瘤。凡有瘀毒内结，体质尚实者可用之，但两药均有毒，故少用，勿过量使用。

参 考 文 献

[1] 于向艳，崔雯萱，孙士萍，等. 木鳖子对羟基桂皮醛对小鼠黑素移植瘤生长的抑制作用及机制研究[J]. 中草药，2016，47（10）：1740-1745.

[2] 孟琳懿，沈阳. 木鳖子提取物通过 PARP 和 p53 信号通路在人胃癌细胞中诱导细胞凋亡和对细胞周期的阻滞作用[C]// 江浙沪儿科学术年会暨浙江省医学会儿科学分会学术年会、儿内科疾病诊治新进展国家级学习班. 2012.

[3] 孟琳懿. 木鳖子提取物抑制乳腺癌细胞 MDA-MB-231 增殖的作用及分子机制[D]. 上海：第二军医大学，2012.

[4] 赵连梅，韩丽娜，单保恩，等. 木鳖子提取物体外抗肿瘤活性的初步研究[J]. 癌变·畸变·突变，2010，22（1）：19-23.

[5] 邹玺，刘宝瑞，钱晓萍，等. 土鳖虫提取液对人胃低分化腺癌细胞 BGC-823 的抑制作用[J]. 时珍国医国药，2006，17（9）：1695-1696.

[6] 张微，邹玺，钱晓萍，等. 土鳖虫含药血清对肝癌 HepG-2 细胞增殖的抑制作用[J]. 中药新药与临床药理，2007，18（4）：257-259.

[7] 葛钢锋，余陈欢，吴巧凤. 土鳖虫醇提物对体外肿瘤细胞增殖的抑制作用及其机制研究[J]. 中华中医药杂志，2013（3）：826-828.

白英　龙葵

药对来源　《中医肿瘤学》。

单药功用

白英为茄科植物白英的全草，又名白毛藤、毛风藤，味苦，微寒，有小毒，入肝、胃经，具有清热利湿、解毒消肿之功效。《本草拾遗》曰："主烦热，风疹，丹毒，疟瘴，寒热，小儿结热。"《神农本草经》谓其："主寒热，八疸，消渴，补中益气，久服轻身延年。" 该品可用于治疗感冒发热、乳痈、恶疮、湿热黄疸、腹水、白带、肾炎水肿等，外用可治痈疖肿毒。

龙葵是茄科植物龙葵的干燥地上部分，又名天茄子、苦菜、苦葵等。其性寒，味苦，有小毒，归心、肾经，功能清热解毒、活血消肿。《滇南本草》曰："治小儿风热，攻疮毒，洗疥癞痒痛，祛皮肤风。"《新修本草》曰："食之解劳少睡，去虚热肿。"该品可用于治疗感冒发热、牙痛、痢疾、泌尿系感染、白带、癌症，外用治痈疖疔疮、天疱疮等。

对药释义

白英、龙葵临床中常联合应用，两药均具有清热解毒、活血消肿的功效，配伍使用可加强解毒散结之功，可广泛用于中晚期肿瘤的治疗，如乳腺癌、胃癌、肝癌、胰腺癌、肺癌等。两药还同时具有活血、利湿的功效，郁老合用，用于治疗癌性胸腔积液腹水，其中白英常用剂量为30g，龙葵常用剂量为15~20g。

主治

（1）乳腺癌、肺癌、胃癌、胰腺癌等。

（2）癌性胸腔积液腹水。

西医药理

1. 白英的抗肿瘤作用

Guan Y[1]等研究结果显示，白英乙醇提取物对小鼠 S180 肉瘤具有一定的抑制作用，表现在其能够升高血清中白细胞介素（IL）2 和肿瘤坏死因子（TNF）α 的含量，提示其抗肿瘤作用可能与增加机体免疫有关。Xiao ZM[2]等研究结果显示，白英提取物对肺癌荷瘤小鼠具有抗肿瘤作用，并能提高肺癌荷瘤小鼠体内自然杀伤细胞（NK cell）活性和增加淋巴 T 细胞（CD4）的数量，提示白英抗肿瘤的作用可能与增强免疫有关。Lin YT[3]等从分子机制阐释了白英乙醇提取物对人骨肉瘤 U-2OS 细胞的细胞周期阻滞和凋亡的诱导作用，研究结果显示，白英乙醇提取物对人骨肉瘤也具有一定的治疗作用。现代药理研究表明，白英具有显著的药理活性，可广泛用于各种肿瘤，常用于治疗肝癌、胃癌、肺癌、肠癌等。该品有小毒，不宜过量服用。

2. 龙葵的抗肿瘤作用

现代作用机制研究表明，龙葵可以通过抑制肿瘤细胞生长、诱导肿瘤细胞凋亡、促进肿瘤细胞死亡、干扰肿瘤细胞周期、调节免疫等作用抑制肿瘤的生长。可用于治疗多种肿瘤，主治鼻咽癌、肺癌、肝癌、胃癌、骨转移瘤，并可治癌性胸腹水。Chen H[4]等发现，龙葵多糖可以延长 H22 荷瘤小鼠的生存时间，通过促进淋巴细胞增殖、提高抗肿瘤的免疫功能，从而达到抗肿瘤的效果。胡兵[5]等研究发现，龙葵提取物可以抑制结肠癌细胞增殖，进而抑制结肠癌细胞黏附、移动及侵袭，提示其可能具有抑制结肠癌转移的作用。张新红[6]等发现龙葵中的活性成分龙葵碱（62）可以诱导人乳腺癌 MCF-7 细胞凋亡，其诱导凋亡的机制可能与细胞内 Ca^{2+} 浓度升高、线粒体膜电位降低和 Caspase-3、Caspase-8 活化有关，这提示龙葵碱诱导 MCF-7 细胞发生凋亡的机制与线粒体途径相关。

郁 老 点 评

白英是茄科多年蔓生植物白英 Solannm Lyratum Thunb 的全草，同属植物苦茄 Solanum dnlcamam L.的全草，别名蜀羊泉、千年不烂心。白英所含的白英碱、茄碱（龙葵碱）均有抑菌作用。该品对金黄色葡萄球菌、痢疾杆菌、铜绿假单胞菌、伤寒杆菌等有抑制作用。苦茄中生物碱还有抑霉菌作用，所以我在临诊中用的最多的抗癌中草药。龙葵对动物移植性肿瘤 S180、U14 等腹水癌转实体癌均有明显的抑瘤作用，但能使肝功能受损害。白英与龙葵合用有增强祛邪抑瘤作用，我在癌症病人中作为祛邪中药常合用，两药虽均有小毒，但在临床上服用未见明显毒性。白英剂量常用 20~30g，龙葵用 15~20g，久服、多服可能有肝损害。再加上蛇莓就称为"龙蛇羊泉汤"，为治疗多种恶性肿瘤的基本方之一。

白英又有别名白毛藤，马兜铃科的寻骨风，亦称白毛藤，但系两种不同植物，后者久服可引起肾功能障碍，故临诊中不要用白毛藤之名，以免混淆。中国香港多年前曾发生过医生开的是白英，结果药房认为是白毛藤而抓了马兜铃科的白毛藤，久服后患者引起尿毒症、肾衰竭的医疗事故，中国香港、新加坡等地逐渐禁用白英。

参 考 文 献

[1] Guan Y，Zhao H，Yan X，et al. A study on anti-tunour ef-fect of Solanum lyratum Thunb Extract in S180 tumour-bearing mice[J]. Afr J Tradit Complement Altern Med，2013，10（5）：345.

[2] Xiao ZM，Wang AM，Wang XY，et al. A study on the in-hibitory effect of Solanum lyratum Thunb extract on Lewis lung carcinoma lines[J]. Afr J Tradit Complement AlternMed，2013，10（6）：444.

[3] Lin YT，Huang AC，Kuo CL，et al. Induction of cell cycle arrest and apoptosis in human osteosarcoma U-2 OScells by Solanum lyratum extracts [J]. Nutr Cancer，2013，65（3）：469.

[4] Chen H，Qi XD. Study on the effect of polysaccharides from Solanum nigrum Linne on cellular immune function in tumour-bearing mice[J]. Afr J Tradit Complement Aitern Med，2013，10（4）：41.

[5] 胡兵，安红梅，沈克平，等.龙葵对人结肠癌 PKO 细胞黏附、移动和侵袭的影响[J].中药材，2013，36（6）：958.

[6] 张新红，朱佳，徐水凌.龙葵碱通过线粒体途径诱导人乳腺癌 MCF-7 细胞凋亡[J].中国药学杂志，2014，49（16）：1404.

鳖甲　穿山甲

对药来源　《中医肿瘤学》。

单药功用

鳖甲为鳖科动物鳖的背甲。该品首载于《神农本草经》，味咸，性微寒，归肝、肾经，具有滋阴潜阳、退热除蒸、软坚散结的作用。该品治疗阴虚内热，阴虚阳亢，虚风内动诸症，或癥瘕积聚。《神农本草经》曰："主心腹癥瘕坚积，寒热，去痞、息肉。"《本草汇言》曰："鳖甲，除阴虚热疟，解劳热骨蒸之药也。……厥阴血闭邪结，渐至寒热，为癥瘕、为痞胀、为疟疾、为淋沥、为骨蒸者，咸得主之。"

穿山甲，同前。

对药释义

鳖甲软坚散结，为治疗癥瘕积聚的常用药；穿山甲活血散结，通经消痈，二药配合，散结之力增强，可治疗癥瘕积聚、瘰疬瘿瘤。穿山甲通经下乳，归肝、胃经，鳖甲滋阴潜阳、退热除蒸，两者更适用于乳腺癌伴增生、乳腺结节或骨蒸潮热盗汗的患者；穿山甲消痈溃坚，更适宜于乳岩兼乳痛患者。患者气血不足，痈疽已破溃应慎用。郁老临证常用两者配伍治疗乳腺恶性肿瘤患者兼有乳痛、乳腺增生或骨蒸潮热盗汗等症状，或乳腺癌重症等。临床常用鳖甲的剂量为 10～20g，穿山甲剂量为 6～10g，两者配伍，屡收佳效。此外，二药可等份研末，每服 4g，日 2 次，以饭后蜂蜜调服更佳，2 个月为 1 个疗程，治疗肝脾肿大，疗效佳。

主治

（1）肿瘤患者伴骨蒸潮热、盗汗的阴虚患者。

（2）乳腺癌伴乳痈等症状者。

（3）肝癌或伴肝脾肿大者。

西医药理

1. 鳖甲的抗肿瘤作用

鳖甲中含有氨基酸、多糖、微量元素等，其中鳖甲多糖为抗肿瘤主要成分。凌笑梅[1]等研究表明鳖甲提取物对体外生长的小鼠腹水肉瘤细胞 S180、肝癌细胞 H22 和小鼠肺癌细胞 Lewis 有抑制作用。钱丽娟[2]等经研究证明鳖甲浸出液对人肠癌细胞有抑制作用，且以鳖甲加 5-氟尿嘧（5-Fu）联合作用后的细胞形态改变更显著，证实了鳖甲浸出液有抗肠癌作用，与 5-Fu 联用效果更佳。除此，鳖甲尚具有免疫调节、预防辐射损伤的作用、抗疲劳、抗突变效应、抗肝纤维化、补血、增加骨密度的作用[3]。

2. 穿山甲的抗肿瘤作用

同前。

郁 老 点 评

两者均有软坚散结的作用。鳖甲退热除蒸，常与青蒿、地骨皮伍用以退午后潮热，常有良效。此常用于肝硬化、肝脾肿大，常与生牡蛎等同用。穿山甲活血散结、通络消痛，可用于乳腺癌或妇科癌症，但价格昂贵及动物保护，我近年很少用之。

参 考 文 献

[1] 凌笑梅，刘娅，张娅婕，等.鳖甲提取物对体外肿瘤细胞生长的抑制作用[J].中国公共卫生学报，1997，16（1）：8-9.

[2] 钱丽娟，许沈华，张宗显.鳖甲浸出液对人肠癌细胞（HR-8348）抑制作用的形态学观察[J].癌症，1997，16（3）：175-176.

[3] 温欣，周洪雷. 鳖甲化学成分和药理药效研究进展[J]. 西北药学杂志，2008，23（2）：122-123.

生龙骨 生牡蛎

对药来源 《伤寒论》之柴胡加龙骨牡蛎汤。

单药功用

生龙骨为古代大型哺乳类动物象类、三趾马类、犀类、鹿类、牛类等骨骼的化石，生用或煅用。其性甘、涩、平，归心、肝、肾经，具有镇惊安神、平肝潜阳、收敛固涩的功效,《神农本草经》谓其:"龙骨味甘平,主咳逆,泄痢脓血,女子漏下,癥瘕坚结,小儿热气惊痫。"生龙骨可以"逐邪气,安心神,止冷痢及下脓血,女子崩中带下,止梦泄精,梦交,治尿血,虚而多梦纷纭加而用之"(《药性论》)。

生牡蛎为牡蛎科动物长牡蛎、大连湾牡蛎或近江牡蛎的贝壳,生用或煅用。其性咸,微寒,归肝、胆、肾经,具有重镇安神、平肝潜阳、软坚散结、收敛固涩之功效。《本草纲目》谓:化痰软坚,清热除湿,止心脾气痛,痢下,赤白浊,消癥瘕积块,瘿疾结核。该品味咸,软坚散结,用治痰火郁结之痰核,瘰疬,瘿瘤等,常与浙贝母、玄参等配伍,如消瘰丸(《医学心悟》);用治气滞血瘀的癥瘕积聚,常与鳖甲、丹参、莪术等同用。另外,《本草思辨录》谓:鳖甲、牡蛎之用,其显然有异者,自不致混于所施,唯其清热软坚,人每视为一例,漫无区分,不知此正当明辨而不容忽者,《神农本草经》于鳖甲主心腹癥瘕坚积,于牡蛎主惊恚怒气拘缓。仲圣用鳖甲于鳖甲煎丸,所以破癥瘕。加牡蛎于小柴胡汤,所以除胁满。由斯以观,凡鳖甲之主阴蚀、痔核、骨蒸者,岂能代以牡蛎。牡蛎之主盗汗、消渴、瘰疬颈核者,岂能代以鳖甲。鳖甲去恶肉而亦敛溃痈者,以阴既益而阳遂和也。牡蛎治惊恚而又止遗泄者,以阳既戢而阴即固也。

对药释义

龙骨性甘、涩、平,主入心、肝、肾经,具有镇静安神、平肝潜阳、固涩收敛之效。《别录》曰:疗心腹烦满,四肢痿枯,汗出,夜卧自惊,恚怒,伏气在心下不得喘息,肠痈内疽,阴蚀,止汗,缩小便,尿血,养精神,定魂魄。安五藏。白龙骨疗梦寐泄精,小便泄精。牡蛎药用部分为牡蛎的贝壳,性咸微寒,入肝、胆、肾经,有重镇安神、潜阳补阴、软坚散结、收敛固涩功效。《本草求真》曰:"龙骨功与牡蛎相同,但牡蛎咸涩入肾,有软坚化痰清热之功,此属甘涩入肝,有收敛止脱镇惊安魄之妙,如徐之才所谓涩可止脱,龙骨牡蛎之属。"可见,龙骨与牡蛎虽归经有所不同,但同属介类质重之品,共奏平肝潜阳、镇静安神、收敛固涩之效,虽性味有甘涩、咸涩之异,但常相须为用。龙骨、牡蛎亦是现代中医临床常用药,二药配伍应用的柴胡加龙骨牡蛎汤、桂枝加龙骨牡蛎汤、桂枝甘草龙骨牡蛎汤、加味龙骨牡蛎汤等是治疗阴虚阳亢而致心悸、失眠;肝肾阴虚,肝火上炎的头痛眩晕;阴阳两虚,阴泄阳浮虚劳失精,阴阳营卫失调的多汗及抑郁、癫痫的常用方剂。

主治

(1)肝胆肿瘤、妇科肿瘤等。

(2)肿瘤患者伴失眠、心悸等相关心身症状。

西医药理

1. 龙骨的药理研究

龙骨主要成分有碳酸钙、磷酸钙、五氧化二磷、氧化镁、三氧化二铁和少量的铝、镁、氯。牡蛎壳主要成分有碳酸钙、微量元素(Zn、Fe、Cu、Mn、Co、Cr、Ni、Li、Se)和氨基酸[1]。目前对龙骨单药抗肿瘤的临床研究较少,目前有针对龙骨改善免疫功能的研究,其中发现，Zn 参与核酸及蛋白质代谢，维持细胞膜的正常生理功能和调节机体免疫功能，积极参与损伤的修复过程，有利于消除溃疡和促进伤口的恢复；Fe 是血红蛋白的重要组成部分，参与酶代谢和激素合成，维护机体正常免疫功能，增强中性粒细胞杀菌及吞噬功能；Se 可以保护细胞膜结构和功能，使之不受过氧化物的损害和干扰，从而加速损伤组织功能的恢复，由此可知，龙骨不仅能够增加小鼠免疫器官胸腺和脾脏的相对重量，而且能够明显增强小鼠单核巨噬细胞对血清碳粒的吞噬能力，提高免疫力，加速损伤组织的修复过程[2]。

2. 牡蛎的药理研究

目前有针对牡蛎抗肿瘤效应的临床研究，其中李鹏[3]用牡蛎提取成分——牡蛎天然活性肽（BPO），对人胃癌 BGC-823 细胞凋亡的生物学效应及其对胃癌细胞的作用机制做了研究。结果显示，牡蛎天然活性肽（BPO）能有效抑制胃癌 BGC-823 细胞增殖活动，出现亚 G_1 期细胞，细胞进入凋亡现象。表明其具有显著的诱导凋亡作用。黄大川[4]等的另一项研究表明，牡蛎低分子活性物质具有抑制肺腺癌细胞增殖的作用，用 0.1mg/ml 的牡蛎低分子活性物质处理肺腺癌细胞，根据有丝分裂指数和生长曲线的对照，牡蛎低分子活性物质实验组较对照组均低，说明牡蛎低分子活性物质能抑制肺癌细胞的生长。另外有研究表明牡蛎也具有提高免疫力的作用，江滨等[5]采用血凝滴度测定牡蛎多糖抑制流感病毒在狗肾细胞（MDCK）中增殖的作用。结果显示：牡蛎多糖能显著降低和抑制狗肾细胞培养流感病毒的血凝滴度。另有报道，李萌[6]经研究发现，牡蛎糖胺聚糖（O-GAG）能显著降低 I 型单纯疱疹病毒（HSV-1）感染小鼠的死亡率，延长其存活时间，并明显提高病毒感染小鼠的胸腺指数和脾指数，增强巨噬细胞吞噬能力。从而对 I 型单纯疱疹病毒感染的小鼠具有一定的治疗作用并能提高小鼠的免疫功能。

郁 老 点 评

龙骨主要用于安神，治疗失眠及高血压之阴虚阳亢，具有平肝潜阳的作用；而牡蛎具有软坚散结、平肝潜阳、安神收涩的作用。煅龙牡安神、止盗汗、固涩作用更好，生龙牡常用于乳腺癌、瘰疬、积块、痰核及瘿瘤等。

参 考 文 献

[1] 李光华，库宝善，贺弋，等. 浅谈龙骨的基本成分与炮制[J]. 辽宁中医杂志，2001，28（6）：372-372.
[2] 张晗，张磊，刘洋. 龙骨、牡蛎化学成分、药理作用比较研究[J]. 中国中药杂志，2011，36（13）：1839-1840.
[3] 李鹏，李祺福，石松林，等. 牡蛎天然活性肽对人胃腺癌 BGC-823 细胞周期与基因表达的调控[J]. 中国海洋药物，2007，26（3）：1-8.
[4] 黄大川，李祺福，李鹏，等. 牡蛎低分子活性物质对人肺腺癌 A549 细胞的生物学效应[J]. 厦门大学学报：自然科学版，2002，41（5）：614-617.
[5] 李江滨，侯敢，赖银璇. 牡蛎多糖抑制流感病毒增殖的实验研究[J]. 时珍国医国药，2009，20（6）：1346-1347.
[6] 李萌，杜国威，刘赛，等. 牡蛎糖胺聚糖小鼠体内抗病毒作用的实验研究[J]. 中国海洋药物，2008，27（2）：50-52.

第六章 其 他 类

乌梅 木瓜

药对来源 《三因极一病证方论》之乌梅木瓜汤。

单药功用

乌梅为蔷薇科植物梅的近成熟果实，味酸、涩，性平，归肝、脾、肺、大肠经，具有敛肺止咳、涩肠止泻、安蛔止痛、生津止渴的功用。该品常用于治疗肺虚久咳，久泻久痢，虚热消渴，蛔厥腹痛、呕吐等。《本草纲目》曰："敛肺涩肠，止久咳泻痢，反胃噎膈，蛔厥吐利。"乌梅还能"治一切恶疮肉出"，可用于治疗大肠息肉，降低大肠癌的发生率。

木瓜为蔷薇科植物贴梗海棠的干燥近成熟果实，味酸，性温，归肝、脾经，能舒筋活络、和胃化湿、生津止渴。该品多治疗风湿痹症，脚气水肿，吐泻转筋，津伤口渴等。《名医别录》曰："主湿痹邪气，霍乱，大吐下，转筋不止。"

对药释义

乌梅涩肠止泻，木瓜和胃化湿，两药均味酸、性收敛、入肝脾经，配合使用可加强健脾和胃、化湿止泻之功，湿祛则泄泻自止，常用治湿阻中焦之呕吐、泄泻。两药都能生津液、止烦渴，可治疗虚热消渴。《本草求真》曰："乌梅，酸涩而温，似有类于木瓜，但此入肺则收，入肠则涩，入筋与骨则软，入虫则伏，入于死肌、恶肉、恶痣则除，刺入肉中则拔，故于久泻久痢，气逆烦满，反胃骨蒸，无不因其收涩之性，而使下脱上逆皆治。且于痈毒可敷，中风牙关紧闭可开，蛔虫上攻眩仆可治，口渴可止，宁不为酸涩收敛之一验乎。不似木瓜功专疏泄脾胃筋骨湿热，收敛脾肺耗散之元，而于他症则不及也。但肝喜散恶收，久服酸味亦伐生气，且于诸症初起切忌。"现代药理研究证明，两药都有降血脂的作用，合用来治疗高脂血症、脂肪肝、预防动脉粥样硬化等。

主治

（1）肿瘤患者化疗后泄泻不止者。

（2）肿瘤患者伴有脂肪肝、高脂血症者。

（3）肿瘤患者伴有糖尿病属阴虚内热证者。

（4）慢性萎缩性胃炎，胃及大肠息肉病。

西医药理

1. 乌梅的抗肿瘤作用

郭继龙[1]等采用小鼠移植肿瘤模型研究乌梅对小鼠 S180 肉瘤的抑制作用，并以抑瘤率、腺指数、形态学观察考察乌梅等收涩中药对肿瘤生长的影响。结果表明，乌梅可以抑制实体瘤重量，增强免疫，减轻肿瘤恶化程度，对小鼠皮下移植肉瘤有明显抑制作用。Park[2]等研究了乌梅醇提物对 U937 人体白血病细胞的促凋亡作用，发现乌梅醇提物对此种细胞有很好的促凋亡作用，并且这种作用呈浓度依赖性。

2. 木瓜的抗肿瘤作用

刘爱华[3]等的研究证明皱皮木瓜总黄酮对 PD1/PD-L1 结合有明显的抑制作用。皱皮木瓜总黄酮可以达到和化疗药物顺铂一样的抗肿瘤效果，并且可以提高接种 H22 肿瘤细胞小鼠的存活率。Yao[4]等通过体外实验表明，皱皮木瓜的乙醇提取物可降低肿瘤组织中 Foxp3 和 TGF-β 基因的表达水平，抑制肿瘤细胞生长。另外通过流式细胞仪检测淋巴细胞增殖活动和溶血实验表明，皱皮木瓜的乙醇提取物通过提高宿主免疫能力抑制肿瘤生长。赵光[5]等通过实验发现，皱皮木瓜对脂肪酸合酶有较高的抑制活性。脂肪酸合酶在癌细胞中高表达，而木瓜含有高含量的绿原酸，可能与其抑制脂肪酸合酶有关，有潜在的抑制肿瘤的作用。

参 考 文 献

[1] 郭继龙，苗宇船，关伟，等.5 种收涩中药对小鼠 S180 肉瘤抑制作用初步筛选[J].山西中医学院学报，2012，13（6）：18.

[2] Cheol P，Cheng YJ，Gi YK，et al.Induction of apoptosis by ethanol extract of Prunus mume in U937 human leukemia cells through activation of caspases[J].Food Chemistry，2011，26（4）：987-993.

[3] 刘爱华，田惠群，覃晓琳，等.木瓜总黄酮抗肿瘤活性研究[J].中国药房，2014，25（7）：599-601.

[4] Yao G，Liu C，Huo H，et al.Ethanol extract of Chaenomeles speciosa Nakai in6duces apoptsis in cancer cells and suppresses tumor growth in mice[J].Oncology letters，2013，6（1）：256-260.

[5] 赵光，李珺，杜雪静，等.液相色谱-质谱联用法分析木瓜中绿原酸与抗癌活性成分的相关性研究[J].中国医学装备，2014，11（5）：4-6.

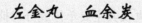

左金丸　血余炭

对药来源 《中医肿瘤学》。

单药功用

左金丸，源于《丹溪心法·火六》，由黄连、吴茱萸按 6：1 比例组成，又名回令丸、萸连丸。其作用原方仅"泻肝火"。功效清泻肝火，降逆止呕。用于治疗肝经火旺之胁肋胀痛，呕吐吞酸，嘈杂嗳气，口苦咽干，舌红脉弦数。该方的配伍特点是辛开苦降，肝胃同治，泻火而不至凉遏，降逆而不碍火郁，相反相成，使肝火得清，胃气得降，则诸症自愈。

血余炭，为人头发制成的炭化物。早在《五十二病方》中就有"止血出者，燔发，以按其疮"的记载[1]。血余炭性苦涩、微温，具有收敛止血、化瘀、利尿的功效。该品常用于治疗吐血，咯血，衄血，血淋，尿血，便血，崩漏，外伤出血，小便不利等。自古以来多做止血中药应用。如《三因极一病证方论》治肺痈吐血，以"发灰⋯白汤调服"，《普济方》治大便泄血，以"血余烧灰，酒服"等。

对药释义

左金丸中黄连性味苦、寒，归心、脾、胃、肝、胆、大肠经，具有清热燥湿、泻火解毒的功效，能清泻肝胃之火，方中重用黄连作为君药，清泻肝火，使肝火得清，自不横逆犯胃；吴茱萸性味辛、苦、热，有小毒，归肝、脾、胃、肾经，具有散寒止痛、降逆止呕、助阳止泻的功效。黄连和吴茱萸是寒热相配的一种药对，两者相互制衡。黄连亦善清泻胃热，胃火降则其气自和，一药而两清肝胃，标本兼顾[2]。血余炭苦涩、微温，既善收敛止血，又善化瘀、利尿，且稍兼益阴，有止血而不留瘀的特点。可治疗各种出血，兼治小便不利等证。左金丸清泻，血余炭收敛，二药一泄一收，可使清泻有度又不留瘀。郁老临证左金丸中黄连常用剂量为12g，吴茱萸常用剂量为2～3g，血余炭常用剂量为10g。

主治

消化系统肿瘤兼有出血之证者。

西医药理

1. 血余炭的抗肿瘤作用

人的头发主含优角蛋白，此外尚含脂肪及黑色素和铁、锌、铜、钙、镁等[3]。制炭后有机物被破坏，灰分中主含钠、钾、钙、铁、铜、锌等元素。血余炭对血小板聚集有较显著增强作用，血余炭粗晶具有促内源性系统凝血功能。血余炭对血小板聚集有增强作用，对血小板黏附率有增加趋势，能显著缩短白陶土部分凝血活酶时间，能明显降低血小板内环核苷酸含量，并有一定的抗炎作用。所以血余碳可能通过抗凝机制起到抗肿瘤的作用。

2. 左金丸的抗肿瘤作用

现代药理学研究表明，左金丸及其主要单体成分对抑制肿瘤细胞生长迁移、促进肿瘤细胞的凋亡[4-10]。黄连素（小檗碱）和吴茱萸碱均可阻断促癌物质对潜在癌变细胞的作用，因而对一些类型的肿瘤细胞（如肝癌、肺癌、白血病、淋巴瘤等）都有一定的作用。

郁 老 点 评

左金丸为古代名方，寒热并用、辛开苦降、清泻肝火、降逆止呕，治消化道肿瘤患者之胁肋胀痛、呕吐吞酸、口苦咽干等。其中吴茱萸能散寒止痛、降逆止呕、助阳止泻，加上黄连，故我常用于脾胃泄泻。吴茱萸温中止泻，黄连厚肠胃止泻，对肿瘤患者腹泻常用，或有五更泻时合四神丸同用，与血余炭则常用于有出血倾向或吐血、血淋、便血等症者。

参 考 文 献

[1] 五十二病方[M].北京：文物出版社，1970：45-46.

[2] 孔维军，赵艳玲，山丽梅，等.左金丸的研究进展[J].中国实验方剂学杂志，2008，14（5）：73-77.

[3] 叶定江.中药炮制学[M].上海：上海科学技术出版社，2000：230.

[4] 谭宇蕙，吴映雅，钟富有，等. 吴茱萸碱对小鼠肝癌细胞生长的抑制和诱导凋亡作用[J]. 中药药理与临床，2006，22（3）：33-35

[5] 何菱，郑保忠，胥佩菱. 小檗碱类衍生物的全合成及抗癌活性的研究[J]. 华西药学杂志，1987，2：61-63

[6] 田道法，於南平，唐发清，等.不同组方对黄连抑制 HNE3 细胞 rDNA 活性效应的影响[J]. 湖南中医学院学报，1994，3：38-40

[7] 林菁.小檗碱对 K562 细胞生长的抑制作用[J]. 福建医科大学学报，1996，30：309-312.

[8] 冼励坚，梁永能，张启威，等.小蘖碱等 20 个植物药对肿瘤细胞 DNA 多聚酶及细胞生长的影响[J]. 肿瘤，2000，20（1）：1-3

[9] Ogasawara M，Matsubara T，Suzuki H. Inhibitoryeffects of evodiamine on in vitro invasion andexperimental lung metastasis of murine colon cancer cells[J]. Biol Pharm Bull，2001，24（8）：917-920

[10] Ogasawara M，Suzuki H. Inhibition by evodiamine of hepatocyte growth factor-induced invasion and migration of tumor cells[J]. Biol Pharm Bull，2004，27（4）：578-582.

石韦 大枣

对药来源 《圣济总录》之石韦大枣汤。

单药功用

石韦，首载于《神农本草经》，又名石皮、金星草、石兰、生扯拢、虹霓剑草、石剑、石背柳等，味苦，性微寒，归肺、膀胱经，具有利尿通淋、清肺止咳、凉血止血的功效，常用于热淋、血淋、石淋、小便不利、淋沥涩痛、肺热咳嗽、吐血、衄血、尿血、崩漏[1]。

大枣，同前。

对药释义

石韦苦寒，上能清肺止咳，以治喘咳；下能清利膀胱湿热而利尿通淋，以治湿热淋证。并可凉血止血，故既为治血淋、石淋之要药，又善治血热妄行之证。大枣甘温，为补中益气、养血安神之药，以治脾气虚证及血虚萎黄等证，并可以缓和药性和矫味。二药一苦寒一甘温，一通一缓，合用可起相须作用，大枣可缓和石韦苦寒药性，并增强其功效。郁老认为石韦、大枣有养血升血、利尿除热的作用，适用于化疗所致白细胞减少而偏虚热者。临证郁老石韦常用剂量为 10～15g，大枣为 6～8 枚。

主治

（1）泌尿系肿瘤伴有小便不利、尿血等症状。

（2）泌尿系感染、肾炎等泌尿系疾病。

（3）放、化疗所致血象下降，尤其是防止血小板下降有效。

西医药理

1. 大枣的抗肿瘤作用

同前。

2. 石韦的抗肿瘤作用

石韦中主要含有里白烯、β-谷甾醇、绿原酸、杠果苷、异杠果苷、槲皮素、异槲皮素、蔗糖等多种成分[1]。有研究者[2]应用石韦大枣合剂防治化疗和放疗所致骨髓粒系造血抑制，观察其对实验小鼠白细胞的影响，结果显示，环磷酰胺（CTX）加石韦大枣合剂大剂量、中剂量组白细胞下降程度明显低于单纯 CTX 组；石韦大枣合剂组 α 值明显高于 CTX 组、正常动物组，由此提示，石韦大枣合剂对 CTX 所致的外周血白细胞数下降具有明显的对抗作用。石韦大枣合剂能显著对抗 CTX 所致的粒-单系集落形成单位（CFU-GM）减少，并促进 CFU-GM 恢复，因此，可以客观地证明石韦大枣合剂具有保护促进骨髓粒系祖细胞功能，防治CTX 对骨髓粒系祖细胞的抑制作用。

郁老点评

石韦、大枣为我在临床中常用药对，治肺癌以清肺止咳，下治泌尿道肿瘤的血淋、热淋、石淋等，但更常用于防治放、化疗时的血象下降，白细胞降低及血小板降低，特别是肺癌患者化疗时，血小板降低是必用的，两药合用，亦扶正与祛邪相结合。

参 考 文 献

[1] 宋立人. 现代中药学大辞典[M].北京：人民卫生出版社，2001：552.

[2] 梅志洁，李文海，邓常青.白细胞减少症的实验研究[J]. 湖南中医学院学报，2002，22（2）：32-34.

桑白皮　地骨皮

对药来源　《医学发明》之泻白散。

单药功用

桑白皮为桑科植物桑的干燥根皮，甘，寒，归肺经，具有泻肺平喘、利水消肿的功效。其既善泄肺热与肺中水气而止咳平喘，为治肺热咳喘所常用。又能清降肺气，通调水道而利水消肿，多用于风水皮水。

地骨皮是枸杞的根皮，甘，寒，入肺、肝、肾经，具有凉血除蒸、清肺降火的功效。王好古云："泻肾火，降肺中伏火，去胞中火，退热，补正气。"该品用于阴虚潮热、骨蒸盗汗、肺热咳嗽、咯血、衄血、内热消渴。

对药释义

地骨皮甘寒，功能清泄肺火，并兼益阴；桑白皮甘寒，清热泻肺平喘，并兼利尿。两药相合，既清肺火，又利尿导热邪从小便出，且润肺脏而不苦泄伤阴，故临床常治疗肺热咳嗽、肺癌、癌性胸腔积液等。郁老常用剂量：地骨皮为 15～30g，桑白皮为 15～30g。

主治

（1）用于肿瘤患者伴肺火郁结，气逆不降，咳嗽气喘证。

（2）用于肺癌、癌性胸腔积液伴喘憋咳嗽等。

西医药理

1. 桑白皮的抗肿瘤作用

中药桑白皮中发现了壳低聚糖，桑白皮壳聚糖是一种低聚糖，近年来研究表明，壳低聚糖有明显的抑制肿瘤细胞生长的作用[1]。邹丽宜等[2]在实验中观察到桑白皮低壳聚糖可明显增加荷瘤小鼠的胸腺和脾脏质量，尤其是胸腺的质量，比空白对照组和 5-Fu 组显著增加，提示桑白皮低壳聚糖能有效增强荷瘤小鼠的免疫能力，这可能与桑白皮低壳聚糖抗肿瘤作用密切相关。刘艳如等[3]研究了水溶性壳聚糖对非特异性免疫和体液免疫功能的影响，并对 S180 荷瘤小鼠进行了抗肿瘤活性的初步观察，结果表明，水溶性壳聚糖能明显提高正常小鼠巨噬细胞的吞噬功能，对绵羊红细胞诱导的血凝素抗体和溶血素的生成有显著影响，对小鼠 S180 荷瘤具有明显的抑制作用。目前很多实验都证实了低壳聚糖具有显著的抗肿瘤作用，但是机制尚未完全清楚，多数认为其抗肿瘤作用可能与其提高机体免疫力有关。

2. 地骨皮的药理作用

地骨皮主要含生物碱类、有机酸类、蒽醌类、环肽类等生物活性成分[4]。现代药理学研究表明，地骨皮具有降血压、调血脂、降血糖、解热、抗菌及抗病毒等活性[5]。熊晓玲等[6]以白细胞介素 2 为指标，观察了地骨皮、鸡血藤、女贞子、补骨脂、旱莲草 5 种中药的水煎剂的免疫调节作用。随机将实验小鼠分为 3 组，即正常对照组、免疫抑制组（腹腔内注射 15mg/ml 环磷酰胺 1ml）、免疫超常组（腹腔内注射 7.5mg/ml 硫唑嘌呤 1ml），其中免疫抑制组小鼠的脾脏淋巴细胞 IL-2 生成量会降低，而免疫超常组小鼠淋巴细胞 IL-2 生成量会升高。通过测定放射性强度即 cpm 值来测定 IL-2 水平。于用药后的第 4 天，分别取出实验动物脾脏淋巴细胞，加入地骨皮、鸡血藤、女贞子、补骨脂、旱莲草 5 种中药水煎剂 1g（生药）/ml 培养。结果表明，各单味药可升高免疫抑制组下降的 IL-2，差异显著（$P<0.01$），而对免疫超常组 IL-2 产生呈现抑制作用，差异显著（$P<0.01$）。由此可见地骨皮、女贞子等 5 种中药对异常的免疫功能具有双向相调节作用。

郁 老 点 评

桑白皮、地骨皮性均甘寒入肺，具泻肺平喘、清肺降火之效，治肺热咳喘，为古方泻白散。白者肺也，有泻肺利水作用。我们常在胸腔积液（悬饮）较重时合葶苈大枣用以泻肺利水，对胸腔积液有效，增强葶苈大枣消胸腔积液的作用，且此药对还能止咳平喘、利水消肿。

参 考 文 献

[1] 张程亮，孙纳. 壳聚糖用于抗肿瘤治疗的研究进展[J].中国药房，2005，16（7）：549-551.

[2] 邹丽宜，陈忻，吴铁，等. 桑白皮低聚壳聚糖体内抗肿瘤作用研究[J].中国药房，2007，16（1）：28-29.

[3] 刘艳如，余萍.水溶性壳聚糖对小鼠免疫功能和移植性肿瘤的影响[J].福建师范大学学报，1999，15（4）：66-70.

[4] 国家药典委员会. 中国药典[S].一部.北京：化学工业出版社，2005：82.

[5] 国家中医药管理局. 中华本草编委会. 中华本草[M].上海：上海科学技术出版社，1996：274.

[6] 熊晓玲,李文.部分扶正固本中药对小鼠脾细胞IL-2产生的双向调节作用[J].中国实验临床免疫学杂志，1991，3（4）：38-39.

白鲜皮　地肤子

对药来源　《中医肿瘤学》。

单药功用

白鲜皮，为芸香科多年生草本植物白鲜和狭叶白鲜的根皮。白鲜皮出自《药性论》，载于《神农本草经》。苦、咸、寒，归脾、肺、小肠、胃、膀胱经，具有清热燥湿、祛风解毒的功效。《本草原始》中云："白鲜皮，入肺经，故能去风，入小肠经，故能去湿，夫风湿既除，则血气自活而热亦去。治一切疥癞、恶风、疥癣、杨梅、诸疮热毒。"主治风热湿毒所致的风疹、湿疹、疥癣、黄疸、湿热痹。

地肤子，性寒，味辛、苦，入肾、膀胱二经，具有清热利湿、祛风止痒的功效。《神农本草经》中云："主膀胱热，利小便。补中，益精气。"该品用于小便涩痛、阴痒带下、风疹、湿疹、皮肤瘙痒。

对药释义

白鲜皮归脾、肺、小肠、胃、膀胱经，具有清热燥湿、祛风止痒、解毒之功，主治风热湿毒所致的风疹、湿疹、疥癣、黄疸。地肤子性寒，味辛、苦，可清热利湿、祛风止痒，用于小便涩痛、阴痒带下、风疹、湿疹。临床上肿瘤患者应用靶向药物后出现的皮疹，可理解为癌毒之气攻达皮肤导致瘙痒，皮疹，时发烦躁。地肤子善祛肌肉之湿，白鲜皮善燥太阳阳明之湿，两药合用，内外之湿兼祛，共奏清热利湿、祛风解表、透疹止痒之功。

主治

（1）用于肿瘤患者应用靶向药物后出现的皮疹，湿疹。

（2）用于癌毒之气攻达皮肤导致瘙痒，皮疹，时发烦躁。

西医药理

1. 白鲜皮的抗肿瘤作用

白鲜皮醚提取物或乙酸乙酯提取物在 0.01mg 生药/ml 时都能抑制约 50%人肺腺癌

A-549 细胞生长[1]，证实了以前白鲜皮非极性溶剂提取物具有抗癌作用的报道。白鲜碱、胡芦巴碱（trigonelline）和槲皮酮是其抗癌活性成分，胡芦巴碱在不影响增殖的浓度（2.5～40μmol/L）时能抑制大鼠腹水型肝癌 AH109A 细胞的侵袭能力[2]。白鲜皮中分离得到的新成分 dasycarpusid A（白鲜皮苷-A）也有较强的抑制人肺腺癌 A-549 细胞生长作用，10μmol/L 的增殖抑制率为 88.8%[3]。白鲜皮所含的黄柏酮（obacu-none）本身虽无抗癌作用，但它能增强微管抑制剂类抗癌药（如长春新碱、长春碱和紫杉醇）对 L1210 癌细胞、药物敏感性 KB-3-1 癌细胞和多药耐药性 KB-V1 癌细胞的细胞毒作用；但对多柔比星、顺铂和 5-氟尿嘧啶等抗癌药的细胞毒性无明显增强作用[4]。

2. 地肤子的抗肿瘤作用

地肤子中主要含有皂苷、苷元、黄酮类化合物、有机酸、氨基酸、多元酚类、挥发油、脂肪酸等多种成分[5]，已分离的物质为齐墩果酸，近些年来发现齐墩果酸可以通过多种机制抑制结肠癌细胞增殖[6]，齐墩果酸有抗人肺癌细胞增殖和侵袭的作用，并可诱导细胞凋亡，其抗侵袭作用可能是通过对癌细胞的黏附作用，趋化运动和组织蛋白酶 B 分泌的抑制而实现的[7]。

郁 老 点 评

癌症患者有时出现风疹、湿疹、皮癣等风热湿毒，在现代靶向治疗时亦常出现皮疹，化疗时亦有皮肤反应。肺癌有肺外表现为皮疹，这时都可用此两味中药清热利湿、疏风解表、透疹止痒、临证证实可有效地发挥防治作用。

参 考 文 献

[1] 刘永镇，金慧子，刘玉华，等.116 种野生植物中抗癌物质的筛选研究（1）[J]. 中国中医药科技，1998，（53）：151-154.

[2] Hivakawa N，Okauchi R，Miura Y，et al. Anti-invasive activity of niacin and trigonelline against cancer cells[J].Biosci Biotechn Biochem，2005，69（3）：653-658.

[3] Chang J，Xuan LJ，Xu YM，et al. Cytotoxic terpenoid and immunosuppressive phenolic glycosides from the rootbark of Dictamnus dasycarpus [J]. Planta Med，2002，68（5）：425-429.

[4] Jung HJ，Sok DE，Kim YH，et al. Potentiating effect ofobacunone from Dictamnus dasycarpus on cytotoxicityof microtubule inhibitors，vincristine，vinblastine and taxol[J]. Planta Med，2000，66（1）：74-76.

[5] 夏玉凤，王强，戴岳，等.不同采收期地肤子中皂试含量的变化[J]. 植物资源与环境学报，2002，11（4）：54-55.

[6] Li J，Guo WJ，Yang QY. Effeets of ursolic acid and oleanolic acid on human coloneareinoma cell line HCT15. World J Gastroenterol，2002，8（3）：493-495.

[7] 黄炜，黄济群，张东方，等.五环二菇类化合物抗人肺癌细胞侵袭和诱导细胞凋亡的研究[J]. 中国肺癌杂志，2003，6（4）：254-271.

麻黄 石膏

对药来源 《伤寒论》之麻杏石甘汤。

单药功用

麻黄，辛、微苦，温，归肺、膀胱经，具有发汗散寒、宣肺平喘、利水消肿的功效。《神农本草经》中云："主中风、伤寒头痛，温疟。发表出汗，去邪热气，止咳逆上气，除寒热，破坚积聚。"该品用于风寒感冒，胸闷喘咳，风水浮肿；支气管哮喘。蜜麻黄润肺止咳，多用于表证已解，气喘咳嗽。

石膏，辛、甘，大寒，入肺、胃经，具有解肌清热、除烦止渴、清热解毒、泻火的功效。《本草衍义补遗》中云："石膏，本阳明经药，阳明主肌肉，其甘也，能缓脾益气，止渴去火，其辛也，能解肌出汗，上行至头，又入手太阴、少阳，而可为三经之主者。研为末，醋研丸如绿豆大，以泻胃火、痰火、食积。"该品治热病壮热不退，心烦神昏，谵语发狂，口渴咽干，肺热喘急，中暑自汗，胃火头痛、牙痛，热毒壅盛，发斑发疹，口舌生疮。

对药释义

麻黄，性温，可宣肺而泄邪热，取"火郁发之"之义；石膏辛甘大寒，是阳明经药，以清热为主，清而能透，但其性温，故配伍辛甘大寒之石膏，使宣肺而不助热，清肺而不留邪，肺气肃降有权，喘急可平，是相制为用。麻黄与石膏相配，宣肺而不助热，清肺而不凉遏，善治肺癌、咳嗽、咳痰、喘憋等症。

主治

（1）用于肿瘤患者伴咳嗽咳痰，肺热咳喘实证。
（2）用于肿瘤患者伴胃火牙痛。

西医药理

1. 麻黄的抗肿瘤作用

现代药理学表明，麻黄的主要药效成分为生物碱（1%～2%），生物碱的80%～85%为麻黄碱。麻黄碱具有松弛支气管平滑肌、兴奋心脏、收缩血管、升高血压等作用，能直接作用于 α、β 两种受体，发挥拟肾上腺素作用，也能促使肾上腺素能神经末梢释放出化学递质，间接地发挥拟肾上腺素作用。与肾上腺素比较，麻黄碱的特点是性质稳定，口服有效，作用弱而持久，中枢兴奋作用较显著。2007 年 Kulik 等发现应激激素肾上腺素能够通过 cAMP 依赖的蛋白激酶途径导致凋亡前蛋白 BAD 的磷酸化及失活，进而抑制前列腺癌细胞和乳腺癌细胞的凋亡，导致肿瘤的进展和治疗效果的下降。AnilK.Sood 也发现肾上腺素能通过激活黏着斑激酶（FAK），抑制卵巢癌细胞的凋亡，促进肿瘤生长。中药麻黄的主要成分麻黄碱具有拟肾上腺素作用[1]。

2. 石膏的药理作用

石膏内服对内毒素引起发热的动物有解热作用，并可减轻其口渴状态；能增强家兔肺泡巨噬细胞对白色葡萄球菌及胶体金的吞噬能力，并能促进吞噬细胞成熟；能缩短凝血时间，促进胆汁排泄，并有利尿及降血糖作用；能抑制神经应激能力，减轻骨骼肌兴奋性。

小剂量可使心率加快，冠状动脉血流量增加；大剂量则呈抑制状态，血流量反而减少。此外，还能加速骨缺损的愈合。

郁老点评

麻黄为宣肺平喘的要药，且能发汗散寒治风寒感冒，宣肺利水而治风水浮肿。过去我们在急性肾小球肾炎风水面脸浮肿时以麻黄宣通上焦，揭盖利水；在肺癌痰阻型患者，体有痰多咳喘或哮喘者常投以麻黄，因其有弛缓支气管平滑肌作用，可缓解哮喘症，与杏仁、甘草配伍为三拗汤，以治疗肺气不宣之咳嗽胸闷。而遇有肺热咳喘者，则常伍用石膏以退其热毒，石膏具有解肌清热之效，甘、辛、大寒，清热泻火、止渴除烦，治身热烦渴，肺热咳喘，临床上常用麻杏石甘汤，我院名老中医姚正平在治肾炎风水证时，就特别提到麻黄与石膏的关系，指出麻黄有不良反应，如佐以石膏则不良反应减少。生石膏与竹叶伍用治心胃火盛的口舌生疮。麻黄对高血压、青光眼、心绞痛等患者慎用。临证中善用麻黄者为中医之佼者。

参 考 文 献

[1] 吴雄志，曹蕊，陈丹，等. 温阳解表与温中散寒中药麻黄和天仙子抗肿瘤作用机理研究// 2013年全国中医肿瘤学术年会论文集，2013:477-487.

升麻 杠板归

对药来源 《中医肿瘤学》。

单药功用

升麻，辛、微甘，微寒，归肺、脾、胃、大肠经，具有发表透疹、清热解毒、升举阳气的功效。《医学启源》中云："升麻，若补其脾胃，非此为引不能补。若得葱白、香芷之类，亦能走手阳明、太阳，能解肌肉间热，此手足阳明伤风之药也。"该品常用于风热头痛，齿痛，口疮，咽喉肿痛，麻疹不透，阳毒发斑，脱肛，子宫脱垂。

杠板归，为蓼科植物杠板归的干燥地上部分，性凉味苦、酸，归肺、膀胱经，具有清热解毒、利尿消肿的功效。该品用于上呼吸道感染，气管炎，百日咳，急性扁桃体炎，肠炎，痢疾，肾炎水肿；外用治带状疱疹，湿疹，痈疖肿毒，蛇咬伤。杠板归制剂用于临床治疗风热型、风燥型咳嗽，疗效显著，并且具有抗癌作用。《本草纲目拾遗》曰："治臌胀、水肿，痞积，黄白疸，疟疾久不愈，鱼口便毒，跌打，一切毒蛇伤。"

对药释义

杠板归味酸，性微寒，归肺、膀胱经，有化瘀补血、利水消肿、清热解毒之功效，同时可败毒抗癌，用于癌瘤积毒。升麻性味辛、甘，微寒，归肺、脾、大肠、胃经，性升散，且能清热毒，具有发表透疹、清热解毒、升阳举陷之功效。升麻配伍清热药杠板归可治疗足阳明胃经热证。郁老常用剂量：杠板归为 10～15g，升麻为 6～15g。

主治

（1）用于肺癌，膀胱癌等。

（2）用于放化疗后骨髓抑制，血小板降低，可提升血小板。

西医药理

1. 升麻的抗肿瘤作用

孙海燕等[1]从升麻中分离并鉴定了 6 个环菠萝蜜烷三萜皂苷，分别为 25-O-乙酰基-7，8-去氢升麻醇-3-O-β-D-吡喃木糖苷、25-O-乙酰基-3-O-β-D-吡喃木糖苷、8-去氢升麻醇-3-O-β-D-吡喃木糖苷、升麻醇-3-O-β-D-吡喃木糖苷、24-acetylisodahurinol-3-O-β-D-xylopranoside、升麻酮醇-3-O-β-L-阿拉伯糖苷。并且对所有化合物的 1H-NMR、13C-NMR 信号进行了全归属。其中化合物 5 为首次从该植物中分离得到。体外抗肿瘤活性研究表明，该类化合物均有一定的抑制肿瘤细胞生长的作用。

2. 杠板归的抗肿瘤作用

杠板归为清热解毒类中药。它对多种动植物移植性肿瘤有抑制作用，体外实验显示具抗癌活性，对放疗及化疗引起的白细胞减少有防治作用[2]；体外噬菌体法筛选表明，杠板归有抗癌活性；体内实验证明，杠板归对实验性动物移植肿瘤有抑制作用[3]。

郁 老 点 评

在肿瘤临诊中，此药对常用于癌症患者因放化疗所致的血小板减少，有升血小板的功能。常与茜草、大枣等同用。

参 考 文 献

[1] 孙海燕，刘蓓蓓，陈四保，等.升麻中环菠萝蜜烷三萜化学成分及其抗肿瘤活性的研究[J].中南药学，2015，13（3）：234-238.
[2] 章永红.抗癌中药大全[M].南京：江苏科学技术出版社，2000：217.
[3] 常敏毅.抗癌中药（修订版）[M].长沙：湖南科学技术出版社，1998：227-228.

升麻　三七

对药来源　《中医肿瘤学》。

单药功用

升麻，同前。

三七，为五加科植物三七的干燥根和根茎，味甘、微苦、性温，归肝、胃经，具有散瘀止血、消肿定痛的功效。该品主治咯血，吐血，衄血，便血，崩漏，外伤出血，胸腹刺痛，跌仆肿痛。《本草纲目拾遗》中记载："人参补气第一，三七补血第一，味同而功亦等，故称人参三七，为中药中之最珍贵者。"

对药释义

三七性味甘、微苦，温，归肝、胃经，散瘀止血、消肿定痛。《本草从新》中讲到三七可散血定痛，治吐血衄血，血痢血崩，目赤痈肿。升麻为提升要药，阳明经药，能引大气之陷者。升麻本身具有发散攻毒、升举阳气的作用，与三七散瘀止血定痛相和，共奏补气摄血、消肿止痛之功。

主治

（1）用于肿瘤患者伴胸痹心痛、癥瘕、血瘀经闭、痛经、瘀阻腹痛。
（2）用于肿瘤患者伴中气下陷之各种出血证，如吐血、尿血、便血。

西医药理

1. 升麻的抗肿瘤作用

同前。

2. 三七的抗肿瘤作用

三七根中可分离出三七皂苷 R1、R2、R3、R4、R5、R6 和人参皂苷 Rb1、Rd、Re、Rg1、Rg2、Rh1 等多种单体皂苷成分，三七总皂苷含量高达 12%。已经明确三七总皂苷和部分三七单体皂苷在抗肿瘤方面具有的多种活性：直接抑制肿瘤细胞、促肿瘤细胞凋亡、诱导肿瘤细胞分化、逆转肿瘤细胞多药耐药、抗肿瘤转移等作用。程馥艳等[1]发现 PNS 对人肝癌细胞 HepG2 移植瘤增殖有较强抑制作用，该作用与给药剂量呈一定量效关系。黄清松等[2]研究发现三七皂苷 R1 抑制白血病 HL-60 细胞增殖同时促进细胞凋亡，且作用随着药物浓度增加而增强。

郁 老 点 评

升麻、三七为伍主要用于体虚气弱，中气下陷，摄血无能的各种出血症，有止血作用。三七不但有止血作用，且能消瘀散结、消肿止痛，其所含的三七皂苷和人参皂苷还有扶正抑瘤的作用，而升麻辛、寒与三七苦温相合，相互协调，寒热并用，扶正祛邪。

参 考 文 献

[1] 程馥艳，刘锡文，徐晓武. 三七总皂苷对人肝癌细胞 HepG2 移植瘤增殖的影响及其机制的研究[J]. 河北医科大学学报，2011，32（4）：448-449.
[2] 黄清松，李红枝，张咏莉，等. 三七皂苷 Rg1 抗突变和抗肿瘤研究[J]. 临床和实验医学杂志，2006，5（8）：1124-1125.

升麻 柴胡

对药来源 《内外伤辨惑论》之补中益气汤。

单药功用

升麻，辛、微甘、微寒，归肺、脾、胃、大肠经，具有发表透疹、清热解毒、升举阳气的功效。《医学启源》中云："升麻，若补其脾胃，非此为引不能补。若得葱白、香芷之类，亦能走手阳明、太阳，能解肌肉间热，此手足阳明伤风之药也。"该品常用于风热头痛，齿痛，口疮，咽喉肿痛，麻疹不透，阳毒发斑，脱肛，子宫脱垂。

柴胡，性微寒，味苦、辛，归肝经、胆经，具有透表泄热、疏肝解郁、升举阳气的功效。柴胡始载于《神农本草经》，其云："气味苦、平，无毒。主心腹肠胃中结气，饮食积聚，寒热邪气，推陈致新。久服轻身、明目、益精。"该品用于感冒发热、寒热往来、疟疾、肝郁气滞、胸肋胀痛、脱肛、子宫脱落、月经不调。

对药释义

升麻常与柴胡配伍，具有升提作用，柴胡能升少阳肝经之阳，升麻能升阳明胃经之阳，一左一右，相须相成。然柴胡升麻升阳虽有少阳、阳明之不同，但升提之力均较强，故两者合用，以升发脾胃阳气，从而达到升阳举陷的作用。关于升麻的用量，不同剂量可以体现出不同功效，用于升阳，升麻常用剂量为 3～6g，宜蜜炙或酒炒，用于清热解毒，可用至 15g，宜生用。

主治

该药对用于肿瘤患者中气下陷所致的发热、气短、神疲。

西医药理

1. 升麻的抗肿瘤作用

同前。

2. 柴胡的抗肿瘤作用

同前。

郁 老 点 评

升麻、柴胡均为升阳中药，其实升麻为一很有效的解毒药，《神农本草经》列为上品，"主解百毒"、"辟瘟疫、障邪毒蛊……"说明升麻不仅具有作为引经提升阳气作用，还具有清热解毒作用。在肿瘤临床中，此两药亦常用于那些气虚下陷或脾不摄血的崩漏、便血，更主要的是升麻还能提升血小板，对那些化疗后引起血小板低下的易出血倾向有防治作用。

石菖蒲 郁金

对药来源 《温病全书》之菖蒲郁金汤。

单药功用

石菖蒲为天南星科植物石菖蒲的干燥根茎，生用。其性辛、苦，温，归心、胃经，具有开窍醒神、化湿和胃、宁神益智的功效。《神农本草经》言："主风寒湿痹，咳逆上气，开心孔，补五脏，通九窍，明耳目，出音声，久服轻身，不忘，不迷惑，延年。"该品常用于痰蒙清窍，神志昏迷、湿阻中焦，脘腹痞满，胀闷疼痛、噤口痢、健忘，失眠，耳鸣，耳聋证等。

郁金，同前。

对药释义

郁金入气分以行气解郁，入血分以凉血消瘀，为血中之气药，因芳香宣达善解郁；石菖蒲味辛性温，以芳香为用，其性走窜，能芳化湿浊之邪，以振清阳之气，其性燥散，而与性寒清热之郁金相伍，则无耗血伤液之弊，除气血郁滞及湿浊，则清阳可升，脑窍得开，神明得用，石菖蒲配郁金，芳香豁痰以开窍，清热祛瘀以定志，疏肝理气以达郁，二药合用，相辅相成，使气机顺而郁自开，痰浊消散不蒙心窍，神志自可清明，临床可随证治疗气郁、血郁、痰郁、热郁等多种郁证。

主治

（1）肿瘤患者属痰瘀互结证。
（2）颅内肿瘤并有神志异常。

西医药理

1. 石菖蒲的抗肿瘤作用

陈璐[1]等进行一项对于恶性脑神经胶质瘤体外的抗肿瘤研究，研究以石菖蒲挥发油为研究对象，对其抗恶性脑神经胶质瘤作用进行了初步的探索，体外实验结果表明石菖蒲挥发油对 P53 野生型细胞 A172、U87 细胞半数抑制浓度小于 P53 突变型的 U251 细胞，提示其作用可能存在 P53 依赖性。而且对正常成纤维细胞具有较小的毒性。并且其染色结果说明石菖蒲挥发油诱导细胞死亡的方式主要以凋亡的方式进行。石菖蒲根茎甲醇提取物和水提取物通过洋葱根尖实验和四氮唑蓝复合物比色法检测细胞存活率，发现两者对人乳腺癌 MDA-MB-435S 和肝癌 Hep3B 细胞有抑制作用[2]。

2. 郁金的抗肿瘤作用

同前。

郁 老 点 评

　　石菖蒲与郁金常成对应用，菖蒲芳香化湿、化浊祛痰、开窍安神；郁金行气解郁、凉血消瘀，两者合用豁痰开窍、清热祛瘀、理气解郁。临床上，我还常用石菖蒲治疗顽固性失眠患者。因现代药理学研究其有中枢神经系统调节作用，郁金则更常用于乳腺癌，与柴胡结合以疏肝理气、散瘀开结。此药对亦可用于肝癌晚期患者有肝昏迷征兆者，脑肿瘤患者有轻度意识障碍者。

参 考 文 献

[1] 陈璐，齐红艺. 中药石菖蒲挥发油抗恶性脑神经胶质瘤作用研究（摘要）[C]// 中华中医药学会 2014 第七次临床中药学术研讨会论文集. 2014.

[2] Rajkumar V，Gunjan G，Kumar R A，et al. Evaluation of cyto-toxic potential of Acorus calamus rhizome [J].Ethnobotanical Leflets，2009，13（7）：405-407.

鸡内金　砂仁

药对来源　　《中医肿瘤学》。

单药功用

　　鸡内金为雉科动物家鸡的沙囊内壁，味甘，性平，归脾、胃、小肠、膀胱经，功效消食健胃、涩精止遗。《滇南本草》谓其："宽中健脾，消食磨胃。治小儿乳食结滞，肚大筋青，痞积疳积。"该品消食化积作用强，可治疗各种饮食积滞，呕吐反胃；还可治疗肾虚遗精、遗尿；该品入膀胱经，有化坚消石之功，常与金钱草等药同用，治沙石淋证或胆结石。

　　砂仁为姜科植物阳春砂、绿壳砂或海南砂的干燥成熟果实，味辛，性温，归脾、胃、肾经，具有化湿行气、温中止泻、安胎之功。《药性论》曰："主冷气腹痛，止休息气痢，劳损，消化水谷，温暖脾胃。"砂仁辛散温通，气味芳香，化湿醒脾、行气温中之效佳，可治疗湿阻或气滞所致之脘腹胀痛等脾胃不和诸证，虚寒呕吐。现代药理研究证明，砂仁具有保护胃黏膜、改善胃肠功能、止痛、止泻、促进消化液的分泌等作用。

对药释义

　　鸡内金消食健胃，砂仁醒脾化湿、温中行气，且二药同归脾、胃经，配伍使用，可加强健脾消食、行气开胃之功，应用于肿瘤患者抗癌治疗中可以起到健脾、运脾的作用。郁老认为抗肿瘤药物对人体的不良反应多表现为损伤脾胃，脾为后天之本，脾脏受损，气血生化乏源，正气亏虚，无力抗邪，所以肿瘤患者在抗肿瘤治疗中健运脾气尤为重要。

主治

　　（1）肿瘤患者化疗期间出现的胃肠反应如恶心呕吐、食少便溏等症。

（2）肿瘤患者伴有脘腹胀满、食欲差、反酸烧心等脾胃不和诸证，砂仁性温，尤益于脾胃虚寒证者。

西医药理

1. 鸡内金对消化系统的影响

现代药理研究表明，鸡内金具有胃肠黏膜保护、促进胃肠动力等作用。李飞艳[1]等将大鼠作为研究对象，采用连续灌胃、禁食、解剖、结扎、取胃液的方法，研究鸡内金生品与不同炮制工艺炮制品的水煎液对大鼠胃液分泌量及胃蛋白酶的影响，结果表明：与空白组比较，各药物组的胃液量均显著增加（$P<0.05$）。

2. 砂仁对胃肠功能的作用

砂仁在中医治疗胃肠疾病中应用非常普遍，现代药理研究证明，砂仁具有胃肠保护、促进胃排空、抗溃疡、促进胃肠蠕动等作用。黄国栋[2]等报道砂仁挥发油能显著下调胃液、胃酸、胃泌素分泌及胃蛋白酶活性，增加前列腺素 E_2 分泌和血管活性肠肽表达。杨建省[3]等采用家兔离体肠管实验方法发现阳春砂种子水煎剂可增强离体豚鼠回肠节律性收缩幅度和频率，其作用随浓度增大而增强，收缩幅度的增加率高于收缩。

郁老点评

在肿瘤患者中，常见肿瘤患者因病情进展、放化疗的治疗干预、中药苦寒药等治疗，伤及脾胃功能，常见食欲不振、消化不良、胃脘不适，所以在癌症患者的治疗中（包括中医药治疗），均应照顾后天之本的脾胃消化功能。鸡内金、砂仁是我常用的药组，几乎每个患者的处方中，除祛邪扶正中药外，均应用此组药对可健脾消食、行气开胃。在化疗时，也需应用以减少胃肠反应，患者常感食欲改善，消化之力增加。

参 考 文 献

[1] 李飞艳，李卫先，李达，等.鸡内金不同炮制品对大鼠胃液及胃蛋白酶的影响[J].中国中药杂志，2008，33（19）：2282-2284.
[2] 黄国栋，游宁，黄媛华，等.砂仁挥发油对胃肠功能及 VIP 表达的影响[J]. 中药材，2009，32（10）：1587-1589.
[3] 杨建省，王秋菊.砂仁、山楂等 5 味中药促进胃肠蠕动作用的筛选研究[J].当代畜禽养殖业，2013，(7)：20-22.

熟地黄　砂仁

药对来源　《中医肿瘤学》。

单药功用

熟地黄，同前。

砂仁，同前。

对药释义

熟地黄甘温黏腻，补益肝肾，滋阴养血，填精益髓，静而不走；砂仁辛散温通，芳香理气，行气温中，开胃消食，醒脾止泻。以砂仁辛散之性，去熟地黄黏腻碍胃之弊。二药伍用，动静结合，以滋而不腻，并行脾胃之气，令气血生化有源，补血，滋肾，开胃之力甚妙。

主治

（1）肿瘤患者伴有血少、津亏、腹胀、纳呆等症。

（2）肿瘤患者化疗所致的骨髓抑制。

西医药理

1. 熟地黄的抗肿瘤作用

TNF 是一种重要的免疫调节因子，具有较强的抗肿瘤效应、非种属特异性和时相特异性。选用 Balb/C 小鼠为受试对象，通过 L929 生物法，熟地黄水提液能明显刺激 Balb/C 小鼠单核分泌细胞因子 TNF-α，TNF-α 具有对肿瘤细胞的杀伤活性和抗肿瘤活性，提示熟地黄具有抗肿瘤活性[1]。

2. 砂仁对胃肠功能作用

同前。

郁 老 点 评

熟地伍砂仁源于我学中医后，在北京中医院从师临诊时，当时老中医说熟地是味益肝补肾、滋阴养血的常用药，临床常用，但熟地滋腻，久服碍胃，佐以砂仁芳香理气、开胃消食，可解熟地黏腻碍胃之弊，所以我在临床，用熟地时必伍砂仁，均未见熟地碍胃之弊。我在肿瘤临证中，喜用六味地黄汤治疗，不但有效，而且无不良反应。常用熟地时佐以砂仁，是经验药对也。

参 考 文 献

[1] 李玮，王秀丽，王青，等.熟地黄水提液对小鼠单核细胞分泌 TNF-α 的影响[J].标记免疫分析与临床，2009，16（1）：27-28.